무릎아 나 살려라!

영창출판사

무릎아
나 살려라!

초판인쇄 : 2018. 12. 13
초판발행 : 2018. 12. 19
저 자 : 조우신·조계남
발 행 처 : 영창출판사
서울시 영등포구 63로 32, 705호
(여의도동, 라이프콤비빌딩)
02-926-3223 www.orthobook.com
발 행 인 : 한 동 훈
등 록 : 제 7-821호
기 획 : 강 영 경
일러스트 : 민 정 진
I S B N : 978-89-92676-68-7 93510
정 가 : 18,000원

무릎아 나 살려라!

저자
조우신, 조계남

영창출판사

머리말

인간은 서로서로 만나서 교류를 해야만 하는 사회적 동물입니다. 신체의 다른 부위가 아프거나 불편해도 행동이 부자유스럽지만 특히 무릎은 활동의 중심이 되는 관절이기에 무릎이 아프면 돌아 다니지를 못하게 됩니다. 그러면 신체적 고통 뿐만 아니라 정신적 고통이 따르고, 사회생활이 안되니 살아 있어도 살았다고 할 수가 없습니다.

젊었을 땐 운동을 하며 친구들과 어울려야 하는데 무릎이 아프면 꾹꾹 참을 수 밖에 없습니다. 사회적으로 왕성한 시기에는 여가 활동을 하면서 삶을 즐겨야 하는데 무릎이 아프면 걱정부터 앞섭니다. 나이가 들면 더 서글퍼집니다. 바깥 출입을 하고 싶은데 방 가운데 틀어박혀 있어야 하고, 친구들과 꽃구경은 엄두도 나지 않습니다. 그래서 무릎이 아파서 오래 고생하신 분들은 저도 모르게 한숨을 내쉬며 "무릎아, 나 좀 살려줘!"라고 말씀하십니다.

무릎은 다른 관절보다 다치기 쉽고 병도 많이 생깁니다. 그만큼 많이 쓴다는 얘기입니다. 그래서 무릎 관절에 대한 광고가 눈에 뜨기만 하면 피해 갈 수 없을 정도로 많습니다. 웬 구세주냐 하고 반가워하지만 물에 빠졌는데 지푸라기를 잡아서 더 고생했다는 친구들도 있습니다. 물론 과대 광고나 허위 광고를 하는 사람들이 나쁘지만 아무것도 모르고 속아 넘어간 스스로에게도 문제가 있을 것입니다.

좋은 치료를 받아서 건강한 무릎으로 자유스럽게 활동을 하기 위하여는 자신의 질병이나 몸의 상태에 대하여 어느 정도는 알고 있어야 합니다. 이 책은 이런 분들에게 무릎에서 발생할 수 있는 증상에 따른 질병을 소개하고 그런 상태나 질병이 나타났을 때 필요한 진단법과 보편 타당한 치료법 및 예후를 소개함으로써 환자나 보호자들이 좀 더 현명하게 대처할 수 있도록 썼습니다.

이 책은 이전에 제가 쓴 같은 종류의 "선생님 무릎이 아파요."와 "무릎이 아프면 만사가 귀찮다."의 속편 성격을 띄고 있으나 이 두 책 보다 알기 쉽게 썼고 최근의 치료 경향도 소개하였습니다.

그렇다 하더라도 역시 문제점은 있을 것입니다. 의학적 지식이란 쉽게 얻어지는 것이 아니라는 점입니다. 용어 및 해부학 등이 생소한 데다 이 책에서는 기초에서부터 실생활에 유용한 정보까지 이해하기 쉽게 순차적으로 기술하였으나, 독자들은 어느 한 부분만 따로 떼어서 읽기 때문에 무슨 말인지 모를 수도 있을 것입니다. 그럴 때는 맨 뒤의 색인표를 찾아 참조하면 도움이 되실 것입니다.

또한 조금 알아가지고 마치 모든 것을 아는 것처럼 선무당 행세를 하지 않을까 우려가 됩니다. 비슷한 증상이라도 다른 병일 수 있어서 진단은 전문가에 의해 모든 검사 결과를 종합한 후 내려져야 합니다. 섣부른 자가진단으로 적절한 치료의 시기를 놓칠 경우, 본인 뿐만 아니라 주위분들에게 해를 끼칠 수도 있습니다.

그럼에도 불구하고 이 책을 권장하는 이유는 알아서 손해보는 것이 없고 아는 것이 힘이기 때문입니다. 집에 비상 서적처럼 비치해 놓으면 병원에 가기 전까지 궁금증을 어느 정도 풀 수가 있을 것입니다. 또 병원에서 진단이나 치료를 받고 와도 설명을 제대로 듣지 못했다면 이 책을 읽음으로써 자신의 병에 대해 좀 더 자세히 알 수 있을 것입니다.

그래서 "무릎아, 나 살려라."라는 말 대신에 "이 책이 있어 고마웠어."라는 말을 할 수 있게 되기를 바랍니다.

2018년 여름

저자 조 우 신

목 차

제 4장 질병별 구체적 성상 / 65

제 1장

기초지식
(해부학 및 역학)

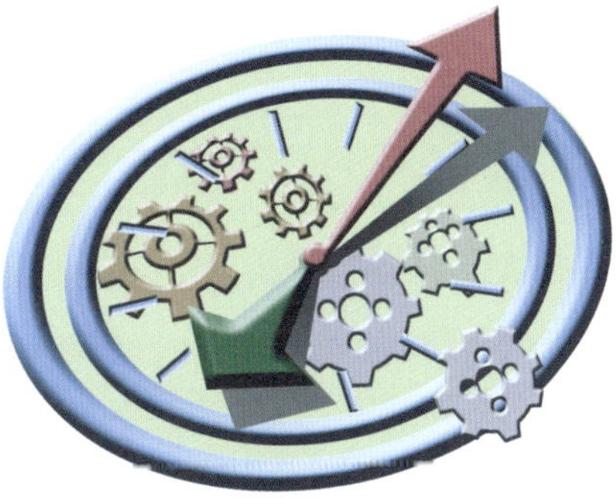

무릎이 어떤 조직으로 어떻게 구성되었으며 각각 어떤 역할을 하는지를 알면
무릎의 질환을 아는데 도움이 됩니다.

1. 해부학

1) 골격 구조

관절이라 함은 뼈와 뼈가 만나서 움직이는 곳을 말하기 때문에 뼈는 관절의 가장 기본이 되는 구조물입니다. 무릎 관절은 크게 허벅지뼈(대퇴골)와 정강이뼈(경골)가 만나서 이루어져 있으며, 무릎 앞쪽의 무릎뼈(슬개골)와 경골 바깥쪽에 있는 비골의 일부가 관절을 이루는데 보조적인 역할을 하고 있습니다.

무릎을 이루고 있는 대퇴골은 두개의 복숭아 모양의 뼈가 합쳐진 형태인데 안쪽에 있는 뼈를 내과부, 바깥쪽에 있는 뼈를 외과부라고 부릅니다. 경골은 접시 모양으로 평편하게 되어 있어서 고평부라고 부르기도 하는데 안쪽 뼈와 바깥쪽 뼈를 확실하게 구분할 수 있어 이를 각각 내과부 및 외과부라 부릅니다.

슬개골은 역 삼각형의 둥글 납작한 종자뼈로 대퇴골 앞쪽에 위치하고 있는데 관절 운동을 원활히 해 주고 허벅지 근육(사두고근)의 힘을 효율적으로 해 주는 지렛대 역할을 합니다. 경골 외측에 있는 비골의 일부에는 힘줄과 인대가 붙어 있어 관절의 안정성에 도움을 줍니다.

뼈와 뼈끼리 맞부딪히는 부분에 연골이 붙습니다. 이 연골이 붙는 뼈의 끝은 매우 단단하며 바깥에서 볼 때에는 연골의 밑에 있기 때문에 이 부분을 특히 연골하골이라고 부릅니다(그림 1-1).

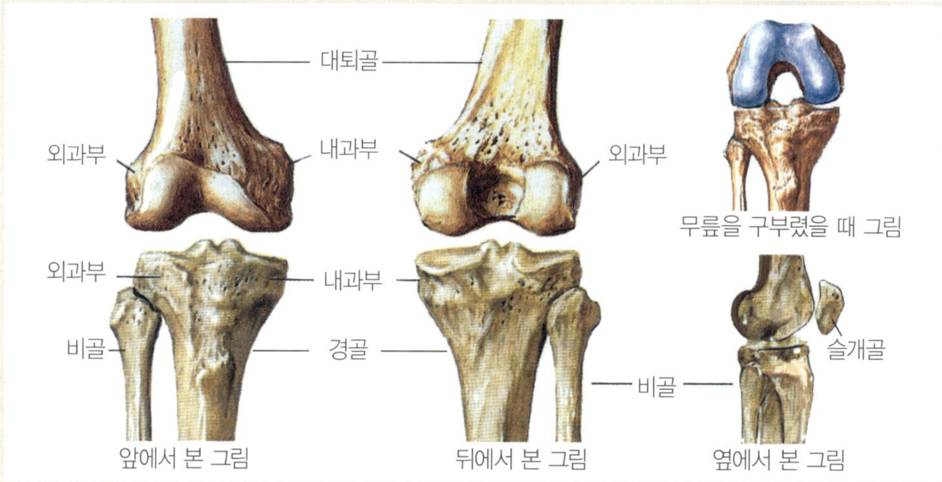

그림 1-1. 무릎을 구성하고 있는 뼈의 모형도

무릎 관절은 하나로 되어 있나요 ?

물론 무릎 관절은 하나로 되어 있습니다. 즉 앞과 뒤 및 안쪽과 바깥쪽이 통해 있습니다. 그러나 좀 더 부위를 명확하게 구분하기 위해 인위적으로 관절을 몇 개 부위로 나누기도 합니다. 대퇴골과 경골이 만나는 곳을 경-대퇴 관절이라고 하고 경-대퇴 관절 중 대퇴 내과부와 경골 내과부가 만나는 곳을 내측 관절, 외과부 끼리 만나는 곳을 외측 관절이라고 합니다. 슬개골은 주로 대퇴골과 만나기 때문에 슬개-대퇴 관절이라고 부릅니다(그림 1-2).

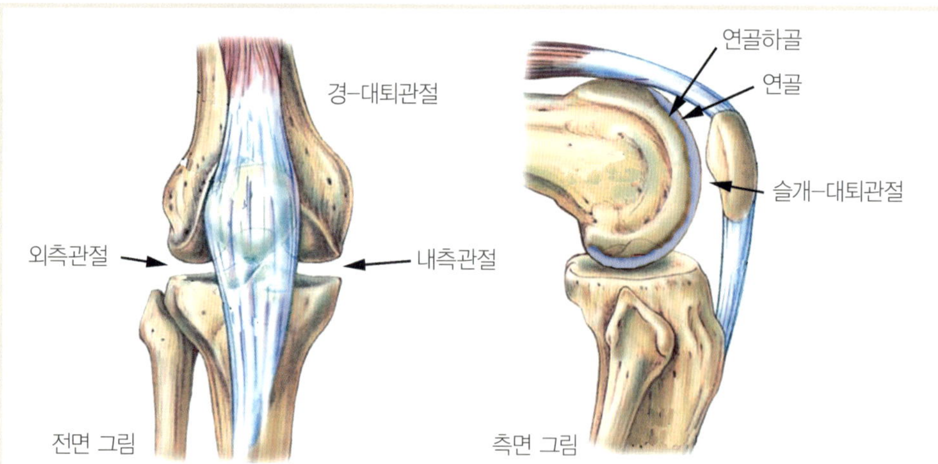

그림 1-2. 무릎 관절의 인위적인 재구성

2) 연골과 연골판

연골은 뼈끼리 부딪히는 부분을 덮고 있으며 충격을 흡수하고 관절 운동을 원할히 해 주는 역할을 합니다. 연골의 충격 흡수 작용은 뛰어난데 이런 역할은 연골 속의 수분이 밖으로 나오고 들어가면서 이루어 집니다. 견딜 수 있는 정도의 힘이 가해지면 연골의 모양이 일시적으로 변했다가 힘이 빠지면 다시 원상 복구 됩니다. 연골은 신경과 혈관이 없어서 관절내에 있는 관절액으로부터 확산이라는 방식으로 영양 공급을 받습니다. 확산은 압력에 의해 침투 되므로 무릎을 구부렸다 폈다 하는 운동과 무리가 가지 않는 한도에서의 적당한 압력이 가해져야 영양 공급이 원활히 이루어져 연골의 퇴화를 막을 수 있습니다.

정상적인 연골은 딱딱하고 매끈하며 상아 빛을 띠고 있지만(그림 1-3) 손상을 받거나 퇴화가 되면 말랑말랑해지고 갈라지디가 심해지면 움푹 패이면서 연골하골이 노출됩니다. 연골은 재생이 되지 않기 때문에 손상을 받거나 퇴화되면 원상태로 돌려놓을 수 없습니다.

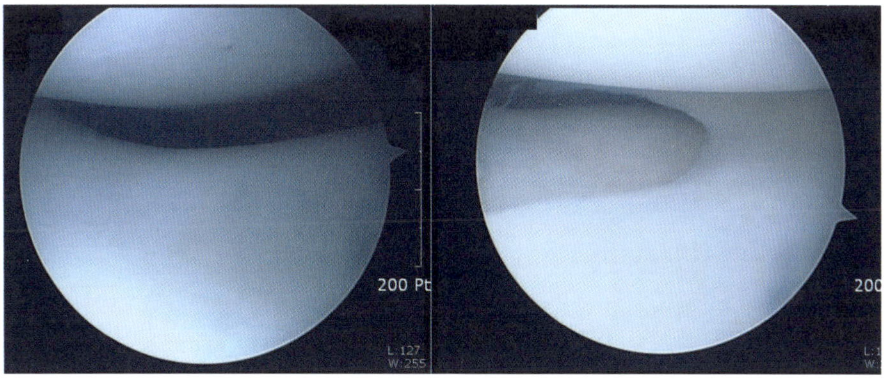

그림 1-3. 정상 연골의 모습

무릎의 속에는 안쪽과 바깥쪽에 각기 하나씩 납작한 초생달 모양으로 된 연골판이 경골 상단부에 얹혀 있는데 이를 내측 및 외측 반월상 연골판 혹은 그냥 내, 외측 연골판이라고 부릅니다. 내측 연골판은 C자 형이고 외측 연골판은 원형으로 되어 있습니다(그림 1-4). 따라서 연골과 연골판은 전혀 다른 구조물입니다.

연골판은 충격을 흡수하고, 관절의 안정성에 도움을 주고, 관절 운동을 원활하게 해주며, 관절 연골에 관절액이 고루 분포되게 하여 연골의 영양 공급을 도와주는 매우 중요한 구조물입니다. 내측 연골판은 아래쪽으로는 경골의 내과부 위에 올려져 있고 가장 자리는 관절을 싸고 있는 관절막에 붙어 있으며, 외측 연골판은 경골 외과부 위에 올려져 있으나 관절막에 일부만 붙어 있어 관절이 움직일 때마다 내측 연골판 보다 조금 더 움직입니다. 연골판은 관절막에 붙어 있는 주변부는 혈관이 통해 있지만 안쪽은 혈관이 없어 연골판이 찢어지면 주변부는 붙을 수 있지만 안쪽은 치유가 되지 (붙지) 않습니다.

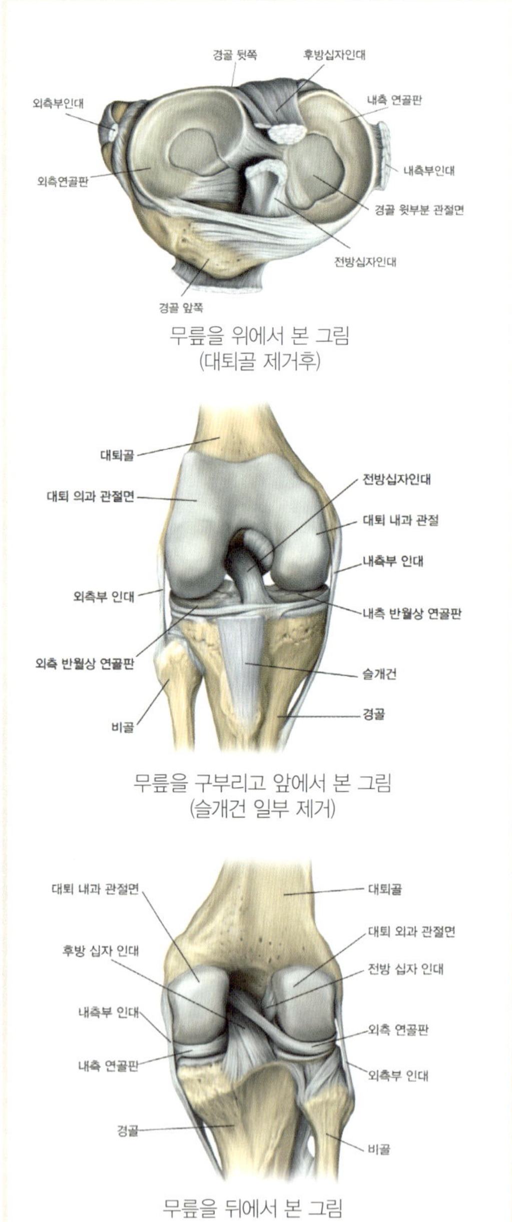

그림 1-4. 연골판의 모형도

3) 인대

인대는 뼈와 뼈 사이에 붙어 관절을 안정되게 잡아 주는 역할을 하고 있습니다. 인대는 매우 강한 섬유 조직으로 구성되어 있으며 스스로는 움직일 수 없지만 외력을 가하면 약간만 늘어나게 되는데, 반복적인 힘이 가해질수록 조금 더 늘어나는 성질이 있습니다.

무릎을 이루는 뼈는 접시 모양의 경골위에 복숭아 모양의 대퇴골이 놓여 있는 형태여서 뼈 자체로 보면 안정성이 매우 떨어지는 관절입니다. 이 부족한 안정성을 인대가 보완해 주고 있기 때문에 무릎에서 인대의 기능은 매우 중요하며, 따라서 인대가 손상을 받으면 무릎이 불안정하여 기능을 제대로 못하는 경우가 많습니다. 무릎의 인대는 크게 2개의 십자인대와 2개의 측부인대로 구성되어 있습니다. 십자인대는 2개가 서로 교차하여 십자 모양을 하고 있어서 그런 이름이 붙여졌으며 무릎 속 한 가운데에 있습니다. 경골(정강이 뼈)에서 볼 때 경골의 앞쪽에서 시작하여 대퇴골(허벅지 뼈)의 뒤쪽에 붙는 것을 전방 십자인대, 경골의 뒤쪽에서 시작하여 대퇴골의 앞쪽에 붙는 것을 후방 십자인대라고 부릅니다. 전방 십자인대는 경골이 앞쪽으로 빠져 나오는 것을 방지하며, 후방 십자인대는 경골이 뒤쪽으로 밀리는 것을 막습니다.

측부 인대는 안쪽에 있는 것을 내측부 인대라고 하며 무릎이 바깥쪽으로 제껴지는 것을 방지하고, 외측부 인대는 무릎의 바깥쪽에 붙어 있어서 무릎이 안쪽으로 휘어지는 것을 방지합니다(그림 1-5).

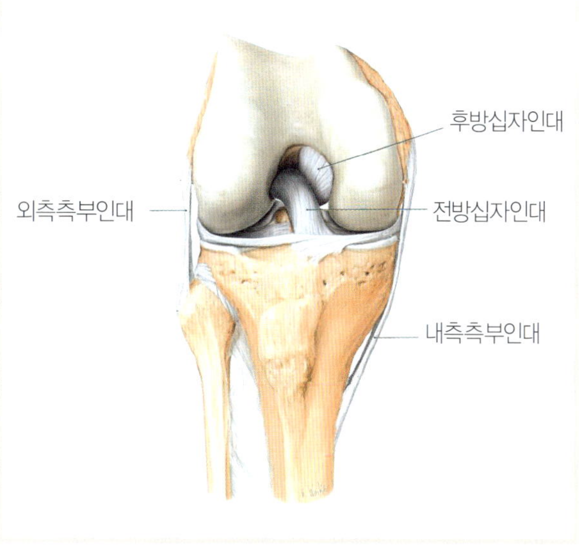

그림 1-5. 십자인대 및 측부인대의 모형

4) 힘줄(건 : 腱)

힘줄(건)은 근육의 끝이 강한 섬유조직으로 변하여 뼈에 붙는 부분을 말합니다. 근육이 수축하면 힘줄이 움직이게 되어 관절 운동이 이루어집니다. 근육은 근막에, 힘줄은 힘줄막(건초)에 의해 둘러싸여 있어 근육의 활동을 효과적이면서 원활하게 해 줍니다. 따라서 인대는 늘어나기는 해도 우리가 움직이고 싶어도 움직일 수 없는 수동적인 조직인 반면, 힘줄은 관절 운동을 할 때 움직이고 근육에 힘을 줄때 밧줄처럼 튀어 나오기도 하는 능동적인 조직입니다.

5) 관절막

관절은 관절막이라는 조직으로 싸여 있는 밀폐된 공간이며 관절액이 이 속에 있습니다.

관절막은 2개의 층으로 되어 있는데 안쪽에 있는 얇고 흐물거리는 막을 활막 또는 활액막이라고 부릅니다(그림 1-6). 활막은 활액(관절액)을 생산하여 관절 운동을 원활하게 해 주고 식균 작용 같은 생물학적 역할도 합니다. 활액은 끈적끈적하고 투명한 액체이며, 정상에서는 약 1~2cc 미만이어서 주사기로 뽑으려 해도 잘 뽑히지가 않습니다. 그러나 관절에 이상이 생기면 활액이 증가하여 관절이 부어오릅니다. 마치 기계가 고장 나면 윤활유가 많이 필요한 것과 같은 이치라고 할 수 있습니다.

바깥쪽의 막은 섬유 조직으로 된 매우 튼튼한 구조물로 관절의 안정성에 중요한 역할을 하고 있습니다. 특히 무릎 뒤쪽의 관절막은 매우 두터워져 있어 인대로 분류될 정도로 튼튼합니다.

관절막을 중심으로 볼 때 연골, 연골판 및 십자인대는 관절막 안에 있으며내측부 인대는 일부가 관절막과 섞여 있고 외측부 인대는 관절막 밖에 있습니다.

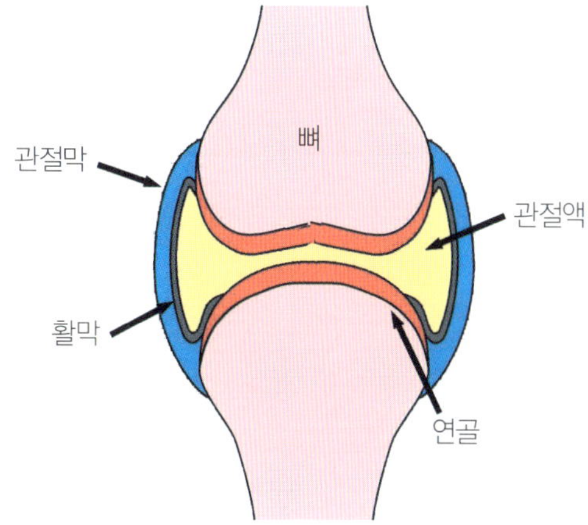

그림 1-6. 관절막의 모형도

6) 점액낭

무릎 관절은 매우 활발한 운동이 일어나는 관절이며 운동을 원활히 하기 위하여 힘줄과 관절막 및 피하 조직 사이에 얇고 넓은 점액낭이 라는 것이 있어서 점액을 분비하여 운동을 원활히 이루어지게 합니다. 무릎에는 약 20개의 점액낭이 있으며 정상 시에는 점액낭을 바깥에서 만질 수 없으나 무리한 사용을 하거나 이상이 생기면 부어 올라 물혹의 형태로 나타나기도 합니다(그림 1-7).

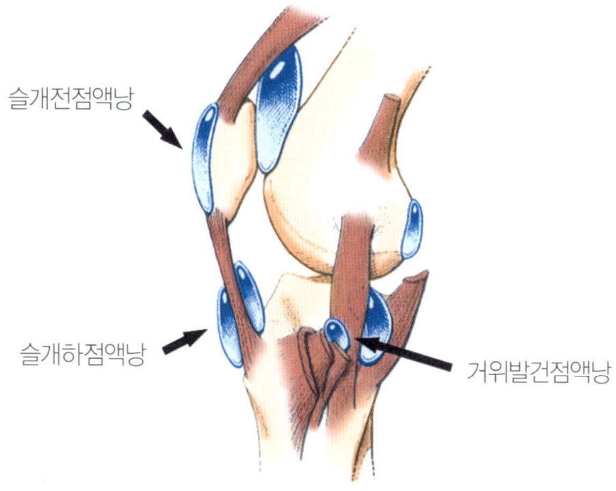

그림 1-7. 무릎에서 중요한 점액낭

2. 역학

무릎은 구부리고 펴기만 하나요?

무릎의 가장 중요한 운동은 구부리고 펴는 것이지만 이외에도 정강이뼈가 내, 외측 및 전후로 움직이고 안쪽과 바깥쪽으로 제껴지거나 안쪽 및 바깥쪽으로 회전하는 등 12개의 운동 방향을 가진 복잡한 관절입니다. 이러한 복잡한 운동을 뼈, 연골판, 인대 및 힘줄이 조화를 이루면서 수행해 나가고 있습니다.

무릎의 운동 범위는 어느 정도까지 되는지요?

무릎은 쭉 펴진 상태에서 145° 까지 구부리는 것이 가능합니다. 사람에 따라서 약 5°에서 10° 더 펴지는 사람도 있고 160° 까지 구부릴 수 있는 사람도 있습니다. 비만인 사람은 허벅지와 정강이가 닿아서 120° 이상 구부리지 못하기도 합니다. 경골이 대퇴골에 대하여 회전을 하기도 하는데 약 30°까지 내회전 및 외회전을 할 수 있습니다. 관절 자체로 볼 때 안쪽으로 제껴지는 것은 3mm, 바깥쪽으로 제껴지는 것은 2mm 정도 입니다.

정상 보행을 하려면 무릎이 최소한 60~70° , 층계 보행을 하려면 90°이상을 구부릴 수 있어야 합니다.

무릎은 얼마 만큼의 힘을 받나요?

무릎은 몸을 지탱해 주면서 활발한 활동을 하는 곳이기에 힘을 많이 받는 곳입니다. 가만히 누워 있는 때에도 최소 체중의 반 정도로 받고 있으며 평지를 걸을 때에는 체중의 1.5배 내지 2배의 힘을 받습니다.

층계를 오르내리면 체중의 3~5배, 뛴다던지 쭈구려 앉으면 체중의 6~7배 이상의 힘이 무릎에 가해지게 됩니다. 그렇기 때문에 무릎이 아픈 사람이 체중을 줄이면 감량한 몇배의 힘이 줄어들어 통증을 덜 느끼게 되는 것입니다.

반대로 쭈구려 앉거나 뛰기를 반복하면 무릎에 무리를 주게 됩니다. 과거 우리나라의 생활 방식이 쭈구려 앉는 경우가 많았기 때문에 관절염이 많이 발생한 원인이 되기도 했습니다.

제 2장

진단의 방법

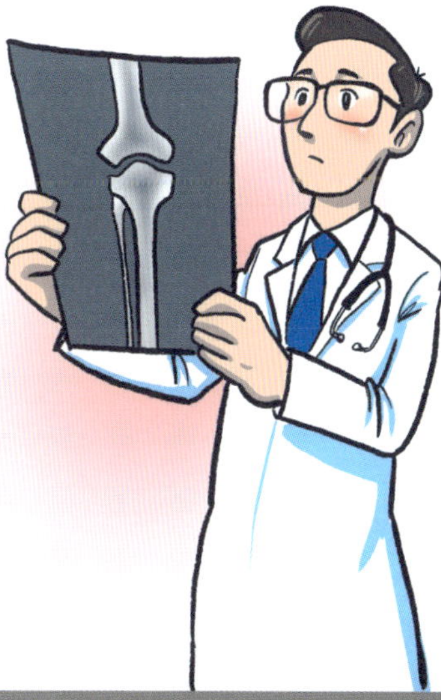

무릎이 아프면 그 원인이 무언가를 안 다음 치료를 하게 됩니다. 진단의 순서는 환자의 증상을 들은 다음 진찰을 하고 이것을 토대로 가장 가능성이 있는 질환에 대한 검사를 하게 됩니다.

1. 진찰

1) 문진

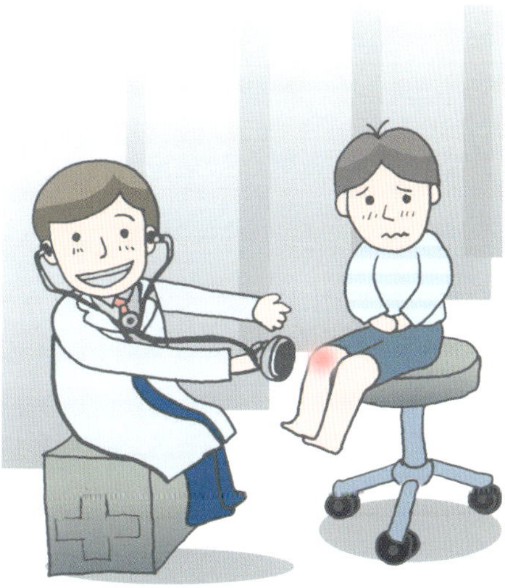

병이 어떻게 시작했고 어떤 과정을 거쳐 지금의 상태는 어떤가를 물어 보는 것입니다. 문진이 중요한 것은 증상 및 병의 경과가 진단의 중심적인 역할을 하기 때문입니다. 환자가 대수롭지 않게 한 말도 진단에 중요한 단서가 될 수 있습니다.

어떤 환자는 X-ray를 찍으면 다 나타날텐데 왜 귀찮게 물어 보느냐고 할지 모르나 X-ray나 MRI 등 여러 검사에서 비슷한 소견을 보인다고 하더라도 증상이 다르면 진단이 달라질 수 있습니다.

문진을 통해서 가장 심증이 가는 병을 짐작하고 이에 맞는 진찰과 검사를 하게 됩니다. 그렇지 않으면 불필요한 검사를 많이 하여 시간과 비용이 많이 들어가고 오진의 확률도 높아집니다.

문진은 언제부터 어디가 아프기 시작했으며 정형외과 영역에서는 특히 다친 적이 있는가 없는가가 중요합니다. 그 다음 통증이 어느 정도이고, 어떤 때 통증이 심해지고 줄어드는지를 물어보게 됩니다. 그 외에도 여러 가지 증상, 즉 소리가 나는지, 부어 있는지, 흔들거림이 있는지, 얼마나 걸을 수 있는지와 운동능력이 어느 정도인지도 진단 및 치료에 중요한 정보를 제공합니다.

문진이 끝나면 진찰을 하게 되는데 진찰은 시진과 촉진 및 일반 진찰과 어떤 질병이나 장애에 대한 특별한 진찰법이 있으면 그 검사법을 시행합니다.

2) 시진(視診)

보아서 진찰하는 것을 말하며 첫번째는 걷는 모양을 보게 됩니다. 부자연스런 보행이나 절룩거리는 모양만 보고도 어디에 이상이 있을 거라는 짐작이 갈 때가 많습니다. 아파서 절룩거릴 때가 제일 많지만, 무릎에 힘이 없거나 불안정하고, 관절의 운동 제한이 있거나, 양쪽다리의 길이 차이가 있을 때에 각기 걷는 모양이 다르게 나타나 전문가가 보면 그 원인이 무언지 짐작할 수 있습니다. 무릎을 보아서 무릎이 부어 있는지, 변형이 있는지, 근육이 말라 있는지, 혹이 나와 있는지 및 피부 색깔이 변해 있는지를 관찰합니다.

3) 촉진(觸診)

촉진은 만져 보면서 진찰하는 것으로 무릎이 부어 있는지, 열감이 나는지, 눌러서 아픈 데가 있는지(압통) 및 무릎 속에서 무엇이 만져지고 촉감이 어떤지를 알아보게 되는데 간단하지만 매우 중요한 진찰법입니다.

4) 일반 진찰

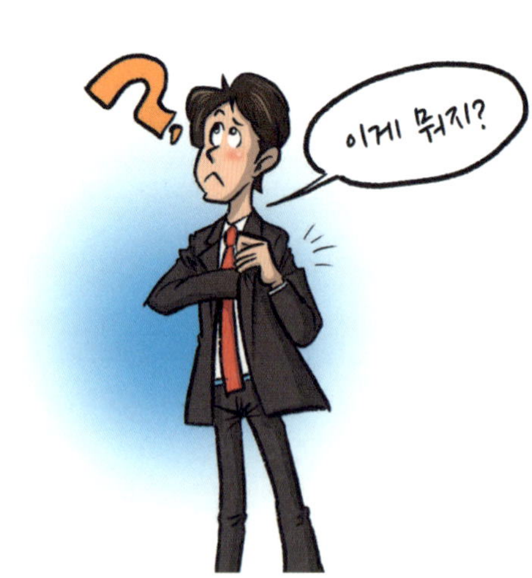

무릎의 일반진찰은 관절 운동을 시켜 보아 운동제한이 있는지, 관절을 움직일 때 걸림이나 소리가 나는지를 알아봅니다.

관절이 많이 부어 있으면 눈으로 보거나 촉진만으로도 쉽게 알 수 있지만 많이 부어 있지 않으면 부유검사를 시행해야 알 수 있습니다. 부유검사는 무릎 앞쪽만 빼놓고 다른 부위를 압박하면 소량의 관절액이라도 앞쪽으로 몰려 대퇴골과 슬개골 사이가 뜨게 됩니다. 이때 슬개골을 손가락으로 누르면 슬개골이 떠 있는 느낌을 받습니다(그림 2-1).

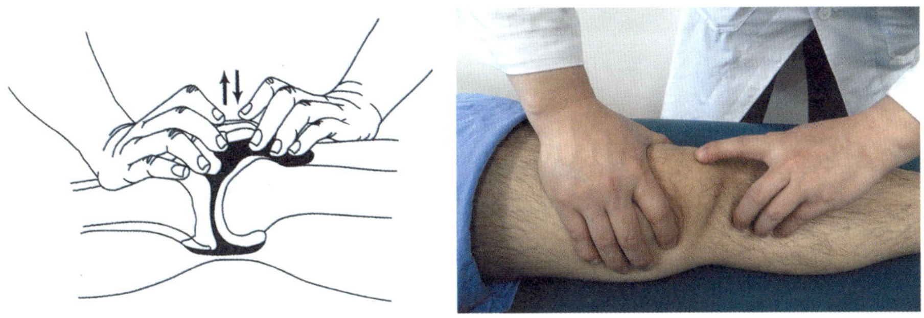

그림 2-1. 부유 검사

5) 슬내장에 대한 진찰

무릎은 인대나 반월상 연골판 손상이 워낙 많아서 이에 대한 진찰법이 발달되어 있습니다.

연골판 손상이 있으면 McMurray 검사를 하고, 이외에 Appley 검사라는 것도 있는데 이 방법은 흔히 시행하지는 않습니다.

측부인대 손상이 있으면 무릎에 내외측으로 불안정성이 나타나게 되는데, 이때에는 외력검사(무릎에 외력을 가해 흔들거림을 조사하는 검사)가 유용하게 사용됩니다.

전방 십자 인대는 경골이 앞으로 빠지는 것을 방지하는 것이 주역할이기 때문에 정강이뼈를 앞으로 당겨보아서 흔들거림을 알아봅니다.

무릎을 90° 구부리고 하는 전방 전위검사(anterior drawer test)와 30° 구부리고 하는 라크만 검사(Lachman test)가 가장 쉽게 할 수 있는 방법입니다.

또 십자인대는 무릎 회전의 축 역할을 하는데 이를 이용하여 축 이동 검사(pivot shift test)를 하기도 합니다.

후방 십자인대는 경골이 뒤로 밀리는 것을 방지하는 역할을 하는데 누운상태에서 무릎을 90° 구부리면 장딴지의 무릎 부분이 밑으로 쳐지게 되는 후방전위 징후가 나타납니다. 전방 십자인대와 반대로 경골을 뒤로 미는(후방 전위검사 : posterior drawer test) 방법도 있습니다. 후방 십자인대도 전방십자인대에서 사용하는 축 이동 검사를 반대로 시행하면(역 축 이동 검사) 경골이 빠졌다 들어갔다 하는 것을 느낄 수 있습니다.

외측부 인대와 후방십자인대, 또는 후외측에 있는 관절막이 손상을 입으면 후외측 회전 불안정성이라 하여 심각한 불안정성을 야기할 수 있습니다. 이런 때도 그 방향으로 외력 검사를 시켜보면 쉽게 알 수 있고, 엄지 발가락을 들면 무릎의 후외측이 축 처지는 모습을 볼 수도 있습니다. 이런 검사들은 슬내장 항에서 자세히 소개 하겠습니다.

2. 의료기기를 이용하는 검사법

진찰을 통하여 병이 대충 어느 것인가를 짐작한 다음 이에 가장 필요한 검사를 하게 됩니다. 무릎의 검사는 크게 형태 또는 해부학적 구조에 이상이 있는지를 알아보는 검사, 기능을 알아보는 검사, 성분을 알아보는 검사 및 기타의 검사가 있습니다.

1) 형태를 알아보는 검사

무릎을 형성하고 있는 구조물이 정상과 차이가 있는지를 찾아내어 어떤 이상이 있는지를 알아보는 검사이며 가장 흔히 쓰이는 방법입니다.

(1) X-ray(방사선검사)

방사선 검사는 사람 몸에 방사선을 투과시키면 그 투과 정도가 뼈, 지방 및 물에 따라 다른 점을 이용한 것으로 일종의 그림자를 보는 방법입니다. 뼈는 투과가 잘 되지 않아 하얗게 보이고 공기는 투과가 잘 되어 그 반대로 까맣게 보입니다.

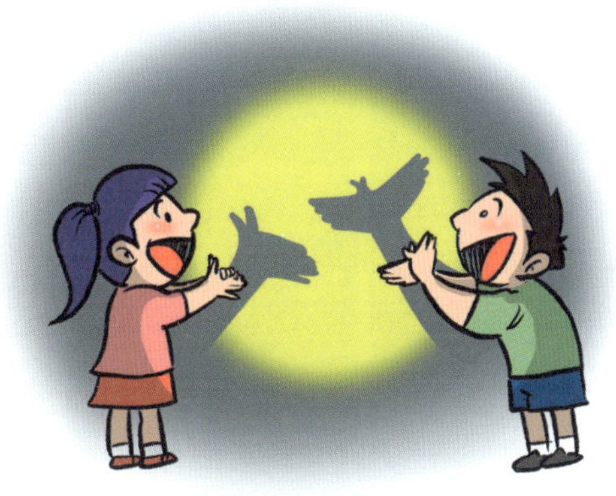

MRI만 가져와서 굳이 X-ray를 찍을 필요가 있냐고 묻는 환자가 있습니다. X-ray는 가장 기본적인 검사로 정밀 검사도 X-ray가 있어야만 정확한 판단을 할 수 있습니다. 마치 숲 전체를 보지 않고 숲속만 헤맨다면 전체의 윤곽을 잡을 수 없는 것과 같습니다.

X-ray는 주로 뼈가 잘 나타나게 되어 있으며 잘 찍으면 무릎이 부어 있는지와 지방 조직까지 보이기는 하지만 부정확하다고 할 수 있습니다.

X-ray에서 뼈의 형태가 어떤지, 변형이 있는지, 골절이 있는지, 관절 간격이 정상인지, 관절면이 매끄러운지, 또 뼈 속 및 뼈 바깥 부분에 이상한 변화가 있는지를 관찰하게 됩니다.

X-ray는 기본적으로 앞에서 뒤로 찍는 사진(전면사진)과 옆에서 찍는 사진(측면사진)으로 구성되어 있으며, 무릎을 구부리고 비스듬하게 찍으면(축상면 사진) 슬개골을 잘 볼 수 있어서 도움이 됩니다(그림 2-2).

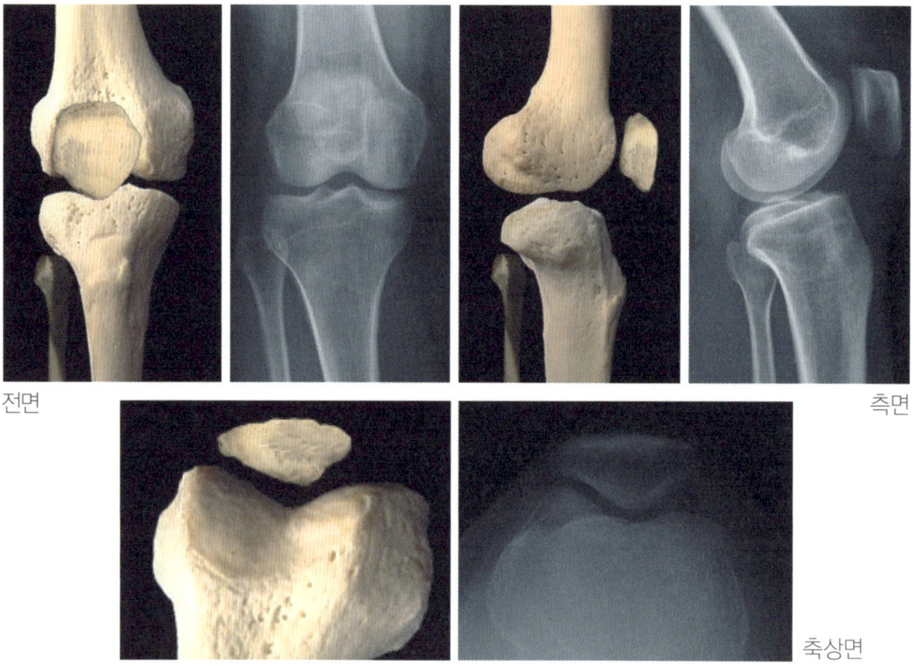

그림 2-2. 뼈의 모양과 X-ray 사진

그러나 전면 및 측면 사진은 2차원적 영상이므로 뼈의 여러 부분들이 겹쳐보여 좀 더 정확한 정보를 알기 위하여 여러 각도로 사진을 찍기도 합니다.

무릎 사진을 찍으면 대퇴골과 경골사이가 비어 있는 것처럼 보이지만 사실은 그곳에는 연골과 연골판으로 채워져 있으나 X-ray에서는 연골과 연골판이 나타나지 않기 때문에 그렇게 보일 뿐입니다.

관절염이 있으면 연골이 닳아 있기 때문에 서서 사진을 찍으면 관절 간격이 좁아지게 되는데 이렇게 찍으면 관절염의 진행 정도를 간접적으로 짐작 할 수 있습니다. 따라서 노령의 환자에서 관절염이 의심될 때는 서서 무릎 사진을 찍어야만 관절염의 진행정도를 정확히 알 수 있습니다(그림 2-3).

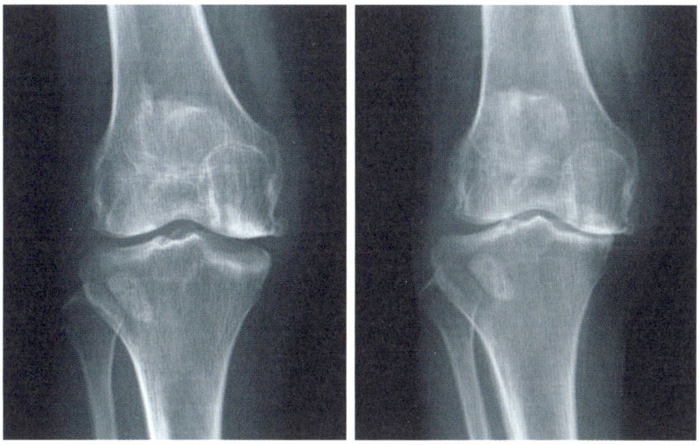

서서 찍으면 관절 간격이 더 좁아 보인다.

그림 2-3. 관절염 환자에서 누워서 찍은 사진(왼쪽)과 서서 찍은 사진(오른쪽)

십자인대 및 측부인대가 손상을 받으면 무릎이 흔들거리게 되는데 당기거나 밀리는 외력 검사를 하면서 사진을 찍어 양쪽을 비교하면 양쪽의 벌어짐의 차이로 흔들거림의 정도를 판정할 수 있습니다. 외력검사 X-ray는 장해의 정도를 판정하는 객관적인 자료로 이용되고 있습니다(그림 2-4).

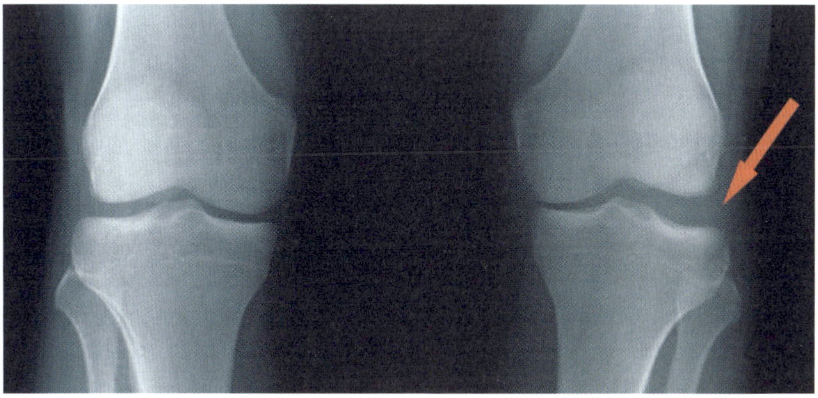

양쪽 무릎의 벌어짐의 정도가 다르며 더 벌어진 쪽의 인대가 손상되었음을 뜻한다.

그림 2-4. 외력 검사 사진

(2) 컴퓨터 단층 검사(CT)

X-ray가 한쪽에서 X-ray라는 광선을 투과시킨 그림자를 보는 것이기 때문에 전체적인 윤곽은 알 수 있지만 뼈 속은 뼈끼리 겹쳐 보여 뼈 속에 이상이 있을지라도 정확한 정보를 얻기 힘들 때가 많습니다. 예를 들면 송편의 겉모양이 같더라도 그 속에 콩이 들어있는지 깨가 들어있는지 구분이 되지 않는 것과 같습니다.

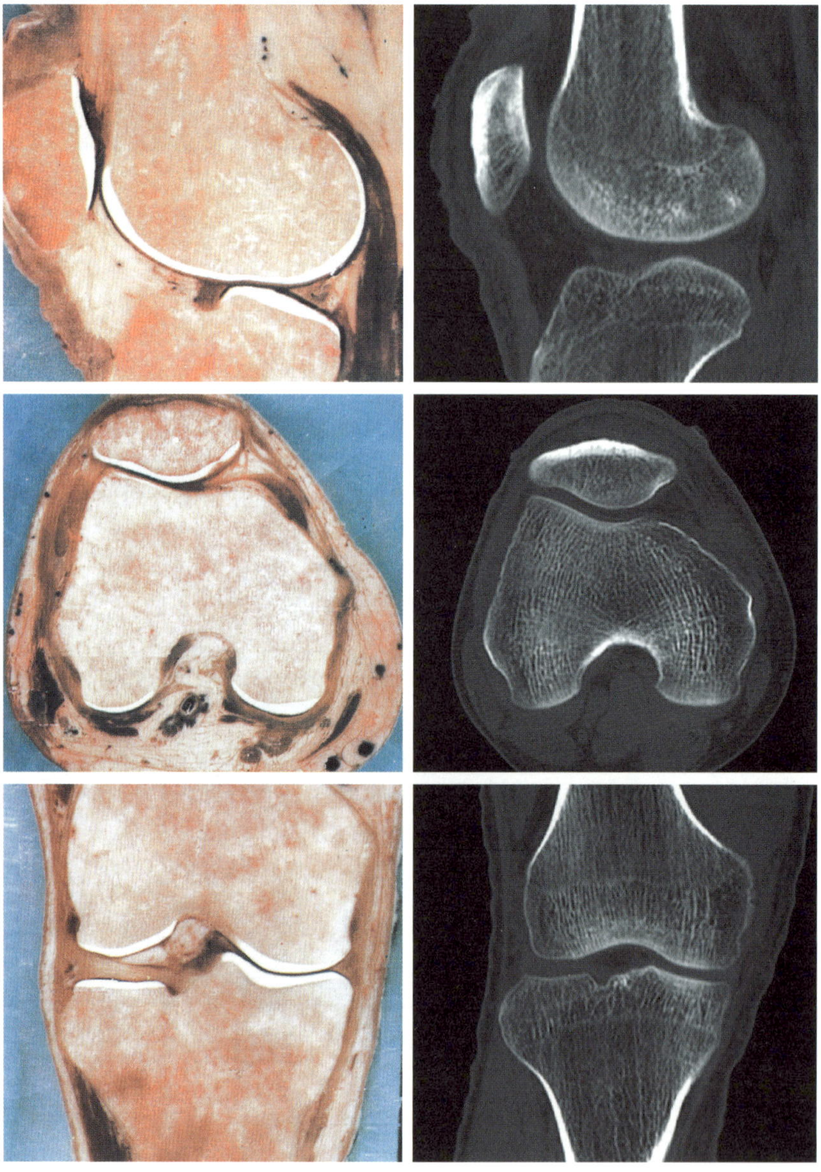

그림 2-5. 무릎의 CT. 정상뼈의 자른 면과 CT 사진의 비교

이럴 때 뼈를 단층으로 잘라서 그 영상을 볼 수 있다면 뼈의 구조를 더 정확히 알 수 있습니다. 마치 오이를 앞쪽과 옆쪽에서 사진을 찍으면 동그랗고 긴 형태 밖에 볼 수 없지만 잘라서 보면 그 안에 씨도 있다는 것을 알 수 있는 것과 같은 이치입니다.

컴퓨터 단층 촬영을 얼마만큼의 간격으로 영상을 얻느냐(오이로 말하면 얼마나 두껍게 써느냐)에 따라서 사진의 숫자가 달라지며, 어떻게 단층 촬영을 만드느냐(오이를 똑바로 써느냐 비스듬히 써느냐)에 따라 모양이 달라집니다. 따라서 CT는 뼈의 해부학적 구조를 근본적으로 이해하지 못하면 판독이 어려울 수 있습니다(그림 2-5).

CT는 근본적으로 방사선이기 때문에 방사선에 노출되는 양이 많고 뼈는 잘 나타나지만 연골이나 연골판 및 인대조직은 상이 뚜렷하지 않은 단점이 있습니다. 또 길쭉하게, 즉 세로로 단층을 만들 수 없고 인체에 금속이 있으면 영상을 만드는데 간섭을 하여 상이 흐려지거나 만들 수가 없습니다. 무릎은 뼈보다 인대나 연골판에 이상이 있는 경우가 많기 때문에 골 종양이나 골질이 있는 경우를 제외하고는 MRI를 주로 사용합니다.

간혹 CT에서 나온 영상을 재구성하면 마치 뼈의 모양을 실제로 보는 것 같은 사진을 얻을 수 있는데 이를 3D CT라고 합니다(그림 2-6).

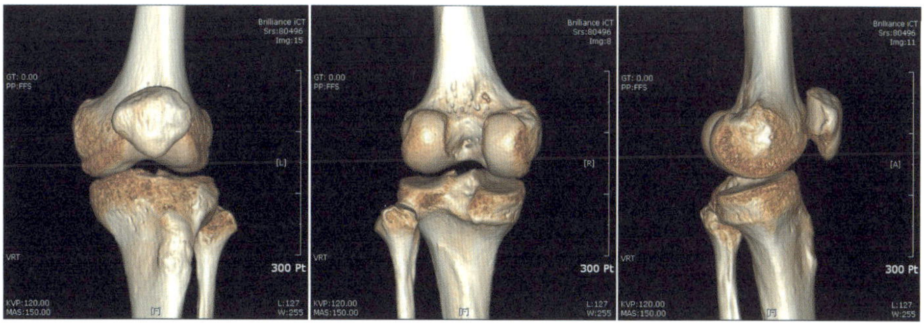

그림 2-6. 무릎의 3D CT

(3) MRI(Magnetic Resonance Imaging) : 자기 공명 영상

어떤 물체에 전기 자극을 주면 자장이 일어나는데 이 자장을 영상 신호로 받아 단층 사진으로 만들어 낸 것을 MRI라고 할 수 있습니다. 사람이 MRI 기계 속으로 들어가면 인체의 수분에 있는 수소 이온들이 형질은 변하지 않은 채 미묘한 변화를 일으키게 됩니다(마치 쇳가루에 좌석을 가까이 하면 일어나는 것처럼). 물질에 따라 수소 이온의 함량이 다르기 때문에 자장을 일으키는 정도도 달라 뼈, 수분, 지방, 연골, 연골판, 인대, 혈관 및 신경조직을 구별할 수 있어 최근에 가장 흔히 쓰이는 정밀 검사법입니다. 자극을 어떻게 주느냐에 따라 어떤 조직을 더 잘 보이게 할 수가 있고, 같은 물체라도 까맣게도 나타나고 하얗게도 나타나게 할 수 있어 좀 더 정확한 진단을 할 수 있습니다. 마치 조명을 달리하면 물체의 색깔이 달라지는 것과 같다고 생각하면 됩니다. 더 세밀한 관찰이 필요하면 조영제를 사용하기도 합니다(그림 2-7).

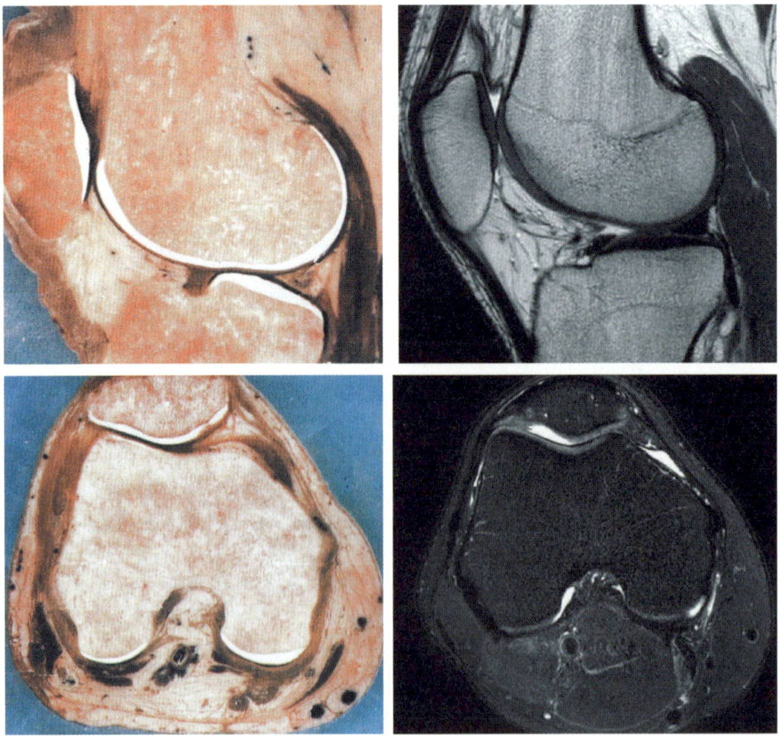

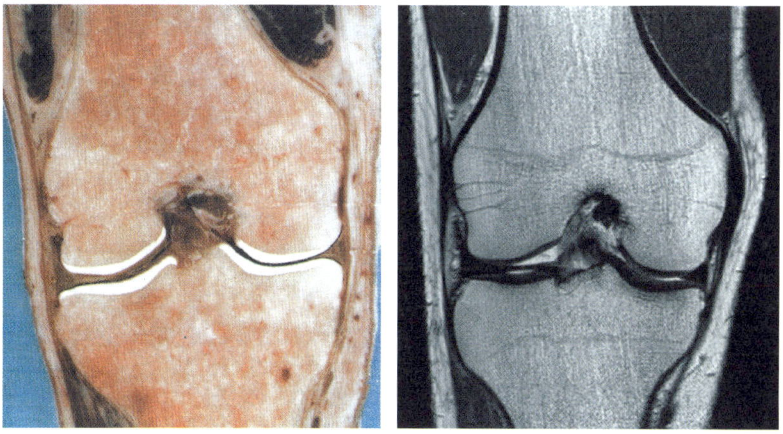

그림 2-7. 무릎의 MRI. 정상 관절의 자른 면과 MRI 사진의 비교

MRI의 장점은 방사선이 아니며, 비 침습적인 검사(몸에 상처를 내지 않고 하는 검사)이면서 관절을 이루고 있는 뼈 및 연부조직의 형태를 비교적 정확히 알 수 있다는 점입니다. 여러 각도에서도 영상을 얻을 수 있어서 보고자 하는 부위의 다각도 영상을 얻을 수 있습니다. 연골판이나 인대 조직의 손상, 관절연골 및 활막의 변화, 관절염 및 골수염과 골 종양의 유무 및 진행상태를 비교적 상세히 알 수 있습니다.

단점은 비용이 많이 들고 좁은 공간에서 찍기 때문에 폐쇄 공포증이 있거나 체내에 자장을 일으키는 물체를 가지고 있을 때, 예를 들면 심박동기를 가지고 있는 환자는 찍을 수가 없다는 점입니다. 또 뼈의 변화를 주로 보려면 MRI보다 CT가 더 낫습니다.

MRI는 어떤 기종을 사용하느냐와 어떻게 찍느냐에 따라 해상도에 큰 차이가 나므로 좋은 기종으로 정성을 들이고 찍어야만 좋은 영상을 얻을 수 있습니다.

(4) 초음파 검사

어떤 물체에 음파를 보내면 반사되어 나오는데 이 반사파(메아리)를 사진으로 만들어 낸 것이 초음파 검사입니다.

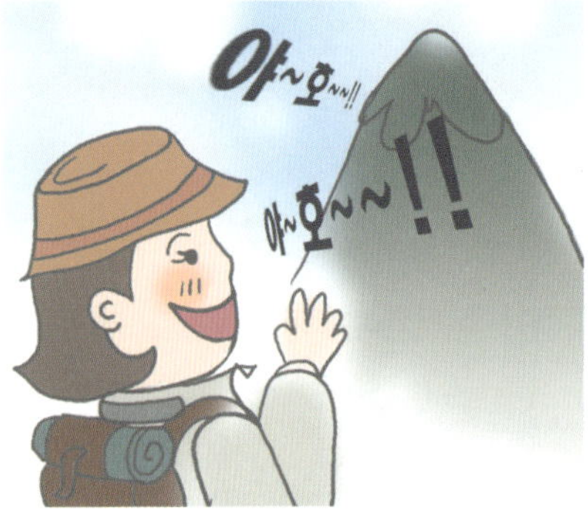

근육, 액체 및 지방에 음파를 보내면 반사되는 정도가 다르기 때문에 이들을 구별할 수 있는데 이것을 사진으로 만든 것입니다(그림 2-8). 어선에서 고기 떼를 추적하는 것도 초음파의 이치를 이용한 것이라고 생각합니다.

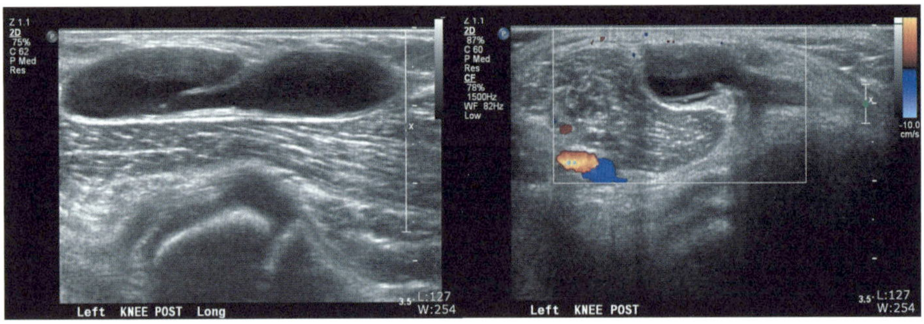

그림 2-8. 초음파 사진

초음파의 장점은 값이 싸고 검사가 쉽다는 점이고 단점은 MRI나 CT보다 선명하지 못하여 정확한 판독을 하지 못하면 오진을 하기 쉽다는 점입니다.

연골판이나 십자인대 손상은 잘 보이지 않아 무릎에서는 주로 물혹의 진단에 사용됩니다.

(5) 관절경 검사

이상에 열거한 검사가 X-ray나 자장 또는 초음파를 이용한 간접적인 검사인 반면 관절경 검사는 눈으로 직접 보고 확인하는 검사입니다. 약 3~5mm의 관절경이 달린 대롱을 관절내에 집어 넣고 여기에서 보이는 모습이 TV 모니터에 그대로 나타나게 됩니다. 대개 1cm 정도의 구멍을 서너개 뚫어서 한쪽은 관절경을 집어넣고 한쪽은 수액을 흘려 보내면서 관절 내부를 세척하고, 다른 구멍으로 여러 가지 수술 조작을 할 수 있습니다(그림 2-9).

직접 보는 것과 같기 때문에 무릎의 대표적인 검사법으로 인정을 받고 있습니다. 관절경으로 관절연골 및 활막, 십자인대, 연골판의 상태를 눈으로 직접 확인할 수 있는데 탐식자(probe)를 이용하면 연골을 눌러 보거나 연골판이나 인대를 당겨 보기도 해서 좀더 정확한 진단이 가능합니다(그림 2-10).

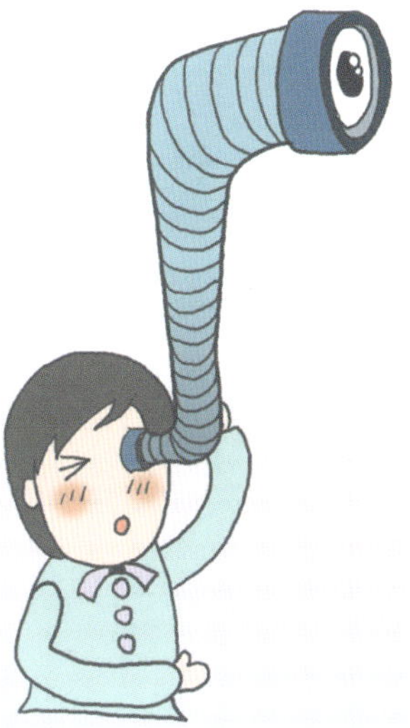

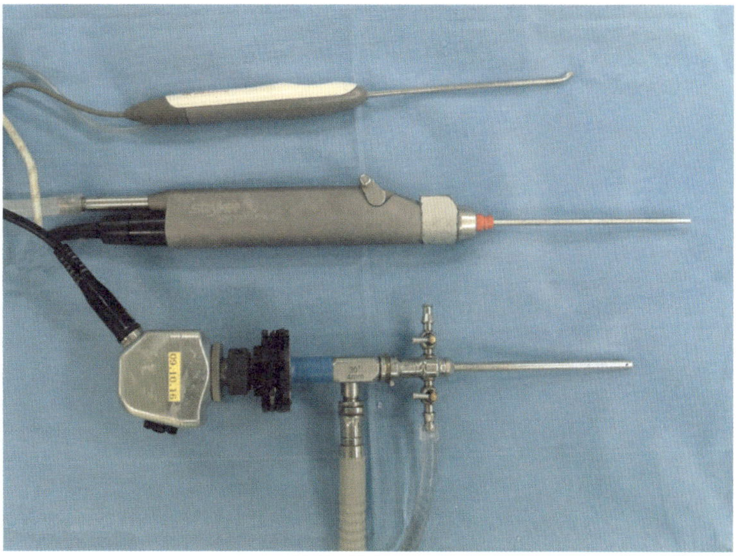

그림 2-9. 관절경에 사용하는 기구

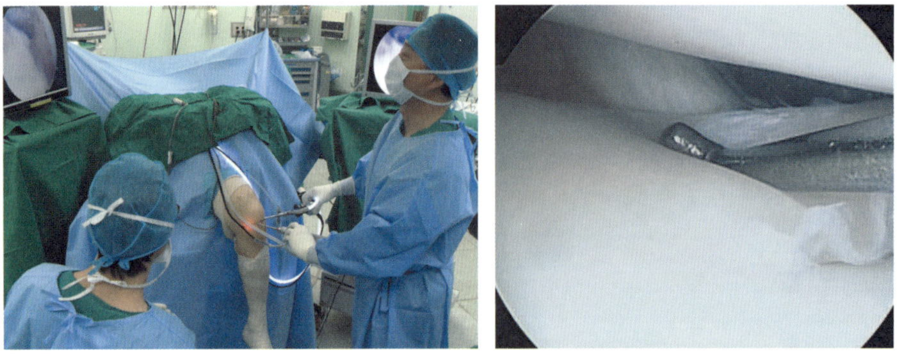

그림 2-10. 관절경 검사의 모습

관절경 검사의 장점은 가장 정확한 진단을 얻을 수 있어서 무릎 진단의 표준 검사로 인정받고 있으며, 관절경에서 이상 소견이 보이면 바로 수술을 할 수 있다는 것입니다.

단점은 마취를 해야 하기 때문에 검사만을 하기에는 부담이 되고 수술에 따른 합병증이 있다는 점입니다. 관절막 바깥은 물론 관절내에서도 관절경으로 잘 안 보이는 곳이 있다는 것도 단점이라고 할 수 있습니다.

2) 기능 검사

무릎의 기능이 어느 정도인가를 보는 검사법입니다. 이 검사는 무릎이 구체적으로 무엇이 문제인가를 알기 보다는 현재의 무릎 상태가 어느 정도 인가를 알아서 향후 어떤 치료법을 필요로 하는가와 재활 치료의 방향 및 치료의 결과를 평가하기 위한 방법으로 흔히 사용되고 있습니다.

(1) Cybex 검사

기계를 이용하여 관절의 운동 각속도에 따른 근력을 측정함으로써 어떤 각도에서 어느 정 도의 운동을 수행할 수 있느냐를 평가하는 검사입니다. 무릎의 운동을 일정한 각도까지 일정한 속도로 힘을 가할 때 근육의 힘이 어느 정도이고 어떤 형태로 나타나느냐를 알아내어 재활치료의 방향을 제시해 주기도 하고 재활치료의 효과도 알 수 있습니다(그림 2-11).

Cybex와 비슷한 Biodex란 기기를 사용하는 방법도 있습니다.

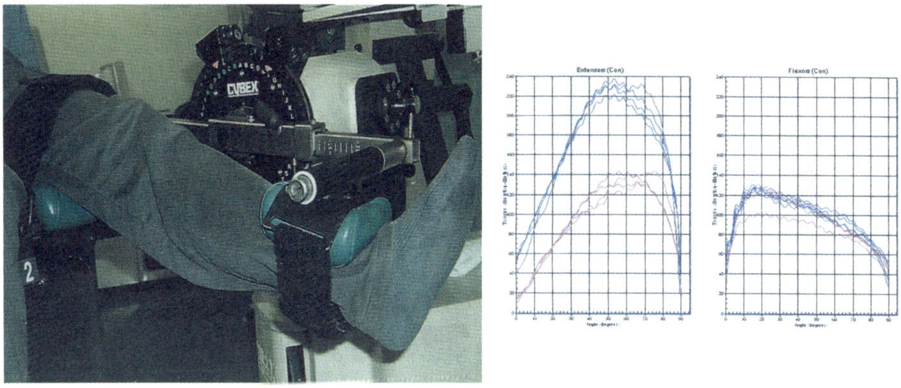

그래프의 왼쪽은 무릎을 펼 때, 오른쪽은 구부릴 때의 힘이며, 파란 선은 정상 무릎, 붉은선은 무릎이 약해져 있는 쪽이다. 이 결과 구부리는 힘은 같지만 펴는 힘은 많이 약해져 있음을 의미한다.

그림 2-11. Cybex 상의 근력 평가

(2) 보행검사

걸음걸이에 이상이 있다는 것은 신체 어딘가에, 특히 하지에 이상이 있다는 신호입니다.

몸에 근전도를 위한 컴퓨터 센서를 장착시키고 카메라 앞에서 보행을 시켜 보행시 관절의 운동, 힘의 분배, 보행의 pattern 등을 분석하여 어떤 문제점이 있는 것을 검사하는 방법입니다(그림 2-12).

이 검사는 비단 무릎뿐만 아니라 보행에 영향을 주는 부위의 이상 유무를 판단할 수 있습니다. 보행 장애가 주로 어느 관절에서 오며 그 원인이 관절의 운동제한, 불안정성, 또는 관절의 변형 및 하지 단축에 의한 것인지를 알게 됩니다.

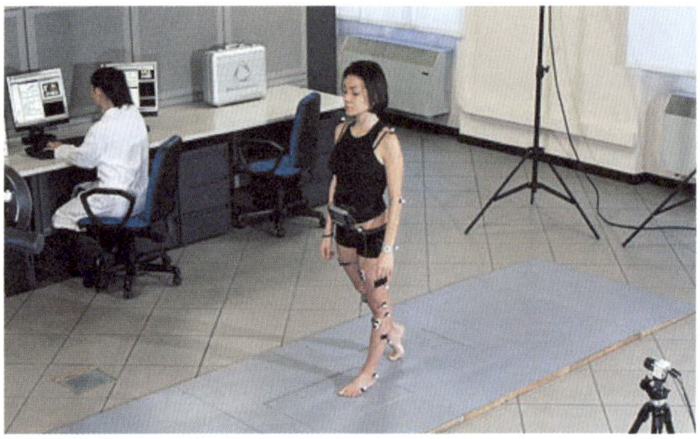

그림 2-12. 보행 검사 방법

(3) KT-1000 혹은 2000

관절의 흔들림 정도를 객관적인 수치로 나타내는 방법으로 주로 십자인대의 술전 및 술후 상태를 알아보기 위해 시행합니다. 허벅지와 발을 받쳐주는 받침대에 다리를 편안히 놓고 기구를 정강이에 고정시킨 다음 기구에 달려 있는 손잡이를 일정한 힘으로 잡아 당기면 정강이뼈가 얼마나 당겨지는지 수치로 나타납니다. KT-2000은 KT-1000의 개량형입니다(그림 2-13).

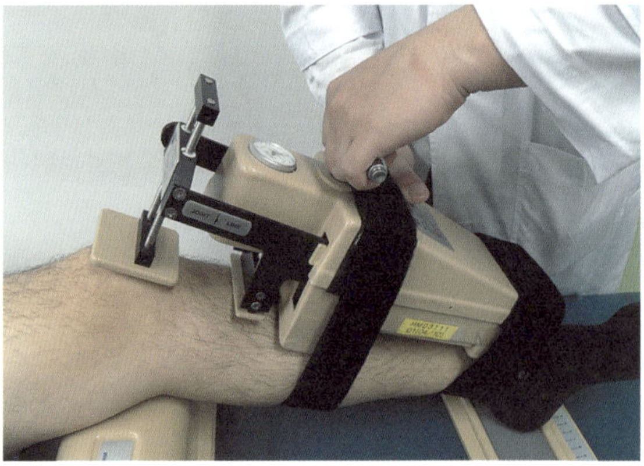

그림 2-13. KT-2000 검사

3) 성분 검사

(1) 혈액 검사

정형외과에서 필요한 대부분의 혈액 검사는 식사와 관계가 없어서 식후에 시행하여도 무방합니다. 비록 관절액의 성분 검사는 아니지만 혈액을 이용하여 혈침속도(ESR) 및 C 반응단백(CRP) 검사를 하여 염증 여부를 판단하기도 하고, 혈액 성분 중 요산 검사를 하여 통풍 여부도 확인할 수 있습니다. 혈청 검사를 하면 류마티스 관절염의 진단에 도움을 받기도 합니다.

혈청내 칼슘, 인산 및 알칼리성 인산효소 검사는 뼈에 발생하는 종양을 진단하는데 많이 이용되고 있습니다. 뼈는 골격은 별로 변하지 않지만 끊임없이 대사작용이 일어나서 칼슘과 인산을 흡수하고 배출합니다. 그러나 뼈에 종양 등이 발생하면 이런 대사 작용이 과도하거나 적게 일어나 혈액 중에 이런 성분의 변화를 일으키므로 이를 검사하면 진단에 도움이 됩니다.

(2) 관절 천자 검사

관절액을 뽑아 그 성분을 검사하는 방법이며 주로 관절염의 진단에 사용되고 있습니다. 관절액을 뽑아 먼저 색깔이 어떤지, 점성이 있는지를 육안으로 보게 됩니다(그

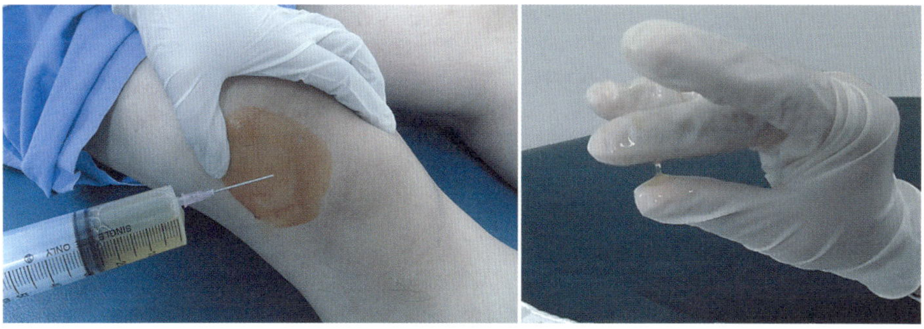

그림 2-14. 관절액의 색깔 및 점성의 검사

림 2-14). 점성이 있으면 즉 끈적끈적하면 감염이 없을 가능성이 높습니다.

관절액으로 균의 도말 검사(균의 여부를 알기 위해 현미경으로 보는 법) 및 배양 검사 를 시행하며, 관절액 속에 적혈구, 백혈구, 단백질, 당분 등의 성분 검사를 하여 진단에 이용합니다. 균 검사를 하여 어떤 항생제에 잘 듣는지도 알 수 있습니다. 그러나 내성이 약한 균이나 검사 전에 항생제를 복용하였을 때에는 균이 자라지 않을 수도 있습니다.

4) 기타의 검사

(1) 동위 원소 검사

어떤 병이 생기면 그곳에 정상과 다른 변화가 일어납니다. 열이 날 수도 있고 피가 더 많이 공급되기도 하고 어떤 물질을 더 많이 만들어 내기도 합니다. 동위 원소 검사는 이런 원리를 이용하여 동위 원소라는 추적장치를 달아서 이것이 어디에 많이 있는지를 알아보아 검사하고자 하는 부위에 병이 있는지 없는지를 알아보는 방법입니다.

예를 들어 우리가 쉽게 검출할 수 있는 방사선 동위 원소를 벌들에게 먹이고 일정 시간이 지난 다음 이를 추적하면 동위 원소가 많이 검출되는 곳에 꽃이 있다는 것을 짐작할 수 있습니다. 그러나 그 꽃이 어떤 꽃인지는 모릅니다. 비록 형체를 보는 것이기는 하지만 뼈 속에 어떤 반응이 일어나고 있는지를 알기 위한 검사이기 때문에 단순히 형태를 보는 검사와는 다르다고 할 것입니다(그림 2-15). 뼈에서 일어나는 변화는 염증이나 종양 및 관절염 등에 따라 서로 다르기 때문에 어떤 반응을 주로 보고자하는 목적에 따라 사용하는 동위 원소가 달라지게 됩니다.

감염이 있거나 종양이 있거나 미세골절 등이 있으면서 다른 검사에서 잘 나타나지 않을 경우에 사용하며 특히 종양의 경우 나타나는 양상에 따라 악성 및 양성을 구별하는데도 도움을 줍니다.

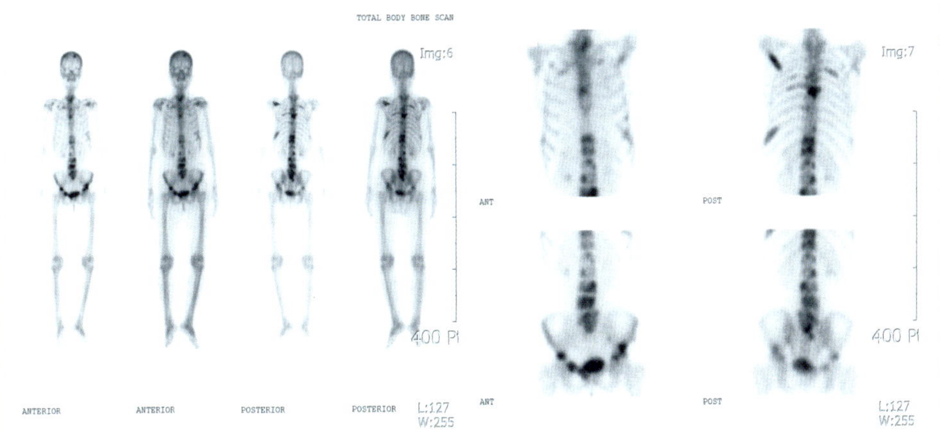

까맣게 나타나는 부분에 뼈의 활동이 증가되었다는 뜻이다.

그림 2-15. 동위 원소 검사 사진

방사선 동위 원소를 먹거나 주입하고 일정한 시간이 지난 후 동위원소가 어니에 주로 모여 있는지를 사진으로 얻게 됩니다. 따라서 어디에 이상이 있다 없다를 알아낼 수는 있어도 무슨 병일지는 알 수 없는 경우가 많습니다.

인체에 해를 덜 주기 위해 소량을 투여하고 빨리 없어지는, 즉 반감기가 빠른 동위 원소를 사용하기 때문에 인체에 미치는 영향은 거의 없습니다.

(2) 조직검사

조직검사는 병변이 있는 조직을 떼어내어 현미경으로 그 조직이 어떤 질환이 있는가를 검사하는 확진적인 방법입니다. 조직 검사를 할 때 파라핀 같은 것에 조직을 담가 두었다가 조직을 잘게 썬 다음 염색을 하여 현미경으로 보게 됩니다. 그런데 뼈는 단단하여 쉽게 잘리지가 않아 칼슘 성분을 뺀 후에 하기 때문에 시간이 많이 걸립니다. 이렇게 하면 시간이 걸리므로 응급으로 보기 위하여 간혹 얼려서 썰기도 하는데 조직이 파괴되어 부정확할 때도 있습니다. 조직 검사만을 위해서라면 무릎에서는 대부분 관절경을 이용하여 조직을 채취하지만, 관절을 열고 수술을 하면서 조직을 떼어내기도 합니다. 관절염은 관절염인데 어떤 관절염인지 정확하지 않을 때, 또는 조직이 얼마나 변해 있는지를 알기위해서, 종양의 종류 및 악성 여부를 판단할 때 시행합니다.

(3) 열 사진

몸에서 일어나는 미세한 열의 차이를 사진으로 만들어 내는 검사법입니다. 열이 난다는 것은 이상 활동이 있다는 간접적인 증거이긴 하지만 무언가 이상이 있을거라는 추측을 하는 것 외에는 다른 정보를 얻을 수 없기 때문에 진단적 가치는 크지 않습니다.

제 3장

이런 증상이 있으면 어떤 병?

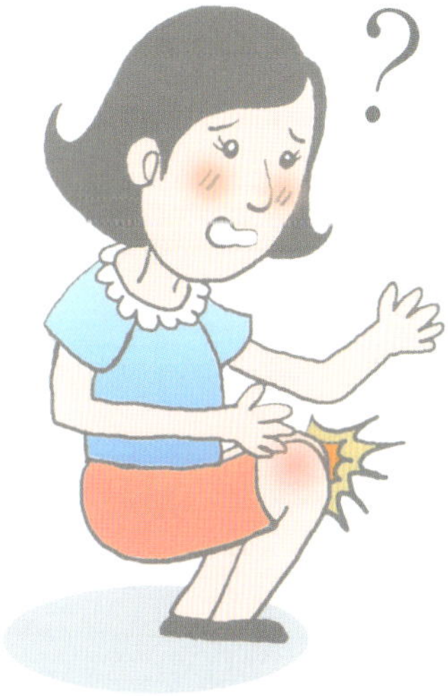

아무런 증상이 없이 병이 진행되는 경우도 있지만 몸에 이상이 있으면 여러가지 증상이 나타나기 마련입니다. 이러한 증상을 잘 분석하면 어떤 병인지 실마리를 찾을 수 있습니다.

1. 통증

많은 환자들이 아프기 때문에 병원에 옵니다. 정상적인 상태에서는 통증을 느낄 수 없으며, 거꾸로 통증이 있으면 무언가 이상이 있다는 신호입니다. 통증은 가장 흔하게 그리고 가장 먼저 나타나는 증상입니다.

통증은 아프기 때문에 고통스럽지만 우리의 몸을 보호하는 매우 중요한 작용을 합니다. 즉 아프기 때문에 무리하지 말고 어디에 이상이 있는지 알아보라는 신호입니다.

하지만 무릎이 아프다고 해서 모두 무릎에 이상이 있는 것은 아닙니다. 무릎에 나타나는 통증은 크게 둘로 나눌 수 있는데, 첫째는 진짜 무릎에 이상이 있는 경우이고 둘째는 무릎은 큰 이상이 없는데 무릎이 아픈 것처럼 느껴지는 것 입니다.

1) 무릎 자체에 이상이 있어서 아픈 경우

대부분 무릎 자체에 이상이 있어서 통증을 느낍니다. 통증의 정도는 병의 진행 정도와 관련이 깊습니다. 따라서 무릎에 통증이 나타나면 우선 다른데서 원인을 찾기 보다는 무릎의 어디가 어떻게 문제가 있는지 가급적 빠른 시기에 그 원인을 찾아야 합니다.

무릎의 통증은 다친 적이 있는가, 통증이 어디에 주로 있고, 언제 어떻게 아프고, 통증과 동반되는 증상이 무엇인가를 연령에 따라 분석하면 진단의 실마리를 찾을 수 있습니다.

다친 적이 있는가?

무릎은 인체에서 가장 활동적인 관절 중의 하나이며, 그 만큼 다칠 위험이 많습니다. 무릎은 한번 외상을 받으면 어떤 치료를 한다고 하더라도 다소간에 활동에 영향을 받게 됩니다. 골절, 인대 손상, 연골판 손상은 대부분 다친 병력을 동반하고 있습니다. 다칠 때 무릎 속에서 소리가 나면서 운동을 도저히 계속 할 수 없고 무릎이 부어 오르기 시작하면 십자인대 손상일 가능성이 많고, 운동중 다친 것 같아 쉬는 것이 나을 것 같아 쉬고 난 다음 날 아침에 무릎이 조금 부은 것 같으면 연골판 손상일 가능성이 많습니다. 그러나 중년 이후의 연골판 파열은 크게 다치지 않았는데도 파열이 되어 통증을 초래하기도 합니다. 사춘기에 흔히 나타나는 오스굳 씨 병이나 박리성 골 연골염은 비록 뚜렷히 다친 병력은 없으나 반복적으로 무리하게 사용할 때 잘 나타납니다.

어디가 아픈가?

병이 있는 곳에 주로 통증이 나타나기 때문에 무릎의 어디가 아프냐는 것이 진단의 첫 걸음입니다. 대부분 아픈 부위의 조직에 이상이 있거나 그 조직이 통증의 주된 역할을 한다고 할 것입니다. 통증이 있는 곳을 누르면 압통이 발생하는데, 압통은 병변이 있는 부위를 알 수 있는 간단하면서도 명확한 방법입니다. 경골과 대퇴골의 사이 연골판이 있는 부위를 눌러서 아프면 연골판이 찢어져 있을 가능성이 많습니다. 힘줄이나 인대를 눌러서 아프면 그 힘줄이나 인대에 문제가 있다는 뜻입니다. 그러나 십자인대는 무릎 속 깊은 곳에 있어서 통증도 모호할 뿐만 아니라 압통으로 검사할 수 없습니다. 무릎 앞쪽에 통증이 있고 슬개골(무릎 앞 종자뼈)을 눌러서 아프거나, 누르면서 무릎을 구부렸다 폈다해서 아프면 슬개골 연골 연화증을 의심해야 합니다.

언제 아픈가?

언제 통증이 주로 나타나는가도 진단에 도움을 줍니다.

통증을 항상 느끼기도 하지만 가만히 있을 때는 괜찮고 움직이거나 특수한 행동을 할 때에 나타나기도 합니다. 항상 아프면 어느 병이든 병이 진행되었을 경우라고 생각하면 됩니다. 화농성 관절이나 기타 염증성 질환이 있으면 가만히 있을 때도 아프며 열을 동반하는 경향이 있습니다. 통풍성 관절염도 가만히 있을 때도 아파 잘 걷지를 못하게 되는데, 대개 통증이 나타나기 전에 무리한 행동을 했다든지 술을 먹은 다음에 증상이 악화됩니다. 류마티스 관절염은 조조 강직이라고 하여 아침에 관절이 뻣뻣해지고 다발성 관절염을 동반하는 경우가 많습니다.

무릎에서는 활동량과 통증과는 밀접한 관계가 있습니다. 자신의 신체 조건에 맞지 않게 무리하게 사용하면 무릎은 정상인데 통증이 나타날 수 있습니다. 사람의 몸은 일상 생활의 양에 맞게 조절되어 있습니다. 따라서 무릎을 평소보다 무리하게 사용하면 통증이 발생하게 됩니다. 운동이나 등산을 자주하던 사람에게는 이런 활동을 해도 큰 문제가 없지만 차를 타고 출퇴근만 하던 사람이 갑자기 등산을 하고 심한 운동을 하면 통증이 발생할 수 있습니다. 과사용에 의한 통증은 대개 몇일 쉬면서 안정을 취하면 없어지지만 이를 무시하고 지속적으로 무리를 하면 무릎에 이상을 유발하게 됩니다. 젊을수록 회복이 빠르지만 나이가 들수록 회복이 느려 이런 이유로 노인들에서 관절염이 많이 발생합니다.

초기의 퇴행성 관절염은 처음 행동을 할 때, 가령 의자에서 일어나거나 걸을려면 아프나가 그 나음에는 통증이 없어지지만 저녁에 쉬고 있으면 서서히 통증이 나타납니다. 그러나 병이 진행되면 걷거나 층계 오를 때 아프고, 더 진행되면 가만히 있을 때도 아프게 됩니다.

쭈구려 앉을 경우 관절에 가해지는 압력이 체중의 6~7배 이상으로 올라가기 때문에 정상인에서도 오래 쭈구려 앉는 것은 무릎에 나쁜 영향을 초래하게 됩니다. 쭈구려 앉을 때 아픈 경우는 모든 병의 초기 이후에는 거의 다 나타난다고 할 수 있습니다. 특히 연골판 파열, 십자인대 손상, 슬개골 연골 연화증, 오스굿씨 병, 슬개골 이분증의 경우에는 병의 악화와 함께 통증이 심해져서 이런 행동 자체를 할 수 없습니다. 물론 어떤 관절염에서도 쭈구려 앉으면 통증이 심해지게 됩니다.

걸음을 걷지 못 할 정도로 아프면 반월상 연골판 파열을 의심해야 되고 급성 십자인대 손상은 아예 걸을 수 없고 만성적인 경우 활동이 부자연스럽고 활동을 많이 하면 통증이 심해지는 경향이 있습니다.

가끔 아픈 경우는 통증이 주로 어떤 행동을 했을 때 나타나는가를 유심히 살펴야지만 그 원인을 찾을 수 있습니다.

어떻게 아픈가?

병이 심해질수록 그리고 급성 증상일수록 통증은 심해지기 마련입니다.

따라서 심한 통증이 있으면 급성이거나 병이 상당히 진행되었다고 보는게 타당합니다.

관절에 균이 침범하여 발생하는 화농성 관절염에서의 통증은 관절 또는 전신에 열이 나면서 극심한 통증이 발생합니다.

통풍성 관절염도 열감과 함께 통증이 심한 것으로 알려져 있습니다. 무릎을 다쳐서 뼈가 부러지거나 인대, 힘줄 또는 연골판이 다치면 초기에는 심한 통증으로 걷기가 힘들어 집니다. 그러나 시간이 갈수록 통증이 조금씩 누그러지는 경향이 있습니다.

참을 수 있을 정도의 무지룩한 통증은 무릎에 발생하는 모든 병의 초기 또는 중기의 증상이라고 할 수 있습니다.

나이가 몇 살인가?

다른 질병도 그렇지만 특히 무릎의 질병은 나이에 따라 발생 빈도가 현격히 다릅니다. 예를 들어 청소년에 퇴행성 관절염은 드물고 노인에게서 골육종은 거의 나타나지 않습니다.

영유아기에는 염증이 문제가 됩니다. 관절에 발생하는 화농성 관절염이나 결핵성 관절염, 뼈에 균이 침범하는 골수염이 잘 발생하는 시기입니다.

대개는 열을 동반하고 많이 아파하나 초기에는 증상이 미약하고 표현을 잘 못하기 때문에 진단의 시기를 놓치는 경우도 있습니다. 균이 침범한 경우 치료의 시기를 놓치거나 치료가 적절히 이루어지지 않으면 평생 불구가 될 수 있으므로 주의 깊은 관찰을 필요로 합니다.

사춘기에 주로 나타나는 질환은 소아성 류마티스 관절염, 혈우병성 관절염, 박리성 골연골염, 오스굿씨 병 및 골육종이 있습니다. 어린 나이인데도 여러 관절이 아프고 눈의 증상을 동반하면 소아성 류마티스 관절염을 의심해 봐야 합니다. 관절을 조금 다친 것 같은데 계속 부어 있고 낫지 않으면 혈우병성 관절염일 수도 있습니다. 이 병은 유전 요소가 강하기 때문에 혈우병이 있는 가계에서는 흔히 나타날 수 있습니다. 동내에서 개구쟁이처럼 잘 돌아 다녔는데 무릎 앞쪽이 튀어 나오면서 아프면 오스굿씨 병일 가능성이 높습니다. 운동선수를 지망하여 연습을 좀 많이 했더니만 그 후부터 아프기 시작하면 박리성 골 연골염일 수 있습니다. 무릎을 다쳐서 타박상인 것 같아 대수롭지 않게 여겼는데 점점 더 부으면서 아파하면 악성 종양인 골 육종을 의심해야 합니다.

청소년기는 활동이 매우 활발하여 다치는 경우도 많습니다.

골절, 인대 파열, 연골 및 연골판 파열이 가장 많이 발생하는 시기이며, 과사용으로 인한 건염, 건초염, 점액낭염, 활막염도 잘 나타나는 시기입니다. 슬개건염의 일종인 jumper's knee는 반복적인 낙하훈련이나 딱딱한 운동장에서 반복적인 뛰기를 하면 슬개건이 붙는 무릎 앞쪽이 아프게 되는 질환입니다.

추벽 증후군(프리카증후군)도 비록 그 원인을 알 수 없으나 활동량과 관련이 있을 것으로 추정되며, 이시기에 가장 증상이 많이 나타납니다.

슬개골이 둘로 갈라져 있는 이분 슬개골도 원래 본인이 가지고 있었던 질환이나 활동이 많아지는 이 시기에 증상이 나타나는 경우가 많습니다.

아주 드물게 운동 선수에서는 슬개골의 피로 골절이 발생하기도 합니다.

오랫동안 쭈그리면 무릎 앞쪽이 아파오는 슬개골 연골 연화증도 이 시기부터 나타나기 시작합니다. 대개는 오랫동안 쭈구리고 있거나, 운전을 오래 하거나, 층계 오르내리기를 반복하는 직업군에서 흔히 일어납니다.

골연골종은 정상 뼈의 일부가 뾰족하게 튀어 나온 것으로 어렸을 때부터 발생하나 활동이 많은 이 시기부터 통증을 느끼기도 합니다. 그 외에 종양의 하나라고 분류되는 색소 침착성 활액막염도 이 시기에 흔히 발현됩니다.

청년기에서 장년기에 접어들면서 류마티스 관절염과 통풍성 관절염의 발현 빈도가 높아집니다. 전신이 뻐뻐한 느낌이 있고 조조 강직이 있으면 류마티스 관절염을 의심해야 하고, 관절 특히 엄지 발가락 관절이 화끈거리고 심한 통증이 있으면 통풍성 관절염의 가능성이 높습니다. 이 시기부터도 나타나지만 장년기가 되면 뼈가 죽는 골 괴사 환자가 많아집니다. 이는 여러 가지 약제의 사용과 음주와 관련이 있기 때문이라고 추정됩니다.

노년이 되면 여러 가지 형태의 관절염이 나타난다고 생각하면 됩니다. 무릎 뒤 오금 부위에 물혹이 만져지는 베이커 씨 낭종은 대개는 퇴행성 관절염 때문에 생깁니다.

2) 무릎 바깥에서 오는 통증

(1) 허리에서 오는 통증

무릎에는 큰 문제가 없지만 허리에 이상이 있는 사람도 마치 무릎이 아픈 것처럼 느낄 수 있습니다. 이는 무릎의 통증에 관여하는 신경이 허리 부분에서 눌려 마치 무릎이 아픈 것처럼 느끼게 되는데, 이를 방사통이라 합니다. 방사통은 허리에 다소나마 통증을 수반하고 있지만 전혀 그 부위에 통증을 느끼지 못하는 경우도 있습니다. 그 이유는 첫째 신경만 주로 자극하거나, 둘째 심한 통증에 밀려 덜 심한 통증은 간과되기 때문입니다.

나이가 들면 관절이 노화해서 관절염이 오게 되는데 척추도 일종의 관절이기 때문에 여기에도 관절염이 오게 됩니다. 척추에 관절염이 오면 붓고 군뼈가 생기는데 이 뼈가 신경이 지나가는 척추관을 좁게 만들어 신경을 압박하는 증상을 척추관 협착증이라고 합니다. 무릎의 관절염으로 고생하시는 분들도 허리에 관절염이 있어 이것 때문에 무릎이 더 아플 수도 있습니다. 무릎의 인공관절 수술을 받은 환자도 허리가 아프면 안 아픈 사람과 달리 수술한 무릎에 통증이 남아 있는 경우가 많습니다.

대개 허리에서 오는 방사통은 허리부터 발가락까지 주로 뒤쪽으로 통증이 내려오는 경향이 있고, 경우에 따라서는 신경마비의 증상, 즉 감각이 무디어져 있다든지 발가락 움직이기가 힘들다는 등의 증상을 동반합니다. 간혹 장딴지에 쥐가 자주 나고 다리에 벌레가 기어 다니는 느낌이 있다는 환자도 있는데, 이를 검사해 보면 무릎보다 허리가 문제인 환자가 많습니다.

(2) 엉덩이(고관절, 히프)에서 오는 통증

고관절에 문제가 있을 때도 무릎에 통증을 느낄 수 있습니다. 무릎으로 내려 가는 신경이 고관절을 지나가기 때문에 고관절에 문제가 생기면 무릎으로 내려가는 신경에 자극을 주어 방사통을 일으킬 수 있습니다. 엉덩이에서 오는 방사통은 주로 허벅지 앞쪽으로 통증을 호소하지만 무릎 아래까지 내려오지는 않습니다.

또 고관절에 이상이 있으면 이 관절을 보호하기 위하여 주위 관절, 즉 척추와 무릎에 무리를 주게 되어 통증을 유발할 수 있습니다.

(3) 기타의 관절에서 오는 통증

발목에 이상이 있는 경우나 발목이 기형적으로 고정이 되어 있는 경우에도 무릎에 무리를 주어 무릎에 통증을 일으키고 이것이 장기화되면 무릎에 병변을 초래하기도 합니다.

3) 심리적 요인

심리적 요인으로 통증을 호소하기도 합니다. 어느 날부터 무릎이 아프다고 생각되면 그런 생각에서 헤어나지 못 하는 수도 있습니다. 물론 약간의 통증이 있을 수 있겠지만 다른 사람 보다 심하게 느끼는 것이 문제입니다. 교통사고를 당해도 한번 아프다고 생각되면 무릎에 큰 이상이 없는데도 계속 통증을 느끼게 됩니다. 한번 그런 생각이 고정되면 환자는 거짓말로 아프다고 이야기 하는 것이 아니라 정말로 통증을 느끼는 것입니다. 다른 방법으로 통증이 완화가 안되면 정신과적 치료를 받을 필요가 있습니다. 또 보상과 관련이 있을 때에도 통증을 느끼게 됩니다. 이럴 경우 보상이 적절히 이루어지지 않으면 잘 치유가 되지 않습니다.

4) 원인을 모르는 통증

심리적 요인에서 오는 통증과 달리 어딘가에 이상이 있긴 한데 그 원인을 모르는 경우입니다. 대개는 환자가 아프긴 해도 대수롭지 않거나 특별히 치료를 하지 않아도 나아지는 경우가 많습니다. 의학적으로 크게 중요하지 않아 진단 방법도 잘 발달되어 있지 않습니다.

2. 부종

무릎이 붓는다는 것은 무릎에 이상이 있다는 적신호입니다. 단언하면, 무릎에 이상이 없으면서 붓는 경우는 없습니다. 물론 정상에서도 과도하게 사용하면 붓게 마련이지만 이것도 무릎의 현재 상태가 정상이 아니라는 것을 의미합니다. 무릎이 붓는 것은

관절액이 증가하여 붓기도 하고 고름이 차서 붓기도 하고 피가 고여서 붓기도 하는데 이 관절액을 분석하면 진단에 도움을 줍니다.

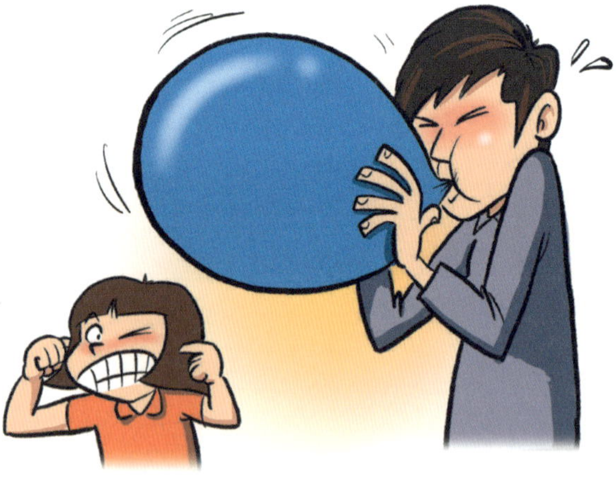

주사기로 뽑으니 누런 물이 나왔어요.

관절액이 증가하여 붓는 경우가 제일 많은데 이는 무릎이 고장이 났기 때문에 더 많은 관절액을 필요로 한다는 뜻입니다. 기계도 고장이 나면 윤활유가 더 많이 필요한 것과 같습니다.

관절염이나 연골판 손상 및 십자인대 손상이 있으면 관절의 기능을 원활하게 하려고 관절액의 분비를 증가시킵니다. 또 활막은 관절액을 생성하는 곳인데 활막염이나 류마티스 관절염같이 활막에 이상이 있으면 여기서 말갛고 누런 색의 관절액을 많이 분비하게 됩니다.

고름이 나왔어요.

관절 속에 고름이 고여서 붓는 경우는 화농성 관절염이나 결핵성 관절염등 세균의 감염으로 관절 속에 고름이 차서 발생합니다. 일반 관절액 보다 진하여 막걸리 색깔을 띠고 한눈에 보아도 고름이라는 것을 알 수 있습니다. 장갑 낀 손으로 만져 보면 끈적끈적한 점성이 없습니다.

피가 섞여 나왔어요.

관절 속에 진한 피가 고이는 경우는 급성 손상(금방 다쳤을 경우)으로 인하여 관절을 이루는 뼈가 부러지거나 관절 속에 있는 십자인대나 연골판이 파열되었을 때 또는 관절막이 다쳐서 발생합니다. 뼈가 부러졌을 경우는 골수에 있는 지방 성분이 섞여서 피 속에 기름 방울을 볼 수 있습니다. 내측부 인대는 관절막의 일부와 겹쳐 있기 때문에 내측부 인대 손상 시 피가 고일 수 있지만 외측부 인대는 관절막의 바깥에 있기 때문에 피가 관절 내에 고이지 않습니다. 연골판이 혈관이 있는 바깥쪽에서 손상을 받았을 경우에도 관절내에 피가 고일 수 있습니다. 또 검사를 하기 위하여 주사기로 관절액을 뽑다가 혈관이 다쳐서 나오기도 하는데 이때에는 피가 관절액에 섞여 있는 형태입니다.

관절액이 핏빛으로 물들어 있는 정도의 색깔이라면 색소 침착성 활막염이나 골괴사 가능성이 농후합니다. 간혹 퇴행성 관절염이나 출혈을 조장하는 약제를 사용하면 관절액이 핏빛으로 물들기도 합니다.

3. 열감

무릎에서 열이 나거나 열감을 느낄 수도 있습니다. 균이 침범하여 발생하는 화농성 관절염에서 열이 나는 것은 당연하다고 할 수 있습니다. 통풍성 관절염에서도 열감을 동반 하는 것으로 되어 있고, 그밖에 퇴행성 관절염이나 류마티스 관절염 및 관절에 다른 이상이 있을 때에 너무 무리하게 사용하면 열이 나기도 합니다

4. 소리(탄발음)

원래 관절에서는 소리가 나지 않아야 정상이지만 소리가 나더라도 통증을 동반하지 않으면 그리 걱정할 일은 아닙니다. 대개 소리는 힘줄이 주위 조직과 부딪침, 관절이 부었을 경우, 관절면이 울퉁불퉁하여 관절을 움직일 때, 인대나 연골판이 파열되어 무릎이 뒤틀릴 때 들립니다.

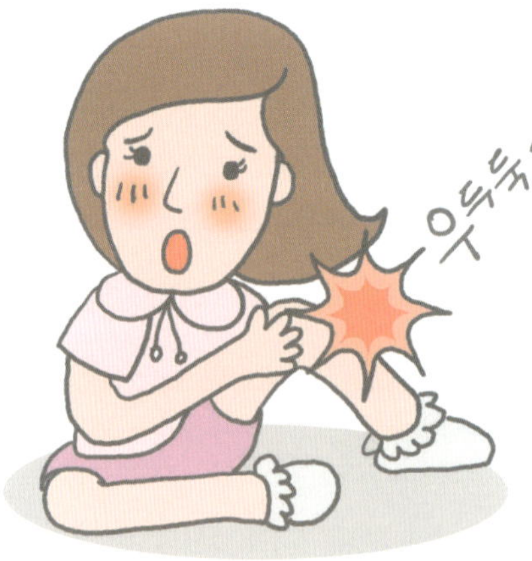

힘줄이나 주위 조직 간의 맞부딪침에 의한 소리는 옆에 있는 사람에게 들릴 정도로 크게 나지만 통증이 없는 경우가 많아서 특별한 치료를 필요로 하지 않습니다. 어떻게 하면 이런 소리가 나는지 환자는 잘 알고 있어서 소리를 언제든지 다시 나게 할 수 있습니다.

활액막염이 있거나 관절이 부어 있을때 또는 관절 주위의 인대나 힘줄이 부어 있으면 마치 물주머니를 만지작 거릴 때 소리가 나는 것과 같이 관절을 움직일 때 뿌지직하는 소리가 나게 되며 부종이 빠지면 소리도 없어지게 됩니다.

관절면이 울퉁불퉁하여 나는 소리는 통증을 동반하기도 하고, 통증은 없지만 소리가 나서 느낌만 좋지 않은 경우도 있습니다. 퇴행성 관절염이 대표적이며 연골판이 찢어져 있을 경우에도 관절면이 불규칙하게 된 결과와 같습니다. 이런 소리는 관절면을 부드럽게 해주는 원인적인 치료를 해야만 없어지겠지만 원인 치료가 쉽지 않은 경우가 많습니다.

슬개골 연골 연화증은 슬개골 안쪽 대퇴골과 맞닿는 부위의 연골이 닳거나, 결손으로 매끄럽지 못하게 되어 무릎을 움직이면 앞쪽에서 잡음이 발생합니다.

십자인대가 손상을 받았을 경우에는 인대가 관절을 정상적으로 붙들어 줄 수 없기 때문에 무릎이 뒤틀리면서 마치 자동차 기어가 들어갈 때처럼 둔탁한 소리가 납니다. 슬개골이 자주 바깥쪽으로 빠지는 습관성 슬개골 탈구 시에도 슬개골이 빠질 때 소리가 납니다.

결론적으로 소리가 크며 겉에서 나고, 통증을 동반하지 않으면 큰 문제가 되지 않습니다. 그러나 통증을 동반하거나, 마치 기어가 들어가는 둔탁한 소리가 무릎 깊은 곳에서 나고, 무릎이 뒤틀리는 느낌이 있으면 치료를 받을 만큼 이상이 있다고 보아야 합니다.

5. 운동제한

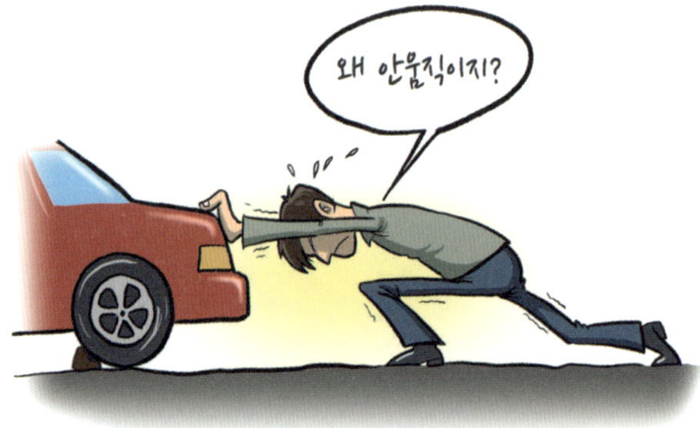

관절이 정상적으로 구부려지고 펴지지 않는 경우를 말합니다. 무릎이 쭉 펴진 상태를 0° 라고 할 때 0° 에서 145° 정도 구부려 지면 정상이라고 할 수 있습니다. 사람에 따라서는 약간 더 펴져서 -5° ~-10° 까지 펴지는 사람도 있고 마른 사람은 160° 까지 구부러지기도 합니다.

무릎이 구부러지지도 않고 펴지지도 않아 전혀 움직일 수 없는 상태를 완전 강직이라고 하고, 90° 미만으로 움직일 수 있는 상태를 부분 강직, 90° 이상 움직일 수 있지만 정상으로 되지않는 경우는 운동제한이 있다고 말하기도 합니다. 운동제한이 있으면 그 정도에 따라 차이가 있으나 쭈구려 앉을 수 없고 층계 오르내리기가 힘들며 정상 보행에 지장을 받습니다.

십자인대나 연골판 손상을 제대로 치료받지 못했거나 연골판에 선천적인 모양의 이상이 있는 원판형 연골판에서도 운동제한이 올 수 있습니다. 그러나 대부분 수술이 잘못되었거나, 수술 후 물리치료를 소홀히 할 때에 흔히 운동제한을 보입니다.

완전 강직은 화농성, 결핵성 및 류마티스 관절염의 후유증, 무릎 수술 후 유착(조직들이 들러붙음), 또는 병을 치료하기 위해 어쩔 수 없이 관절을 고정시키는 유합술을 하였을 때 발생합니다. 부분 강직 및 운동제한은 위에 열거한 질환이 조금 덜 진행된 경우라고 생각하면 됩니다.

운동제한과는 다른 의미로 '걸림' 또는 '잠김' 이라는 증상도 있습니다. 이는 보통 때는 정상 운동 범위를 보이다가 특별한 경우에 운동제한을 보이는 것을 말합니다.

연골판 파열이 있어서 파열된 부분이 관절 사이에 끼이면 이런 현상이 나타나고, 관절내에 연골 조각이 떨어져 돌아다니는 유리체가 뼈사이에 끼어도 걸림 현상이 나타납니다. 이런 걸림 현상은 관절 사이에 끼어있는 물체가 제 위치로 돌아오면 사라지고 관절운동도 다시 정상으로 돌아오는 경우가 많지만 걸림 자체가 관적에 무리를 주기 때문에 수술로써 걸림증상을 해소 시켜 주는 것이 좋습니다.

6. 휘청거림(동요관절)

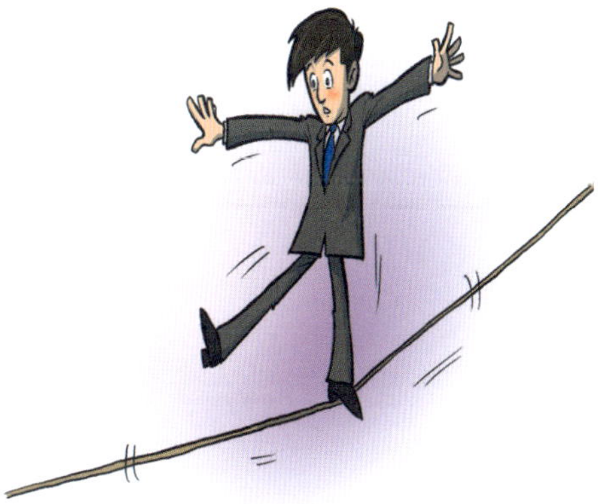

무릎이 흔들거리는 것을 말하며 인대가 손상되었을 때 가장 많이 나타납니다. 십자인대나 측부인내의 손상을 받고 치료를 제대로 해 주지 않으면 무릎이 흔들거리고 이런 상태가 오래 지속되면 관절 연골에 충격을 많이 주기 때문에 퇴행성 관절염을 빨리 초래하게 됩니다.

특히 외측부 인대 또는 후방 십자인대와 관절 뒤쪽의 관절막을 다쳐서 발생하는 후외측 회전 불안정성이 있으면 겉으로 보아도 심한 휘청거림이 발생합니다.

간혹 연골판 손상을 받은 환자도 휘청거림을 호소하기도 합니다.

퇴행성 관절염의 일환으로 무릎속의 인대 자체가 약해져서 휘청거림의 원인이 될 수 있고, 관절염이 심해지면 다리가 휘어져 안짱다리가 되는데 이런 상태가 오래 지속되면 외측부 인대가 늘어나 휘청거리게 됩니다.

휘청거림은 아니지만 맥이 빠진다는 느낌을 호소하기도 하는데 양자의 차이는, 휘청거림은 진찰을 해보면 무릎이 흔들거리는 반면에 맥이 빠지는 경우는 진찰시에는 흔들거리지 않는다는 점입니다. 즉 인대 조직은 정상 또는 거의 정상이라는 뜻입니다. 맥이 빠지는 가장 흔한 원인은 관절이 아파서 힘을 주지 않으려는 것이고, 그 외에 근력이 약해졌을 때 발생합니다. 이런 경우는 척추 및 신경 검사를 받아 보는 것이 좋습니다. 슬개골 연골 연화증이 있을 때에도 환자들은 층계를 내려 올 때 맥이 빠지는 느낌이 있다고 합니다.

7. 변형

다른 사람과 비교할 때 다리 모양이 이상한 사람이 있습니다. 대개 안쪽으로 휘어진 O자형 안짱 다리(내반 변형), 바깥쪽으로 휘어진 X형 다리(외반변형) 및 너무 뒤로 제껴지는 전반 변형 또는 만곡슬이 있습니다.

어린애에서는 생후 2년까지는 안짱다리이고 그 이후로 X-형이 되었다가 6~7세에는 다시 본 모양으로 돌아오기 때문에 이때의 이런 변형은 정상이라고 할 수 있습니다.

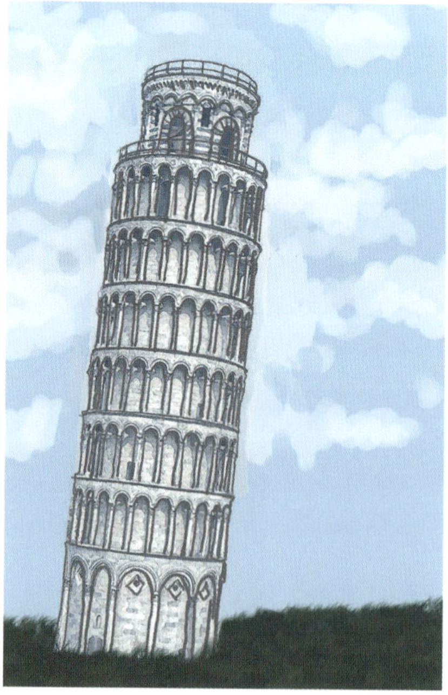

O자형 다리는 퇴행성 관절염에서 흔히 보이며 병이 진행함에 따라 변형도 심해지게 됩니다. 우리나라에서는 아주 드물지만 Blount씨병이라고 하여 소아 때부터 O자형 변형을 보이는 질환도 있습니다.

X형 다리는 류마티스 관절염을 앓았거나 무릎뼈의 골절이 있었는데 뼈가 제대로 붙지 않아 발생하기도 하나 그리 흔하게 나타나지는 않습니다.

뒤로 제껴지는 전반 변형 또는 만곡슬은

근육 신경계통의 이상이 있어서 근력이 약해진 경우에 많이 나타나는데 대표적으로 소아마비 후유증이 있습니다. 간혹 십자인대 손상이나 후외측 회전 불안정성이 있으면 뒤쪽 또는 후외측으로 무릎이 제껴지게 됩니다.

슬개골의 재발성 탈구가 있을 때는 슬개골이 빠지면 마치 무릎 전체가 빠진 것처럼 모양이 이상해집니다.

모양은 정상이지만 근육이 말라 있다고 호소하는 경우도 많습니다. 근육이 말라있는 경우는 신경에 이상이 있어 근육이 위축되기도 하지만, 무릎의 이상으로 무릎을 제대로 사용하지 않아 근육이 말라서 나타나는 경우가 제일 많습니다.

슬내장이 있으면 근육의 위축이 쉽게 오고 회복이 매우 더딥니다. 십자인대 파열이나 연골판 파열이 양쪽을 동시에 손상 받는 경우는 드물기 때문에 근육 위축이 한 쪽에만 있어 허벅지 두께가 달라지면 이에 대한 검사를 해 보아야 합니다.

8. 혹

무릎에서 무언가 만져져서 혹시 암이 아니냐고 찾아오는 환자도 있습니다. 그러나 성인이 되고 나서는 무릎에 일차성 암(전이암이 아닌)이 발생하는 경우는 극히 드물어서 크게 걱정하지 않아도 됩니다.

가장 흔한 것은 물집 또는 물혹입니다. 무릎 뒤쪽에 베이커씨 낭종(Baker's cyst)라는 물집이 만져지는데 퇴행성 관절염 환자에서 관절액이 뒤쪽 한군데에 고여서 생기는 물혹이라고 생각하시면 됩니다. 무릎 앞쪽의 슬개골 부위나 그 아래쪽에 물혹이 생기기도 하는데 이는 점액낭에 점액이 증가하여 발생하는 경우가 많습니다.

간혹 무릎의 바깥쪽(외측)에도 물혹이 만져지는데 이는 외측 연골판이 파열되서 발생한 연골판 낭종일 가능성이 많습니다. 이외에 근육 깊은 곳에 강글리온이라는 물혹이 발생하기도 합니다. 이러한 낭종(물혹)은 무릎을 많이 쓰면 커지면서 돌덩이처럼 단단해지고 조금 쉬면 작아지고 말랑말랑해 지는 경향이 있습니다.

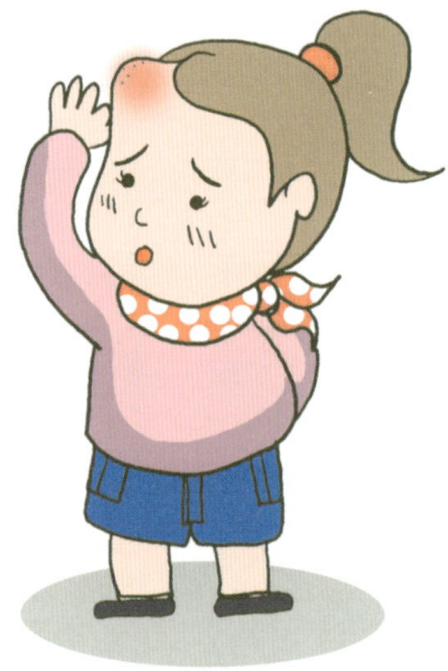

베이커씨 낭종이나 점액낭의 경우 주사기로 물을 빼면 누런 물이 나오고 강그리온도 젤리 같은 액체가 나옵니다. 물을 빼면 다시 재발한 경우가 많고 수술은 한다해도 재발을 완전히 막을 수는 없습니다.

뼈가 튀어 나오는 경우도 있는데 골연골종이라고 하여 허벅지뼈와 정강이뼈에서 뼈가 자라나와 만져지기도 하지만 이것이 암으로 변할 확률은 거의 없습니다.

사춘기를 전후해서 정강이뼈 위쪽의 앞쪽에 뼈가 유난히 튀어 나오는 것은 오스굿씨 병이라고 하고, 간혹 슬개골 위쪽의 바깥쪽 부분이 더 튀어 나오는 것처럼 만져지는 것은 이분 슬개골에 의한 것입니다.

진짜 암에 의해서도 혹이 만져지기도 합니다. 사춘기에 주로 발생하는 골수암(골육종)은 혹이라기 보다는 전체적으로 부어 있고 딱딱한 느낌을 줍니다.

제 4장

질병별 구체적 성상

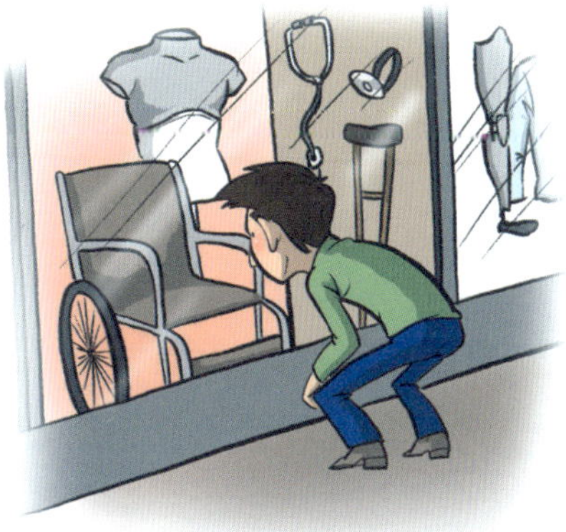

무릎에 이상이 있으면 3장에서 기술한 증상이 하나 이상이 나타나게 됩니다. 그러나 질병에 따라서 주로 나타나는 증상이 달라서 이런 증상을 잘 분석하면 진단을 내리는데 도움을 주기도 합니다. 여기서는 각 질병의 성상 및 치료법을 기술하고자 합니다.

1. 슬내장

슬내장이란 무릎(슬 : 膝) 안(내 : 內)에 이상(장 : 障)이 있다는 말을 붙여서 만든 이름입니다. 따라서 어느 한 가지 병을 지칭하는 것이 아니라 무릎을 구성하고 있는 구조물, 이를테면 인대나 연골판에 이상이 있을 때 이를 통칭하는 질환군이라고 할 수 있습니다.

보통은 다쳐서 오는 경우가 많지만 다치지 않고도 나타날 수 있습니다.

그러나 무릎 안이라도 활막이나 연골에 이상이 있는 경우 및 관절염은 별도로 취급하기 때문에 슬내장에 포함시키지 않습니다.

1) 연골판의 이상

슬내장이 가장 많이 발생하는 곳은 연골판입니다.

(1) 연골판 파열

대퇴골과 경골 사이에 끼어 있는 연골판이 찢어지는 것을 말합니다. 연골판은 안쪽과 바깥쪽 두 개 있는데(그림 1-4 참조) 한쪽만 찢어질 수도 있고 양쪽이 다 찢어지기도 합니다.

어떤 경우에 찢어지나요?

연골판 파열이 일어나는 원인은 크게 둘로 나눌 수 있습니다. 첫째는 비교적 정상인 연골판이 외상(다쳐서)으로 인하여 찢어지는 것이고 두 번째는 연골판이 약해져 있는 상태에서 큰 외상 없이 찢어지는 경우입니다.

젊은 나이에서는 연골판은 정상적인 탄력과 강도를 가지고 있는데 이때 무릎을 다치면 연골판의 파열이 일어납니다. 이렇게 찢어지는 경우를 굳이 표현하자면 급성 외상성 파열이라고 말할 수 있습니다. 발이 땅에 닿아있는 상태에서 무릎을 구부리며 회전력을 가하면 찢어질 수 있는데, 허벅지가 안쪽으로 돌아가는 힘이 작용하면 내측 연골판이, 바깥쪽으로 돌아가면 외측 연골판이 손상을 받게 됩니다. 이러한 회전력이 심하면 연골판과 함께 인대 조직도 손상을 받는 경우가 많습니다. 급성 외상성 파열은 십자인대의 손상 등무릎이 안 좋은 상태에서는 조금만 다쳐도 연골판이 찢어질 수 있습니다.

반면에 연골판이 약해져 있는 경우는 크게 다치지 않아도 파열이 되고, 때로는 언제 다쳤는지 모르는 경우도 있습니다. 중년 이후가 되면 연골판도 퇴행성 변화로 인해 약해져 있습니다. 이때 가벼운 외상, 예를 들면 차를 밀어준다든가, 쪼그려 앉는다든가, 앉았다 일어나다가 또는 층계를 내려오다가도 파열이 일어날 수 있습니다. 이러한 경우를 퇴행성 파열이라고 하며 이는 굳이 연골판 파열이라기 보다는 관절염의 진행과정에서 생겨날 수 있는 현상이라고도 볼 수 있습니다.

찢어지는 모양이 다른가요?

급성 외상성 파열과 퇴행성 파열의 모양은 다르게 나타납니다. 급성 외상성 파열은 어느 정도의 힘이 가해지고, 어떤 방향의 힘이 가해졌느냐에 따라, 또 파열된 후 얼마나 지났느냐에 따라 파열된 형태가 다르긴 하지만 연골판이 닳아 있는 흔적이 없고 찢어진 형태가 선명합니다. 반면에 퇴행성 파열은 대개 연골판이 수평으로 찢어지면서 나풀거리거나 누더기처럼 찢어지는 경향이 있습니다 (그림 4-1).

제 4장 질병별 구체적 상상

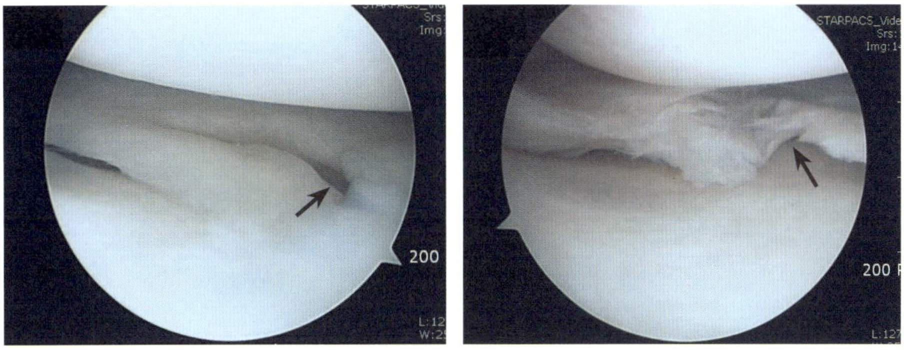

그림 4-1. 급성 외상성 파열(왼쪽)과 퇴행성 파열(오른쪽)의 관절경 소견

어떤 증상이 있나요?

급성 외상성 파열은 대개는 다친 순간 무릎 안에서 무엇이 일어났다는 것을 느끼고, 간혹 다칠 때 '뚝' 하는 소리를 들을 수 있습니다. 다치고 나서 무릎이 조금 아프고 붓기 시작하지만 별로 느끼지 못하다가 밤에 자고 일어난 후 무릎이 붓고, 걷기 힘들어지는 경우도 많습니다.

그러다가 며칠 지나면 통증이 줄어들어 어딘가가 불편하지만 그런대로 지낼만한 상태가 되는데, 쪼그려 앉거나 층계를 내려올 때 통증이 심해져서 병원에 찾아오기도 합니다.

반면에 퇴행성 파열은 특별히 다치지 않았는데 무릎이 아프기 시작하여, 정밀 검사를 위하여 MRI를 찍어본 결과 연골판 파열의 진단을 받는 경우가 많습니다. 또 중년 이후는 통증이 없어도 MRI 상 파열이 발견되기도 합니다.

파열이 있으면 관절을 움직이거나, 걷거나, 층계를 오르내릴 때 압력을 가하면 파열된 부분을 자극하여 통증이 심해지고, 연골판의 기능을 제대로 할 수 없기 때문에 무리를 하면 무릎이 붓기도 합니다. 파열된 부분이 제 위치에서 벗어나게 되면 통증이 심하고, 무릎을 구부렸다 폈다 할 때 운동이 원활하게 되지 못하는 '걸림' 또는 '잠김' 현상이 나타나는데, 이는 연골판 파열의 매우 중요한 소견입니다.

연골판 파열이 오래되면 무릎이 아파서 자연히 그쪽 무릎을 덜 쓰게 되어 허벅지 근육의 위축을 초래하게 됩니다.

① 진단

위에 열거한 여러 가지 증상이 있을 경우에 반월상 연골이 있는 허벅지와 정강이 사이의 관절 부분을 누르면 통증을 느낍니다. 연골판 파열의 진찰에 McMurray 검사법을 시행합니다. 이 검사법은 무릎을 구부린 상태에서 안쪽에 압박력을 가하면서 다리를 안쪽으로 돌리면서 펴거나(내측 연골판), 그 반대로(외측 연골판) 하면 통증이 심해지게 됩니다(그림 4-2).

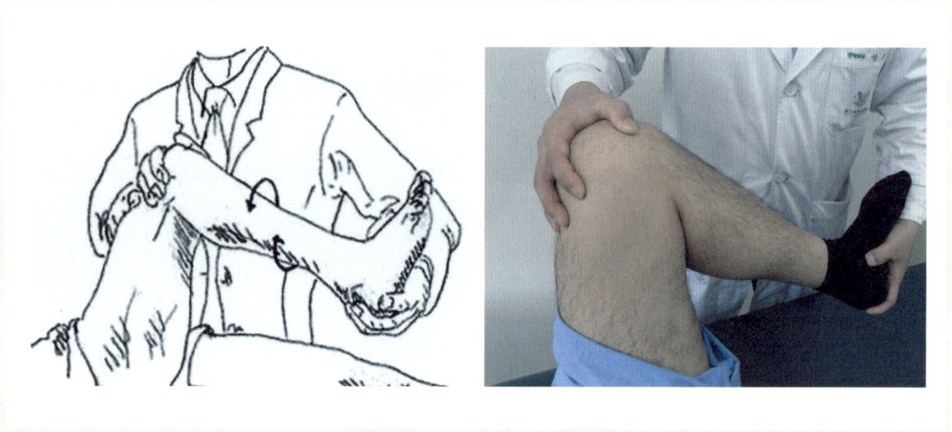

그림 4-2. McMurray 검사법

비록 정확도는 떨어지지만 무릎을 안쪽으로 하고 쪼그려 앉을 때 안쪽이 아프면 내측 연골판이, 바깥쪽으로 하고 앉을 때 바깥쪽이 아프면 외측 연골판 파열을 의심할 수 있습니다. 이러한 소견이 나타나는 이유는 파열된 연골판이 압박을 받기 때문입니다.

X-ray에는 연골판이 보이지 않기 때문에 진단에 도움이 되지 못합니다.

그럼에도 불구하고 X-ray를 찍는 이유는 이와 유사한 증상을 나타내는 뼈의 질환이 없다는 것을 먼저 확인해야 하기 때문입니다.

과거에는 관절내에 조영제(X-ray에 잘 나타나는 액체)를 삽입하고 촬영하는 관절조영술을 시행하기도 하였으나, 최근에는 비록 비용이 들지만 간편하고 정확한 MRI가 주로 이용됩니다. 그러나 MRI의 사진이 선명하지 못하거나 세밀히 찍지 않으면 파열의 진단을 내리기가 힘들 때도 있습니다. 반대로 찢어졌는데도 MRI상 정상처럼 나타나 관절경으로 들여다 보았더니 찢어진 경우도 있습니다.

급성 외상성 파열과 퇴행성 파열은 MRI상 모양이 달라 비교적 쉽게 구별이 됩니다. 외상성 파열은 찢어진 부분이 비교적 각이 져 있거나 선이 선명합니다. 찢어진 부분 외의 반월상 연골은 정상인 경우가 많으며, 수평 파열은 거의 없습니다. 반면에 퇴행성 파열은 주로 수평 파열 또는 복잡 파열이며, 찢어진 부위도 너덜거려 보이고, 연골판의 다른 부위에 퇴행성 변화를 보입니다(그림 4-3).

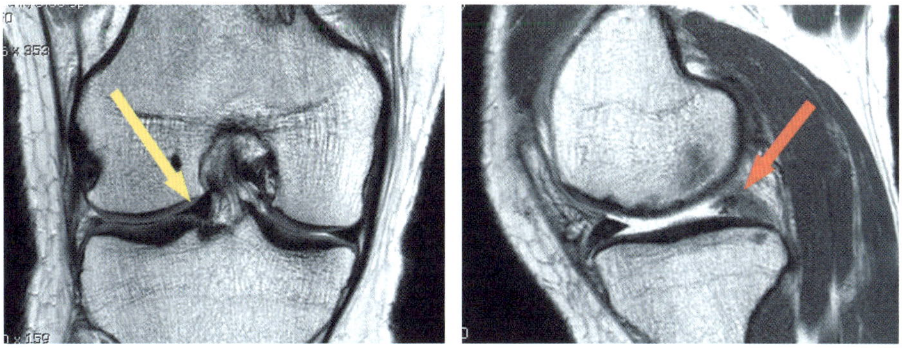

좌측은 급성 외상성 파열로 연골판이 찢어져 안쪽으로 전위되어 있으며, 우측은 퇴행성 파열로 연골판의 퇴행성 변화와 복잡파열의 소견을 보인다.

그림 4-3. 급성 외상성 파열과 퇴행성 파열의 MRI 소견

교통 사고를 당했는데 사고와는 관계가 없다고 하는데요?

무릎을 잘 쓰고 있다가 교통 사고를 당해서 무릎이 아프기 시작했는데, MRI를 촬영하였더니 연골판 파열이 있지만 사고와는 관계가 없다며 치료비를 환자에게 내라고 하는 경우가 있습니다. 환자 측에서 볼 때는 황당할 수 있으나 퇴행성 파열의 경

우 파열이 일어난 모든 책임을 가해자에게 일방적으로 물을 수는 없는 일입니다. 마치 오래 쓴 가전 제품을 가볍게 한번 두드렸더니 그 다음부터 작동을 안 하니까 두드려서 고장이 났다고 할 수는 없는 것과 같습니다.

제 4장

즉 퇴행성 파열의 경우는 증상이 없이 지내는 경우도 많은데 사고로 무릎에 타박상이나 염좌로 아플 수 있고, 연골판이 약해져서 거의 찢어지기 직전의 상태로 있다가 조그마한 충격으로 찢어질 수도 있으며, 그 동안 없던 통증이 이때부터 나타날 수 있습니다.

MRI 상에서는 급성 외상성 파열과 퇴행성 파열을 비교적 쉽게 구분할 수 있기 때문에 퇴행성 파열의 경우 사고와 무관 또는 크게 영향을 미치지 않았다고 판단하는 것입니다.

사고의 피해자 측면에서 보면 억울한 점이 많으나 사고의 처리상 이렇게 할 수 밖에 없는 것입니다.

② 치료

연골판이 파열되었다고 모두 수술이 필요한 것은 아닙니다. 어떤 파열이며, 파열된 부위가 어디며, 파열된 모양이 어떠하며, 환자의 활동 정도 및 파열로 인한 증상이 얼마나 심하냐에 따라서 달라집니다.

급성 외상성 파열

급성 외상성 파열의 경우 우선 안정을 취하여 통증을 줄이고 더 이상의 파열을 방지하도록 합니다. 연골판이 관절막과 붙어 있는 바깥쪽 1/3에 해당되는 영역은 혈관이 존재하여 찢어져도 붙을 수 있지만, 안쪽 2/3에서 찢어진 경우에는 혈관이 분포하지 않기 때문에 잘 붙지 않습니다. 혈관이 있는 부위에서 단순히 찢어져 있으며 그 길이가 1cm 미만으로 연골판 가장자리를 따라 길쭉하게 찢어져 있으면 안정 파열이라고 하여 무리를 하지 않으면 수술을 하지 않고도 붙을 수 있습니다. 1cm 이상의 경우에 가장자리가 찢어졌을 경우에는 봉합술을 하면 (꿰매주면) 잘 붙을 수 있습니다. 혈관이 있는 부위라도 복잡 파열, 즉 여러 갈래로 찢어져 있으면 비록 봉합술을 시행한다 하더라도 잘 붙지 않을 수 있습니다. 안쪽 2/3에서 찢어졌을 경우에는 젊고 활동적인 사람에게는 찢어진 부위가 연장되어 파열이 커질 수 있으므로 대개는 절제술(떼어내는 수술)을 하게 됩니다.

그러나 활동적이지 않은 사람에게서 자극 증상이 심하지 않다면 경과 관찰을 해 볼 수 있습니다. 왜냐하면 연골판을 떼어 내면 재생이 되지 않기 때문에 연골판 절제술이 문제를 모두 해결해 주는 것이 아니고, 충격 흡수를 해야하는 연골판이 없어져서 나중에 관절염을 촉발시킬 수 있습니다. 쭈구려 앉는 것이 제일 나쁘기 때문에 이런 자세만 취하지 말고 평소에 하던 일을 그대로 하라고 합니다. 그래서 아프면 그때에 수술하는 것도 한 방법입니다. 어떤 환자는 더 찢어질까 봐 평소 즐기던 등산이나 골프도 하지 않고 지내는데 그러면 생활이 무의미해져서 정신 건강에도 좋지 않습니다.

자극 증상이 나타나면 수술을 하는 것이 좋습니다. 가장 중요한 자극 증상은 일상생활을 해도 아프고, 무릎이 자주 붓고, 잠김 현상이 나타나는 것입니다.

퇴행성 파열

퇴행성 파열은 자극 증상이 없거나 심하지 않은 경우에는 경과 관찰을 요합니다. 심한 관절염이 동반된 경우에는 관절 자체가 울퉁불퉁하기 때문에 연골판만 치료를 해서는 통증이 가라앉지 않기 때문에 연골판만 수술을 해서는 안됩니다. 연골판 자체가 정상이 아니기 때문에 봉합술이 실패할 확률이 높으며, 너덜너덜하게 찢어졌기때문에 수술을 하여도 재발하기 쉽습니다. 따라서 자극 증상이 심하지 않

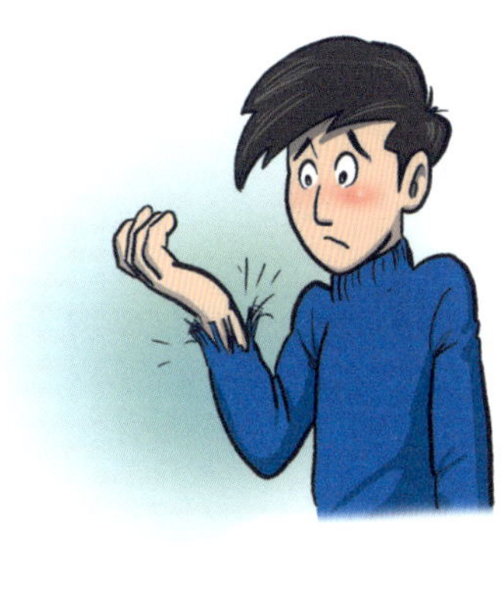

을 경우 가능한 수술을 하지 않는 것이 좋습니다.

요약하면 퇴행성 파열은 별로 아프지 않으면 굳이 수술을 해서 긁어 부스럼을 만들 것이 아니라, 평상시대로 활동을 하되 조금 아프면 약물 요법을 시행하고, 이렇게 했는데도 계속 아프면 그때에는 수술을 고려해 봅니다.

수술을 받았는데 더 아파졌어요.

연골판 절제 수술을 받은 환자가 오히려 수술 전 보다 더 아프다고 호소하는 경우가 상당히 많습니다. 무릎이 아파서 병원에 가니 MRI를 찍어보자고 하고, 그래서 MRI를 찍었더니 연골판이 파열되었다고 하며 간단한 수술로써 치료가 되니 수술을 받으라고 권유해서 수술을 받았더니, 수술 전보다 더 아프게 되었다는 것입니다.

연골판 절제술은 간단하지만 수술 후 경과는 그리 간단하지가 않습니다. 따라서 퇴행성 파열의 경우에는 수술을 신중히 고려해야 합니다. 특히 관절염이 어느 정도 진행된 상태에서 연골판 절제술을 받으면 퇴행성 관절염이 더 진행되어 통증이 심해지는 원인이 되기도 합니다. 예를 들어 새 옷이 찢어졌으면 꿰매서 입으면 됩니다. 오래된 옷소매가 너덜거릴 때는 보기 흉하면 가위로 끝부분을 다듬어 주지만 잘 안 보이면 그대로 두는 것이 낫습니다. 왜냐하면 한 번 자르면 또 잘라야 하고 옷 모양새도 변할 수 있기 때문입니다.

파열이 된 연골판을 그대로 놔두면 어떻게 되나요?

가장 걱정은 그대로 놓아두면 더 찢어지지 않느냐는 것입니다.

물론 사용을 하면 더 찢어질 수도 있습니다. 그래서 젊은 사람에게서 주로 발생하는 외상성 파열의 경우에는 찢어진 부분을 부드럽게 해 주어서 더 이상 찢어지는 것을 방지해 주는 것도 한 방법이 될 수 있습니다. 그러나 찢어진 모양에 따라 다르긴 하지만, 자극 증상이 심하지 않으면 특별히 다시 다치지 않는 한 파열이 빠르게 진행한다고 볼 수는 없습니다.

퇴행성 파열의 경우에서도 파열이 진행될 수 있습니다. 그러나 수술을 할 경우 헤어져서 너덜거리는 부분만 절제해 주기 때문에 수술 후 남은 부위가 또 다시 너덜거리게 되어 연골판만 더 없어지는 결과를 초래합니다. 간혹 파열된 연골판을 그대로 놓아두면 관절염이 빨리 오니 수술을 당장 받아야 한다고 하는 의사도 있습니다. 한편으로는 맞고 한편으로는 틀린 이야기입니다. 자주 증상이 있으면(붓고 아프면) 관절의 상태를 악화시키니까 수술을 받는 것이 좋습니다. 그러나 약을 먹으면 통증이 없어질 정도이면 관절에 자극을 많이 주지 않는다는 뜻이니 굳이 서둘러 수술을 받을 필요가 없습니다. 이런 경우 긁어 부스럼이 되어 오히려 관절염을 촉진시키게 됩니다.

수술을 받으려면 언제 받는 것이 좋나요?

급성 외상성 연골판 파열에서 봉합술을 받으려면 가능한 빨리 받는 것이 파열의 부위도 적고 봉합도 잘 됩니다. 연골판 절제술은 젊고 활동적인 나이에는 기왕에 수술을 받으려고 했으면 일찍 받아서 빨리 일상생활로 복귀하는 것이 바람직합니다.

퇴행성 파열의 경우는 일단 약물 투여를 받고 그래도 통증, 부종 및 잠김 현상이 나타나면 그 때에 받는 것이 좋습니다.

관절경 수술

최근의 무릎 수술은 관절 밖의 수술, 시술 과정이 까다로워 관절경 수술로는 시간이 많이 걸릴 경우, 골절 등 관절경 수술이 불가능한 경우 및 인공 관절술과 같이 큰 고형물이 들어갈 경우를 제외하고는 거의 관절경을 이용하여 수술합니다. 또 이러한 수술의 일부 과정을 관절경을 이용하기도 합니다.

관절경은 직경 3~5mm의 가느다란 대롱으로 되어 있으며 그 끝에는 렌즈가 장착되어 있고 불을 비출 수 있게 되어 있습니다.

환자들이 보통 레이저 수술이라고 부르는데 이것은 잘못 사용하는 말입니다.

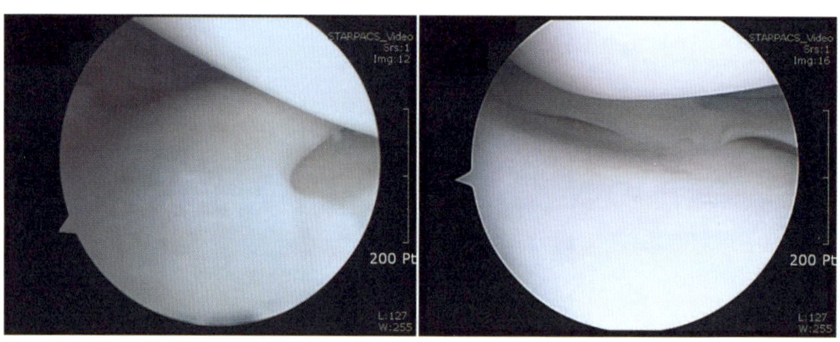

그림 4-4. 관절경으로 본 무릎 내부

약 1cm 크기 구멍을 뚫어서 관절경을 집어넣고, 생리 식염수 등으로 세척하면서 대롱 끝에 붙어 있는 렌즈를 통해 관절안의 모습을 모니터로 보게 됩니다(그림 4-4). 수술 조작이 가능하도록 여러 가지의 작은 기구들이 발달되어 있어서 진단을 목적으로 하는 검사, 연골판 수술, 연골 수술, 십자인대 수술 등 대부분의 슬내장 수술을 시행할 수 있습니다.

구멍의 숫자는 어떤 시술을 하고 어느 부위를 수술하느냐에 따라 두 개에서부터 대여섯 개에 이르기도 합니다.

관절경 수술의 장점은 시술이 비교적 간단하고 진단과 치료를 동시에 할 수 있으며, 상처도 작아서 수술 후 통증이 적고 재활 기간이 짧으며 재활도 용이하다는 것입니다. 단점은 어느 정도 기술의 습득이 필요하여 초보자들에게는 시간이 걸리고 시술이 부정확하며, 수술 중 다른 부위에 손상을 줄 수도 있다는 것입니다. 합병증으로는 감염, 연골손상, 혈관 및 신경 마비등이 있고 드물게는 세척액이 장딴지로 흘러가 장딴지 압력의 증가로 근육이 괴사되는 구획 증후군 등이 있습니다.

연골판 절제술(연골판 제거술)

방법

연골판 적제술은 찢어진 부위를 제거하고 남아 있는 연골판의 모양을 잘 만들어 주는 수술을 말합니다. 제거하는 양에 따라서 부분 절제술, 거의 2/3 이상 제거하는 아전 절제술 및 전부 제거하는 전 절제술이 있으나 연골판은 가능한 많이 남겨두는 것이 좋으므로 전 절제술은 특수한 경우를 제외하고는 시행하지 않습니다(그림 4-5).

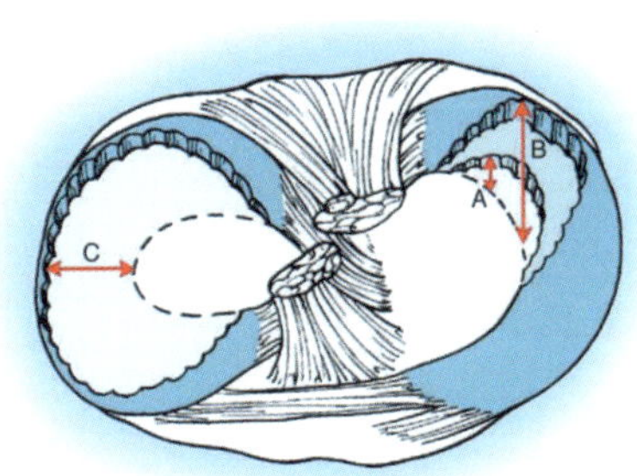

A 부분 절제술, B 아전 절제술, C 전 절제술

그림 4-5. 연골판 절제술의 모형도

술후과정

연골판 제거술은 간단하기 때문에 외국 및 우리 나라의 일부 병원에서는 입원을 하지 않고 수술을 하기도 합니다. 즉 절제술을 했을 때는 수술 후부터 환자가 견딜 수 있으면 바로 걸을 수 있다는 뜻입니다. 그러나 아무래도 수술이기 때문에 사람에 따라 다르지만 2주에서 한 달까지 통증이 지속되기도 하고 그 이상 통증이 있을 수도 있습니다. 수술 후 근육의 위축을 막기 위해 힘을 주어 다리를 쭉 펴는 것을 반복하는 사두고 근 강화 훈련과 관절을 움직이는 운동을 바로 시작합니다. 쪼그려 앉거나 무리해서 사용하는 것은 무릎에 가해지는 압력을 증가시켜 퇴행성 관절염을 빨리 오게 하므로 하지 않는 것이 좋습니다.

연골판 봉합술

방법

연골판을 제거하면 원래 연골판이 가지고 있는 기능이 없어지므로 찢어진 부위를 붙여주는 수술을 말합니다. 연골판을 봉합할 때 봉합용 실을 사용합니다. 과거에는 화살 또는 작살 모양처럼 생긴 봉합용 물질을 사용하였으나 최근에는 특수한 경우외에는 사용하지 않습니다. 거의 모든 경우에서 관절경을 이용하여 시행합니다.

적응

혈관이 통하고 있는 연골판의 바깥쪽 3~4mm에서 단순히 찢어졌을 경우에 시행합니다(그림 4-6).

이 수술은 연골판에 이미 퇴행성 변화가 온 상태에서 해어져 찢어진 경우에는 성공률이 떨어지고 찢어진 모양에 따라 잘 안 붙는 형태도 있습니다. 연골판을 다칠 때 십자인대 등 인대를 동시에 다치기도 하는데 인대를 치료하지 않고 무릎이 불안정한 상태에서 연골판 봉합술만 하면 연골판이 잘 붙지 않습니다.

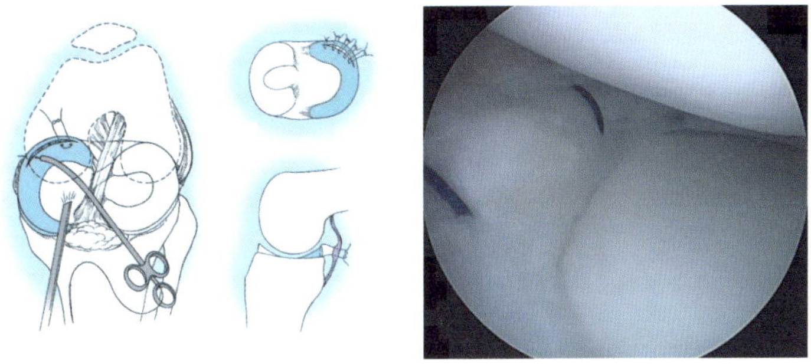

그림 4-6. 연골판 봉합술의 모형도 및 관절경 사진

술후과정

봉합을 하고 나면 대개 4~6주 동안은 땅을 딛지 않도록 합니다. 성공률은 약 60~70%이며 봉합을 했지만 붙지 않으면 찢어진 연골판을 제거해 주어야 합니다.

이런 여러 가지 제약이 있음에도 불구하고 굳이 찢어진 연골판을 봉합하는 이유는 두말할 것 없이 붙기만 하면 무릎의 기능을 거의 정상으로 되찾을 수 있기 때문입니다.

연골판 이식술

방법

연골판을 제거하면 충격의 완충역할을 해주는 연골판이 없으므로 무릎의 퇴행성 변화가 빨리 진행되는데, 이를 예방하기 위하여 다른 사람(죽은 사람)의 연골판을 이식해 주는 것을 말하며 우리 나라에서는 냉동 저장한 연골판을 모두 수입

해서 쓰고 있습니다. 45세 이하로 연골판 전체를 떼어내는 전 절제술을 시행받았던 사람에서 초기관절염 변화를 보이거나 관절염 증상이 있는 사람에게 시행합니다. 그 사람의 무릎 크기에 맞는 연골판을 고른 다음, 이식 연골판을 원래의 자리에 심어주는 방법으로, 연골판만 옮겨 꿰매어 주면 불안정하므로 뼈의 일부를 포함하여 이식을 시행합니다. 관절경을 이용해서 시행하고 연골판 봉합술과 같이 일정기간 땅을 딛지 말아야 합니다(그림 4-7).

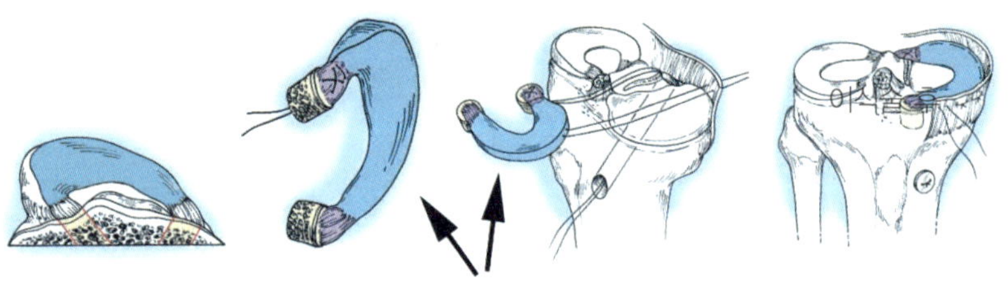

그림 4-7. 연골판 이식술의 모형도

장·단점

연골판 이식술의 장점은 무엇보다도 이식이 성공적으로 이루어지면 연골판의 기능을 회복할 수 있다는 점입니다. 단점은 이식 연골판의 가격이 비싸고 수술이 고도의 기술을 요하며, 봉합이 실패하여 붙지 않을 수 있습니다. 이 외에 미리 검사를 하였지만 에이즈 등의 감염성 질환이 옮길 위험성도 있고 또한 통증이 계속 있거나 크기 등이 정확히 맞지 않아 관절 기능의 저하를 초래하기도 합니다. 또 수술 후 MRI를 보면이식한 연골판이 제 위치에 있지 않는 경우도 많아 이식술이 관절염을 예방하는데 얼마나 효과가 있는지는 좀 더 장기적이고 객관적인 경과 추이가 요망됩니다. 이런 면에서 볼 때 연골판 이식술은 아직까지는 다른 수술에 비해 매우 적극적이고 모험적인 수술이라고 할 수 있습니다.

(2) 원판형 연골판

원판형 연골판이란?

원래의 연골판은 초생달 모양으로 가운데가 비어 있어 마치 한쪽이 터져있는 팔찌 같다고 할 수 있습니다. 그런데 초생달이 아닌 반달모양으로 원반처럼 가운데가 두꺼워져 있는 연골판을 원판형 연골판이라고 합니다(그림4-8).

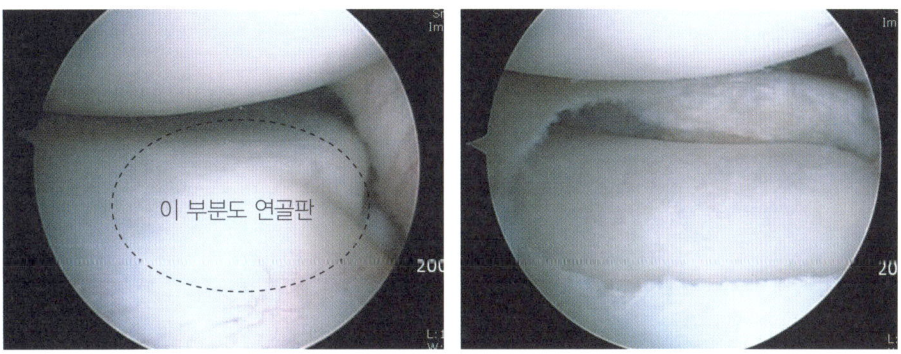

그림 4-8. 원판형 연골판(원래는 점선 부위에 연골판이 있어야 함)
(좌측은 수술전, 우측은 수술 후의 모습)

원판형 연골판은 큰 문제는 안 일으킬 수 있으나 형태가 정상과 달라 손상을 쉽게 받기도 합니다. 원판형 연골판은 모양에 따라 반달과 초생달의 사이인 불완전 원판형 연골판 및 완전한 반달 모양인 완전 원판형 연골판이 있습니다. 완전 원판형 연골판 중에서 연골판이 관절막에 잘 붙어 있지 않은 것을 Wrisberg 형 연골판이라고 하는데 이 형태가 제일 문제가 됩니다.

원판형 연골판은 거의 대부분 외측 연골판에 발생하고 양쪽에 생기는 경우가 많습니다.

왜 이런 연골판이 생기나요?

아직 왜 원판형 연골판이 생기는지에 대한 확실한 결론은 없습니다. 선천성 또는 발육성이라고 주장하는 사람들은 원래 태생기에는 연골판이 원판형으로 되어 있으나 태아가 성장하면서 가운데가 흡수되어 초생달처럼 되는데 이 흡수 과정이 잘못되어 원판형 그대로 남아 있다고 합니다. 반면에 초생달 모양의 연골판이 너무 많이 움직이다보니 가운데가 두터워져 원판형 연골판이 된다고 주장하는 사람들도 있습니다. 따라서 원판형 연골판이 유전적인 소인을 가지고 있느냐에 대한 명확한 해답은 없습니다.

어떤 증상이 있나요?

불완전 원판형 연골판은 큰 문제가 없는 경우가 많아 별 증상이 없어 MRI를 찍다 우연히 발견되는 경우가 많습니다. 완전 원판형 연골판은 보통의 연골판보다 두꺼워져 있기 때문에 무릎을 구부리고 펼 때 무릎 속에서 무엇이 움직이는 듯 '툭' 소리를 들을 수 있으며, 무릎 속에서 무엇이 빠지는 느낌을 받기도 합니다. 경우에 따라서는 무릎이 완전히 펴지지 않기도 하고, 파열이 되어 있으면 통증과 잠김 현상이 나타나기도 합니다.

진단은?

병력, 즉 움직일 때 둔탁한 소리를 듣는다든지, 무릎이 빠지는 느낌이 있다든지, 무릎이 다 펴지지 않는 등의 증상이 큰 도움을 줍니다. X-ray상 불완전 원판형 연골판은 이상 소견이 없으나 완전 원판형 연골판은 연골판이 두꺼워져 있기 때문에 자세히 보면 바깥쪽의 관절 간격이 조금 넓어져 있습니다. MRI 상에서는 연골판이 마치 나비 넥타이처럼 보이고(그림 4-9), 관절경으로 들여다보면 더욱 확실히 알 수가 있습니다.

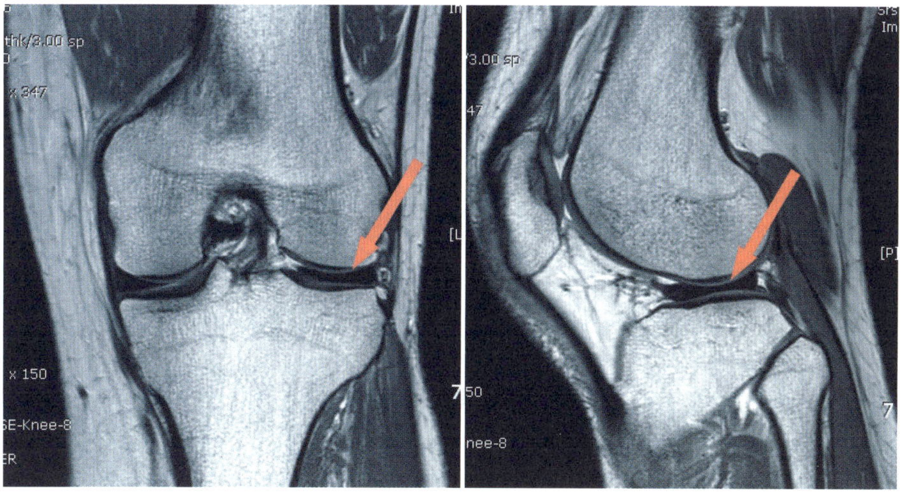

그림 4-9. 원판형 연골판의 MRI 소견

치료는?

불완전 원판형 연골판이면서 증상이 없으면, 정상처럼 취급하여 아무 치료가 필요하지 않습니다. 완전 원판형 연골판이면서 증상이 없으면 경과 관찰만 하고, 연골판이 파열되어 있거나 무릎이 완전히 펴지지 않으면 연골판 절제술을 필요로 합니다. Wrisberg 형에서 파열이 되었을 경우에는 광범위하게 파열이 되기 때문에 거의 전부를 떼어내는 전 절제술이 불가피할 때가 많습니다.

연골판을 보존하기 위하여 모양을 정상의 연골판처럼 만들고 연골판과 관절막을 봉합(연골판 성형술)하는 수술을 하기로 하는데 수술이 매우 어려워 고도의 기술을 요합니다.

수술 후 경과는?

원판형 연골판을 절제하고 난 후 수술 후 경과는 일반 연골판 절제술보다는 조금 늦어지는 것 같습니다. 두꺼운 연골판을 떼어냈기 때문에 간격이 넓어져서 수술 후 초기에는 무릎이 불안정하다고 호소하는 환자가 많습니다.

제 4장

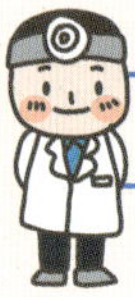

연골판 성형술

원판형 연골판에서 연골판을 원래의 모양대로 만들어 주는(성형 : 成形) 수술을 말합니다. 원판형 연골판의 부분 절제술이라고 할 수 있지만 연골판의 모양을 본래의 모습과 완전히 똑같게 하기는 어려워서 잘못하면 문제를 더 일으킬 수도 있습니다(그림 4-10).

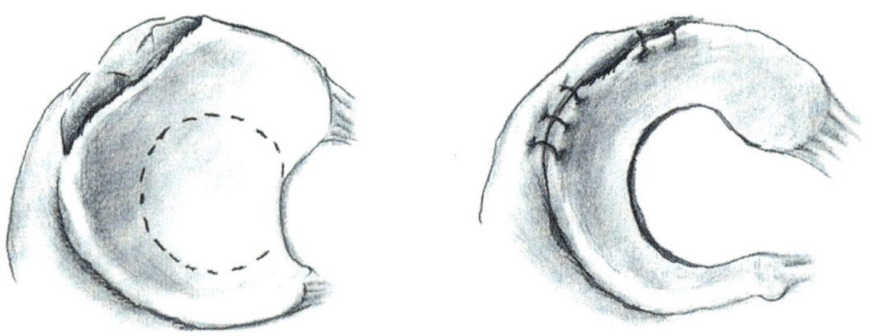

그림 4-10. 연골판 성형술

(3) 연골판 낭종

연골판에 물집이 생기는 것을 말하며 대부분 외측 연골판에서 발생합니다. 연골판에 퇴행성 변화가 오면 맨 먼저 속이 위 아래층으로 갈라져서 틈이 생기게되고, 여기에 체액이 고이게 되는데, 바깥에서 만져질 정도로 많이 고여 커진 경우를 연골판 낭종이라고 합니다(그림 4-11).

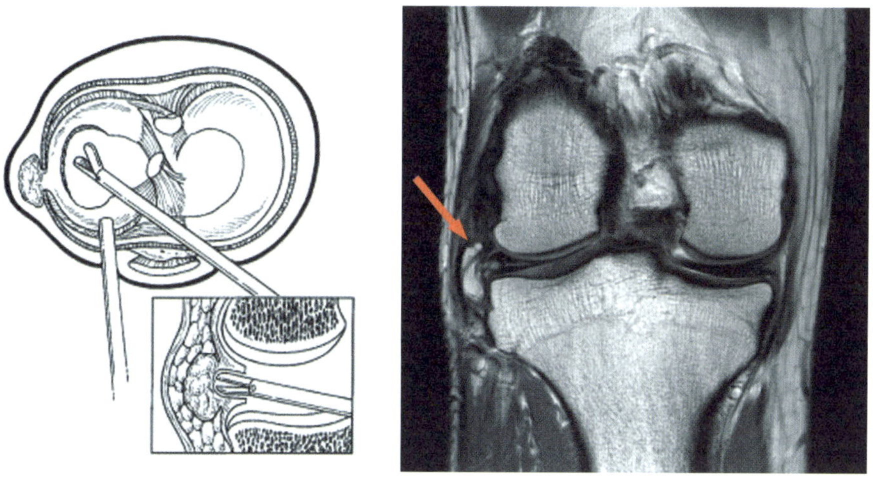

그림 4-11. 연골판 낭종

일종의 물혹이며 무릎을 많이 쓰면 단단해지고 쉬면 줄어드는 경향이 있습니다.

진단은 보고 만져서 알 수 있고 초음파 검사나 MRI를 찍으면 다른 병과 쉽게 구분할 수 있습니다. 치료는 아프지 않으면 경과 관찰을 해보고, 아프거나 운동제한이 있으면 물혹을 제거합니다. 대개는 연골판의 파열 및 퇴행성 변화가 동반되기 때문에 연골판 절제술을 병행하나, 만약 퇴행성 변화가 심하지 않다면 낭종 제거 후 연골판은 봉합해 줄 수도 있습니다.

2) 인대 손상

(1) 십자인대(十字靭帶) 손상

① 전방 십자인대 손상

전방 십자인대는 어떤 때 손상을 받나요?

전방 십자인대는 다리가 앞으로 빠지는 힘이나 회전력이 가해질 때 찢어질 수 있고, 다리가 바깥 또는 안으로 꺾일 때 측부인대가 파열되고 난 다음 2차적으로 찢어질 수도 있으며, 무릎이 과도하게 뒤로 젖혀질 때에도 손상을 받습니다.

전방 십자인대는 단독으로 손상되기도 하지만 내측부 인대나 내측 연골판 손상과 같이 일어나는 경우도 많습니다.

어떤 문제점이 발생합니까?

전방 십자인대가 손상을 받으면 과거에는 '무릎 관절의 종말의 시작' 이라는 말이 있을 정도로 무릎에 심각한 장애를 일으킵니다. 환자는 다칠 때 무릎에서 무슨소리가 났다고 하며 다치고 난 후부터 무릎이 부어오르고 아파서 걷기도 힘들어집니다.

그러다가 1~2주가 지나면 조금씩 걸을 수 있으나 무릎이 휘청거리며 걷거나 층계 오르내리기가 힘들고 가끔 무릎이 뒤틀어지는 느낌을 받기도 합니다. 이런 상태가 오래 반복되다 보면 연골판 등을 다치기도 하고 관절염이 빨리 오게 됩니다. 그러나 이 인대가 끊어졌다고 해서 모두 똑같은 증상을 나타내지는 않습니다. 휘청거리는 정도에 따라 길을 걸을 때 절고 층계 오르내리기가 불안한 사람도 있는 반면에, 운동을 할 수 있는 프로선수도 드물게는 있습니다.

진단은

다치고 난 후 부어있는 무릎에서 주사기로 관절액을 뽑을 때 피가 나오면 60~70%에서는 전방 십자인대가 파열되었다고 보아야 합니다. 급성기에는 아파서 근육이 경직되어 있기 때문에 전방 전위 검사를 해도 무릎이 흔들거리지 않을 수 있습니다.

급성기가 지나면 무릎을 90° 구부린 상태(전방 전위 검사) 및 30° 구부린 상태(라크만 검사)에서 정강이를 앞으로 잡아당기면 정강이뼈가 앞으로 튀어나오는 불안정성을 보입니다(그림 4-12). 십자인대는 무릎의 회전의 축 역할을 하고 있는데 이를 이용한 축이동 검사(pivot shift test)도 있습니다.

파열된 지 오래된 경우 거의 모든 환자에서 허벅지가 반대편에 비하여 가늘어져 있습니다.

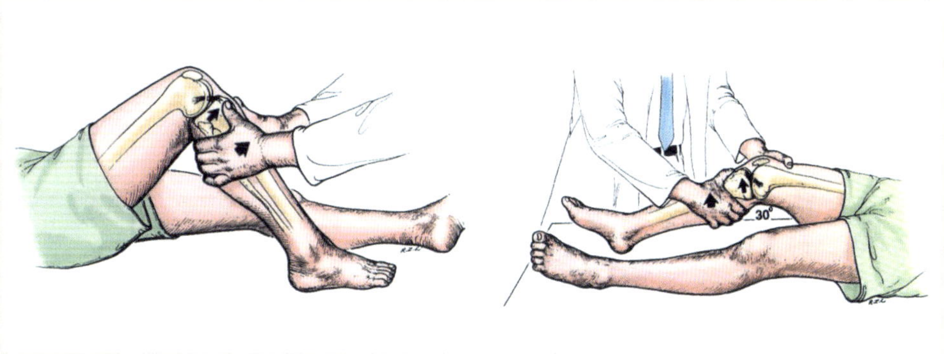

그림 4-12. 전방 전위 검사(왼쪽) 및 라크만(Lachman) 검사(오른쪽)

방사선 소견은 대개 정상이지만 무릎을 구부린 상태에서 다리를 앞으로 끌어당기는 전방 전위 검사를 하면서 사진을 찍으면 다치지 않은 쪽과 비교하여 정강이뼈가 앞으로 튀어 나온 것을 볼 수 있습니다. 대개 5mm 이상 튀어 나오면 이상이 있는 것으로 보고, 10mm 이상이면 심한 것으로 보아야 합니다(그림 4-13).

MRI를 찍으면 십자인대가 파열 된지 얼마 안된 급성 파열인지 오래된 만성 파열인 것 까지도 알 수 있고, 관절경으로 파열된 것을 직접 확인할 수도 있습니다.

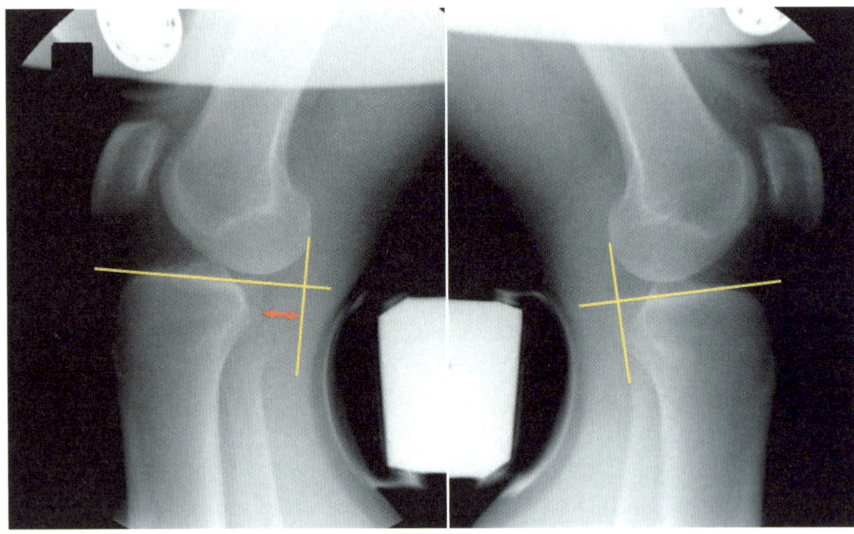

왼쪽의 정강이뼈가 앞으로 더 나와 있다.

그림 4-13. X-선상의 전방 전위 검사

치료의 일반적인 원칙은?

다치고 나서 얼마 안 된 급성기(대개 3~4주)에는 수술을 시행하지 않습니다.

이 시기에 수술하면 유착이 심해져서 수술 후 관절운동이 제한된다는 설이 있기 때문입니다. 그러나 최근에는 수술 술기가 발달되어 급성기에도 수술을 하는 경향입니다. 급성기가 자나고 나서의 치료는 수술을 하지 않는 방법과 수술을 하는 방법으로 나누어집니다. 어떤 방법을 선택하는가는 불안정성의 정도, 환자의 연령 및 환자의 활동이 어느 정도냐에 따라 달라집니다.

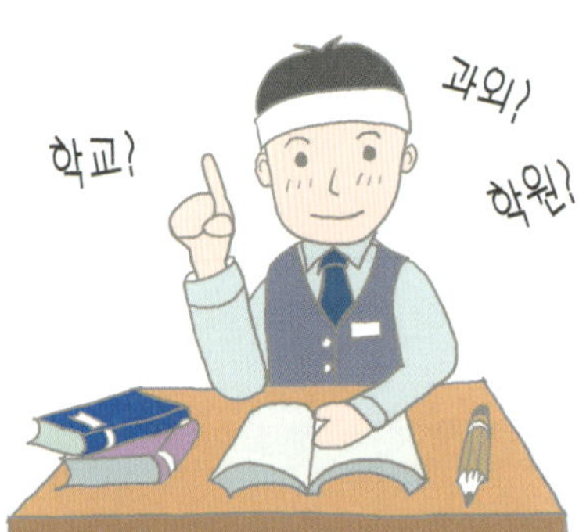

불안정성이 심한 사람은 나이나 활동에 관계없이 수술을 하는 것이 좋습니다. 약간의 불안정성이 있는 경우에는 40세나 45세를 기준으로 해서 이보다 젊은 사람은 수술을 권

장합니다. 앞으로도 운동등 왕성한 활동을 필요로 하기 때문입니다. 45세 이후는 계속 스키 같은 과격한 운동을 하고 싶어하는 사람은 수술치료가 권장되며 골프나 배드민턴 같은 운동정도로 만족하는 사람에게는 수술을 하지 않는 보존적 치료를 시도해 봅니다. 요약하면 무릎의 심한 불안정성이 있을때, 젊은 나이, 운동을 계속하고자 하는 경우 및 수술을 하지 않고 치료를 하였으나 불편함이 계속되는 경우 수술을 필요로 합니다.

수술을 하지 않아도 인대가 붙습니까?

손상 정도가 심하지 않아 인대를 싸고 있는 활막이 남아 있을 때는 무릎을 잘 보호하면 붙을 수도 있지만 십자인대는 관절 내에 있기 때문에 일반적으로 한번 완전히 파열되면 정상으로 붙지는 않습니다. 부분 파열의 경우는 붙을 수 있지만 대개는 늘어난 상태로 붙기 때문에 인대가 제 기능을 하지 못하여 완전 파열과 같이 취급되기도 합니다.

인대가 붙지 않는 다면 수술을 해주어야 하지 않나요?

예를 들어 설명하면, 다치지 않은 무릎을 100점이라고 하면, 전방 십자인대 파열은 수술이 아무리 잘 된다 하더라도 100점으로 회복될 수는 없고, 대개 90내지 95점까지 가능합니다. 십자인대가 파열되어 걸을 때에도 불편하면 60점, 걸을 때는 괜찮으나 층계 오르내리기가 불안하면 70점, 일상생활에 지장이 없으면 80점, 가벼운 스포츠를 하는데 큰 무리가 없으면 90점 정도라고 생각합니다. 따라서 수술적 치료를 시행하느냐 보존적 치료를 시행하느냐를 결정하는데 있어서 환자의 현 상태가 60점이면 수술적 치료로 30점 이상을 올릴 수 있으므로 수술을 권장하며, 현재 환자의 상태가 80점 정도이면 앞으로 스포츠 활동을 할 것인가에 따라서 수술적 치료 여부를 결정하게 됩니다. 이런 점수는 재활 치료로 10점 이상을 향상 시킬 수 있습니다. 운동 선수에게는 90점이라 하더라도 수술이 필요할 수 있습니다.

수술을 하지 않고 치료하는 방법은?

우선 급성기에는 석고 고정이나 보조기를 착용하는 방법이 있으나 이는 인대가 붙게 하는 목적보다는 통증을 완화해 주고 다른 조직이 더 다치지 않게 보호하기 위해서 입니다. 급성기가 지나고 비수술적 치료를 하고자 할 경우에는 석고 고정이 매우 불편하고 재활치료에 어려움이 있으므로 보조기로 바꾸어 치료 합니다. 고정기간은 6주에서 12주까지 의사에 따라 다양합니다. 고정기간 중에도 사두고근 강화훈련이나 관절 운동이 중요하고, 고정이 끝나면 근육의 힘을 키우는 재활치료를 하여 허벅지 근육의 힘을 키우면 인대가 파열되어 불안정한 무릎을 어느 정도 보완해 주는 역할을 합니다. 근육의 힘을 키운다고 아무렇게나 사용하고 무릎에 무리가 가는 운동을 하면 오히려 무릎 손상을 더 일으키게 되므로 재활의 방법이 중요합니다.

수술의 방법은?

수술적 방법은 여러 가지가 있으며 과거에는 인대를 직접 이어주는 인대봉합술(縫合術)을 시행했으나, 끊어진 인대를 이어주는 인대봉합술은 흔히 관절 운동의 제한이 오고 인대가 붙어도 가늘어지기 때문에 최근에는 특별한 경우 외에는 시행하지 않습니다. 반면에 인대를 다시 만들어 주는 인대 재건술은 수술의 성공률이 높아서 대부분 재건술을 시행합니다. 인대 재건술은 무릎 관절 운동이 90°이상까지 구부릴 수 있을 때가 수술의 경과가 좋으므로 대개 다친 뒤 4주 이후에 수술 하는 것을 권장합니다.

② 후방 십자인대 손상

후방 십자인대는 어떤 때 끊어지나요?

후방 십자인대는 전방 십자인대의 뒤쪽에 있으며 무릎이 뒤로 밀리는 것을 방지해 주고 무릎 회전의 축을 이루고 있습니다. 전방 십자인대보다 두껍고 약 두 배의 힘을 가지고 있습니다. 후방 십자인대는 무릎을 꿇고 넘어지거나 차가 급정거하면서 무릎 앞쪽이 차체에 부딪혔을 때, 또는 무릎이 뒤로 꺾이거나 무릎에 회전력을 받아서 손상을 입게 됩니다. 또 다리가 안쪽 및 바깥쪽으로 젖혀져 측부인대의 손상이 있은 다음 힘이 더 가해지게 되면 파열되게 됩니다.

후방 십자인대의 파열도 단독으로 발생하는 경우도 있지만 관절막이나 측부인대 및 연골판이 같이 손상받는 경우가 많습니다.

어떤 증상이 있나요?

후방 십자인대의 파열이 있을 때에도 전방 십자인대 손상과 마찬가지로 관절에 피가 고여 붓게 됩니다. 때로는 다친 후 비록 절룩거리지만 걸을 수는 있어서 처음에는 대수롭지 않게 여기는 사람도 있습니다. 오래되면 일상생활에 큰 지장이 없는 사람에서 부터 다리가 휘청거리는 사람에 이르기까지 증상이 다양합니다.

진단은

진단은 환자를 눕혀서 무릎을 90° 구부리게 한 다음, 양쪽 발을 수평으로 유지하게 하면 다리 무게로 인하여 파열된 쪽의 다리가 뒤로 밀리는 후방 전위 징후가 나타납니다(그림 4-14).

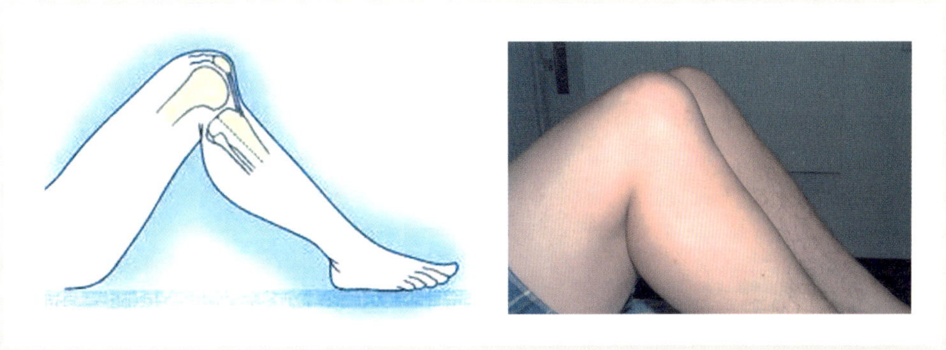

그림 4-14. 후방 전위 징후

또 정강이뼈를 잡고 뒤로 밀면(후방 전위 검사) 밀리게 되는데, 때로는 전방 십자인대 파열로 다리가 이미 앞으로 빠져 있는 상태에서 다리를 뒤로 밀리면 정상 위치로 돌아가는 것을 보고 마치 후방 십자인대 파열로 인해 정강이뼈가 뒤로 밀리는 것으로 오진하는 경우도 생깁니다. 일반 X-ray에는 후방십자인대 파열의 특징적인 소견이 나타나지 않으나, 전방 십자 인대 파열과 반대로 정강이뼈를 뒤로 밀리도록 힘을 주어 X-ray를 찍으면 전위되는 정도를 정상 측과 비교하여 후방 십자인대 파열 여부를 알 수 있습니다. 물론 후방 십자인대 파열도 MRI나 관절경으로 비교적 쉽게 진단을 내릴 수 있습니다.

치료의 원칙은 전방 십자인대와 같습니까?

후방 십자인대 파열의 치료에 있어서 고려되어야 할 사항은 전방 십자인대 파열과 동일하나, 수술이 전방 십자인대보다 어렵지만 기능은 좀 더 보존되는 경향이 있다는 점에서 차이가 있습니다. 또 후방 십자인대 재건술을 시행하면 초기에는 매우 튼튼하지만 시간이 지날수록 느슨해지는 경향이 있어서 수술의 결과가 전방 십자인대 파열보다 좋지 않습니다. 따라서 심한 불안정성이 있으면 수술적 치료를 하지만 그렇지 않은 경우에 있어서는 비록 젊은 환자라도 수술 여부의 결정시 전방 십자인대 파열보다 더 신중을 기해야 합니다. 다시 말하면 웬만하면 수술을 보류한다는 뜻입니다. 수술은 전방십자 인대 파열과 같이 재건술을 시행합니다. 최근 수술 기술이 많이 발달하여 결과가 좋아지고 있으나 아직도 풀어야 할 문제점이 많습니다.

치료를 안하면 어떻게 되나요?

후방 십자인대 파열은 전방 십자인대 파열에 비하여 무릎의 기능이 더 보존되는 경우가 많습니다. 그러나 많이 흔들거려 기능 저하가 심하면 무릎을 쉽게 다치게 되어 연골판 등 다른 조직의 손상을 유발할 수 있고 관절염이 빨리 오게 됩니다.

인대 재건술(靭帶再建術)

찢어진 인대를 꿰매지 않고 다른 인대를 이용하여 인대를 만들어 주는 것입니다.

십자인대는 봉합하였을 경우 잘 붙지 않거나, 늘어난 상태로 붙어 기능의 저하와 관절운동의 제한이 뒤따르기 쉽습니다. 재건술은 이러한 문제점이 적고 결과도 좋아 십자인대 수술에서는 주로 재건술을 시행합니다.

수술시기

재건술의 시기는 다치고 난 후 최소 4주 이상, 그리고 무릎이 90。이상 구부러질 수 있을 때 수술을 해야만 수술 후에 관절 운동이 제대로 될 수 있어 수술을 서두르지 말아야 합니다. 최근에는 일찍 수술을 해도 상관이 없다는 주장이 있으나 재건술을 일찍 한나고 해서 장점이 많은 것은 아닙니다. 무릎을 무리하게 쓰지 않거나 다시 다치지 않으면 시간이 경과하고 나서 수술을 한다 해도 수술 방법이나 결과에는 큰 영향이 없습니다.

언제까지 수술을 늦추어도 되는가는 매우 어려운 문제인데, 4주 이후 언제라도 좋지만 다시 다치지 않고 너무 무리하지 않는다는 조건 하에서는 6개월이나 1년 이내에수술을 받으면 그 시기에 상관없이 수술의 난이도나 수술 결과에 큰 영향이 없습니다. 그러므로 이 기간 내에 수술을 하지 않고 지내보다가 큰 문제가 없으면 수술을 지연시키고 문제가 있으면 수술하는 것도 한 방법입니다. 성장이 아직 끝나지 않은 나이에서는 재건술시 인대를 고정하는 고정물이 성장판을 통과하기 때문에 가급적 뼈의 성장이 끝난 후 시행하는 것이 바람직합니다.

방법

재건술은 거의 관절경을 이용해서 하지만 술자에 따라 관절을 조금 열어서 하는 경우도 있습니다.

방법은 재료를 어떤 것을 쓰느냐, 만들어준 인대를 뼈에 어떻게 고정시키느냐 및 한 가닥으로 만들어 주느냐 두 가닥으로 만들어 주느냐에 따라 여러 가지가 있습니다.

재료로는 무릎 앞쪽에 있는 환자 자신의 슬개건을 이용하는 경우가 가장 기본적인 수술입니다. 자기의 슬개건을 사용하는 방법은 무릎 앞쪽에 있는 슬개건의 가운데 1/3을 위아래 뼈의 일부와 같이 떼어낸 다음, 전방 십자인대가 있던 곳에 위치시키고, 위아래를 나사로 고정해줍니다. 이 수술은 고정이 확실하고 튼튼하며 힘이 가장 좋다는 점에서 십자인대 재건술의 대표적인 수술이라 할 수 있습니다. 떼어낸 부위의 힘줄은 다시 섬유성 조직으로 메워져서 본래의 슬개건 기능에는 지장이 없는 것으로 알려져 있습니다. 약 10%에서 무릎의 통증이 있고 수술흔 바깥쪽으로 감각이 무디어지는 경우도 발생합니다. 뼈의 일부분과 함께 떼어내기 때문에 이곳에 홈이 파여서 무릎을 꿇고 앉을 때 불편한 점이 있습니다. 최근에는 무릎 안쪽에 있는 환자의 슬건(膝腱)을 사용하는 방법도 많이 시행되고 있습니다. 자기의 슬건을 이용하는 방법은 슬건을 뼈에 붙어 있는 부위에서 10~15cm 떼어내 대개 두가닥을 하나로 만든 다음(한가닥은 약하기 때문) 고정은 단추 모양으로 고안된 내고정물이나 여러 가지 형태의 나사못 등이 사용됩니다. 이 방법은 뒤에 기술하는 두가닥을 각기 다른 방향으로 따로 따로 이식하는 두다발 방식과는 다릅니다. 이 수술은 상처가 작아서 미용상의 장점이 있으나 기능이 조금 약하다는 단점이 있습니다.

다른 사람의 인대를 사용하는 방법은 현재 우리 나라의 경우 모두 수입해서 쓰고 있는데, 죽은 사람의 힘줄을 냉동 보관하여 사용하며, 방법은 자기의 힘줄을 이용하는 것과 같습니다. 장점은 환자의 힘줄을 그대로 남겨 두어 수술 상처가 짧고 기능장애가 없으며, 자기 힘줄을 떼어내는 시간이 걸리지 않기 때문에 수술 시간도 적게 걸립니다. 단점은 에이즈 같은 전염성 질환에 걸릴 가능성도 있고, 자기 인대처럼 되기 위한 시간이 걸리며, 이상 반응으로 무릎이 자주 붓기도 합니다. 따라서 처음부터 다른 사람의 인대를 쓰는 것은 바람직하지 않고 인대 재건술이 실패하여 재수술을 할 경우에 시행하는 것이 권장 됩니다.

과거에는 인조 인대를 사용하기도 하였으나 여러 가지 부작용이 많아 최근에는 거의 사용하지 않습니다.

원래 십자인대는 두 개 또는 세 개의 다발이 모여서 하나의 인대를 형성하는데 한 다발로 만들어 줄 경우 본래의 섬세한 기능을 제대로 수행할 수 없습니다. 이러한 단점을 극복하기위하여 원래의 인대 구조처럼 두 다발 또는 세 다발을 따로 따로 만들어 주는 술식이 개발되었습니다. 한 다발을 만들어 주는 수술법은 수술이 비교적 쉽지만 회전력에 약하다는 단점이 있습니다. 두 다발을 만들어 주는 것의 장단점은 한 가닥 수술과 반대라고 생각하면 됩니다. 그러나 두 다발 수술법이 이론적으로는 훌륭하지만 실제로는 큰 장점이 없다고 하는 의사들도 많아서 다시 원래의 한 다발 방법으로 회귀하는 경향이 있습니다.

고정을 하는 방식은 나사(screw)나, 고리(ring), 꺽쇄(staple) 또는 단추 모양의 고정물을 사용하며, 이는 수술자의 선호도에 따라 달라집니다(그림 4-15).

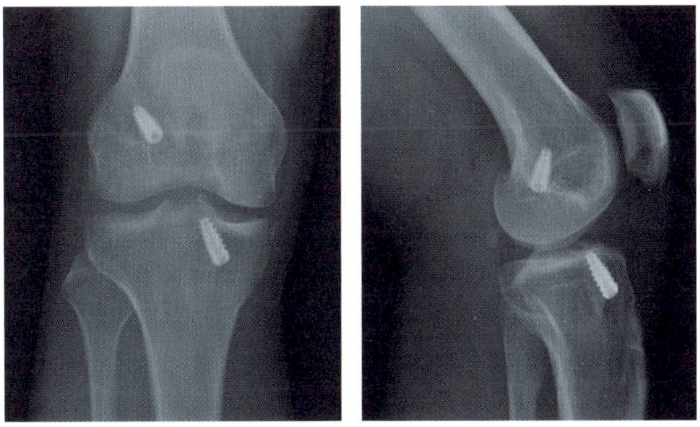

그림 4-15. 나사를 이용한 전방십자인대 재건술 후의 X-ray

수술경과

인대의 재건술 후에는 재활 치료가 매우 중요합니다. 수술 후 재활 요법은 어떤 재료를 사용했는가, 어떻게 고정했는가에 따라 다르고 수술자에 따라서도 달라 일률적으로 말할 수는 없으나, 저자의 경우 어떤 방법을 사용하더라도 수술 후 최소 6주간은 보조기로 보호를 하며 6개월까지는 심한 운동을 삼가도록 해야 한다고 생각합니다. 보조기 착용은 수술한 인대를 보호하는데 있으며 가장 중요한 것은 무릎이 180˚ 이상 더 펴지는 것을 막는 것입니다. 그런데 보조기 각도와 무릎의 각도가 달라서 보조기를 180˚로 고정을 하면 실제로는 무릎이 180˚ 이상 펴지는 것을 막지 못하여 인대가 보호 되지 않습니다. 따라서 보조기를 차 보아서 다 펴지지 않는 각도 즉 20˚~30˚ 구부러진 상태로 고정시킨 후 착용해야 합니다.

재건술 후 인대가 어느 정도 튼튼해 지려면 3~4개월 정도가 지나야 하며, 전문적인 운동 선수는 최소 6개월 후에 경기에 참여하는 것을 권장합니다.

결과

수술후 일년이 지나면 무릎의 힘은 정상의 약 90%로 돌아오며 스포츠 활동에 큰 무리가 없는 사람이 절반 이상에 이르고 있습니다.

수술을 어떻게 하든 자연적인 인대와 똑같이 만들어 줄 수는 없습니다. 무릎 운동을 시켰을 때 만들어 준 인대가 2mm 이내에서 길이의 변동성이 있으면 등장성이 있다고 하며 이 경우에는 수술 경과가 양호하지만, 그 이상 길이의 변화가 있어 등장성이 없으면 실패의 가능성이 높습니다.

국내외 의학 잡지에 보고된 전방 십자인대 재건술의 치료 성공률은 75~95%로 다양합니다.

인대 재건술의 일반적인 합병증으로는 인대를 뼈와 같이 떼어내다가 뼈가 부러질 수도 있고 통증이 있거나 관절 운동의 제한이 오기도 합니다. 무엇보다 가장 큰 문제점은 인대가 다시 파열되거나 늘어나 결과적으로 수술이 실패하는 것입니다. 이런 합병증의 가장 흔한 이유는 새로 만들어준 힘줄을 뼈에 고정하는 위치가 원래의 위치와 다르게 되었을 때 발생합니다. 재건된 인대가 제 힘을 갖추기 전에 보조기 착용과 같은 방법으로 적절한 보호를 해야 하는데 이러한 주의 사항을 환자가 지키지 않았거나, 회복기에 무리한 동작이나 다치게 되어도 처음의 인대 파열처럼 찢어지게 됩니다.

(2) 측부(側副) 인대 손상

① 내측부 인대 손상

어떻게 하면 손상을 받나요?

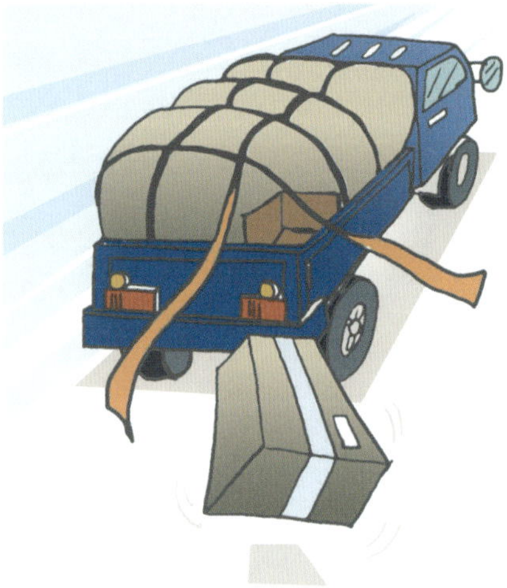

내측부 인대는 무릎 부위의 허벅지뼈와 정강이뼈의 내측에 붙어 있어서 무릎이 바깥쪽으로 꺾어지는 것을 막아주고 있습니다.

내측부 인대의 손상은 무릎의 바깥에서 안쪽으로 힘을 주어 다리가 바깥으로 꺾여질 때 흔히 발생하고 회전력에 의하여도 발생합니다. 인대가 허벅지 뼈에 붙는 부위에서 가장 잘 끊어지는데 이때 환자는 '뚝' 하는 소리를 듣기도 합니다.

이 인대가 끊어지면 무슨 문제가 있나요?

내측부 인대만 단독으로 손상을 받을 수 있으나 십자인대나 연골판의 손상을 동반하는 경우도 많습니다. 무릎 안쪽이 매우 아프고 휘청거리게 되며 다음날이 되면 더욱 걷기가 힘들어집니다. 간혹 무릎 속에 피가 고여 붓기도 합니다.

아픈 것은 대개 일주일 정도 지나면 없어지기 때문에 아무런 치료도 없이 마구 쓰는 사람도 있는데, 이렇게 되면 인대가 늘어난 상태로 붙기 때문에 무릎이 계속 불안정하여 보행에 지장을 주고 또 다시 다칠 위험이 있거나 관절염이 일찍 발생할 소지가 많아서 초기 치료가 중요합니다.

진단은

다치고 나서 얼마 안된 상태에서는 찢어진 부위를 누르면 아프고 다리를 바깥으로 젖히는 외반 외력 검사를 하면 더욱 아픈 것을 느끼며 벌어지게 됩니다. 과거 MRI가 발달하기 전에는 외력 검사를 주로 하였는대 외력 검사는 급성 손상에서는 다친 인대에 더욱 손상을 줄 가능성이 많습니다. 외력감사를 시도하다 통증이 나타나면 중단하고 MRI를 찍는 것이 무릎을 보호하는 방법입니다.

방사선 소견은 인대가 뼈가 아니기 때문에 뼈 자체는 이상이 없습니다. 만성 손상의 경우 다리를 바깥으로 꺾는 힘을 가하고 찍는 외력검사 사진을 찍으면 안쪽의 관절 간격이 넓어져 인대가 끊어졌음을 간접적으로 알 수 있습니다.

치료는

과거에는 찢어진 인대를 봉합하는 수술을 많이 하였으나 이 인대는 실제로는 관절막의 경계선에 있어 혈액 공급이 원할하여 수술을 하지 않고도 잘 붙기 때문에 내측부 인대 단독 손상을 받았을 경우에는 수술을 하지 않고 석고 고정이나 보소기를 착용하여 치료합니다. 급성 손상의 경우 고정을 약 6주 정도 하는 것이 안전합니다. 고정 기간에도 무릎을 쭉 펴는 사두고근 강화운동을 계속해야 석고나 보조기의 제거 후에 기능의 회복이 빠릅니다. 석고나 보조기를 풀고 난 후에는 관절을 움직이는 운동을 시행합니다.

인대가 많이 다친 경우에는 인대를 이어주는 봉합 수술을 하기도 하나 수술부위의 통증이나 관절의 운동 제한 등이 올 수도 있습니다.

내측부 인대는 수술하지 않고도 치료를 잘 받으면 정상 기능을 발휘할 수 있습니다. 그러나 초기에 보조기 착용 등의 치료를 제대로 받지 않으면 인대가 늘어난 상태에서 붙게 되어 무릎이 불안정해지게 됩니다. 이렇게 되면 인대를 다시 만들어 주는 재건술(再建術)을 받아야 하나, 내측 측부인대의 재건술은 복잡하고 예후도 좋지 않아 측부인대 손상은 초기에 치료를 잘 받아야 합니다.

② 외측부 인대 손상

내측부 인대의 반대라고 생각하면 됩니까?

외측부 인대는 허벅지뼈의 바깥쪽에서 정강이의 바깥쪽에 있는 비골이라는 자그마한 뼈에 붙는 인대로서 내측부 인대의 반대로 무릎이 안쪽으로 꺾어지는 것을 막아주는 역할을 합니다.

따라서 다리가 안쪽으로 꺾어지는 힘이 가해질 때 손상 받기 쉬우며, 또한 무릎에 회전력이 가해질 때에도 파열됩니다.

외측부 인대 손상은 내측부 인대의 손상보다는 빈도가 적지만 얼마나 심하게 찢어졌느냐에 따라 주위 조직의 손상 정도도 달라집니다. 심할 때는 외측부 인대 뒤에 있는 비골 신경의 마비가 와서 발목과 엄지 발가락을 위로 올리는 것이 어렵게 되기도 하고, 외측 및 뒤쪽에 있는 관절막이 함께 찢어지면 무릎이 안쪽으로 젖혀질 뿐만 아니라 쉽게 돌아가는 후외측 회전 불안정성을 초래하여 보행에 막대한 지장을 초래하기도 합니다. 따라서 다치는 기전은 내측부 인대 파열과 반대이지만 손상의 정도 및 치료는 내측부 인대 손상과는 큰 차이가 납니다.

진단은

진단은 찢어진 직후에는 인대가 찢어진 부위를 손으로 누르면 아프고 다리를 안쪽으로 꺾는 힘을 가하는 내반 외력 검사를 하면 통증이 심해지며 무릎의 불안정성을 느낄 수 있습니다. 일반 방사선 사진에는 아무런 이상이 없으나 다리를 안으로 젖히는 힘을 가하고 찍으면 관절 바깥쪽이 벌어져서 외측부 인대가 손상되었음을 간접적으로 시사합니다. 하지만 이 경우에도 다친 인대에 손상을 더해줄 수 있으므로 급성 손상에서는 통증이 심하면 외력검사를 하지 말고 MRI를 찍는 것이 중요합니다.

외측 불안정성의 진단 중 가장 중요한 것은 후외측 회전 불안정성을 동반하는가를 판단하는 것입니다.

치료도 내측부 인대와 같습니까?

치료는 경미한 경우에는 내측부 인대와 같이 수술을 하지 않고 석고 고정이나 보조기 착용을 4~6주 정도 하게 되지만 파열이 심하면 외측부 인대뿐만 아니라 그 주위 조직도 가능한 2주 내에 일찍 봉합하여 주는 수술적 치료가 필요합니다. 초기에 치료를 제대로 받지 못하면 무릎의 불안정성이 계속 남아 심각한 장애를 초래하므로 인대를 다시 만들어 주는 재건술이 필요하나 이 역시 초기에 봉합술을 시행하는 것만 못합니다.

(3) 후외측 회전 불안정성

후외측 회전 불안정성이라 함은 외측부 인대 파열과 함께 후방 십자인대나 후외측 관절막(후외방 복합체)이 파열되어 무릎이 바깥 및 뒤쪽으로 빠지면서 돌아가는 현상을 말합니다. 후방 십자인대 및 외측부 인대 파열의 기전이 심하게 일어날 때 발생합니다. 인대 파열 중 매우 심한 불안정성을 보이기 때문에 초기에 적극적인 치료, 즉 봉합 수술이 필요합니다. 진찰을 십자인대와 측부인대 손상 위주로 하다보면 이 손상의 진단을 놓치기 쉽습니다.

진단은 정강이뼈를 후외측으로 밀면 그 쪽으로 빠지게 되고 누운 상태에서검사자가 엄지 발가락을 들면 무릎이 후외측으로 처지게 되며, 무릎을 구부린 상태에서 양측 하지의 외회전 정도에 차이가 발생하는 것을 볼 수 있습니다(그림 4-16). 초기에 진단을 놓쳐서 재건술을 받게 되면 장애를 남기는 경우가 많습니다.

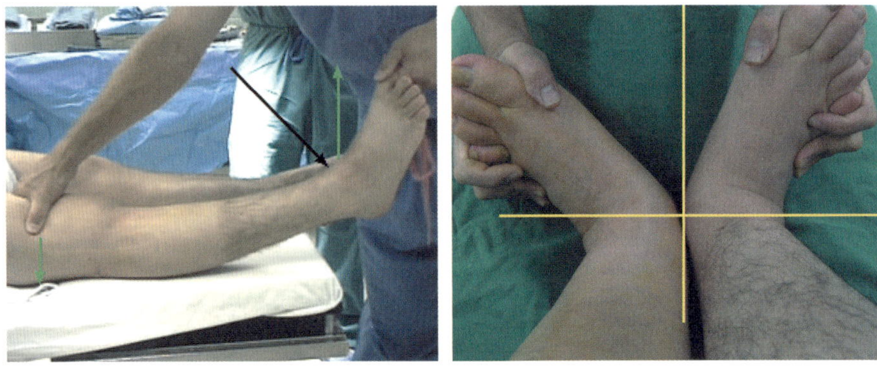

그림 4-16. 후외측 회전 불안정성 검사

(4) 복합 손상

인대가 여러 개 끊어지면 어떻게 치료하나요?

무릎을 다칠 때 인대나 연골판이 단독으로 손상을 받는 것보다는 두 개 또는 세 개가 같이 손상을 받는 경우가 많으며, 특히 내측부 인대와 내측 반월상 연골판 및 전방 십자인대가 같이 손상을 받기 쉽습니다. 또 무릎 관절이 탈구 되었을 때는 인대가 최소 2개 이상은 파열되었다고 보아야 합니다.

치료는 앞에서 기술한 인대 및 연골판의 치료원칙에 따릅니다. 인대가 두개 이상 끊어졌을 때는 동시에 수술을 해주기도 하고 따로 수술을 해주기도 하는데, 이는 어느 인대가 어느 조합으로 끊어졌으며 손상의 정도가 얼마나 심한가에 따라 수술자의 경험과 판단에 의하여 결정됩니다. 동시에 수술을 받을 경우 시간과 경비가 절약 될 수 있지만 재활 치료를 시행함에 어려움이 있고 수술 후 관절 운동 제한이 올 수 있습니다. 그러나 연골판 손상은 인대를 수술할 때 동시에 수술해 줍니다.

인대 봉합술(靭帶縫合術)

인대가 찢어졌을 때 꿰매주는 수술을 말합니다.

찢어진 상태로 오래 놓아두면 인대는 수축하여 움츠러들고 주위 조직과 들러붙기 때문에 봉합술을 시행하려면 늦어도 다친 후 3주 이내에 해주어야 합니다. 이 기간이지나면 봉합을 하기도 힘들뿐 아니라 봉합을 해주어도 실패할 확률이 높기 때문에 3주가 지나면 인대를 만들어주는 재건술을 필요로 합니다.

과거에는 인대가 끊어지면 봉합술을 많이 해주었으나 십자인대는 봉합술의 결과가 좋지 않아 최근에는 별로 시행되지 않습니다. 전방 및 후방 십자인대는 봉합술 후 4 내지 6주간의 고정을 해야 하므로 관절운동의 제한이 오기도 하고 인대가 가늘어진 상태로 붙을 수 있어 기능저하를 초래할 수 있습니다. 내측부 인내의 경우 봉합을 해주지 않더라도 보조기 착용만 잘 하면 잘 붙습니다. 외측부 인대 손상 시에는 흔히 이 인대와 함께 관절막도 같이 찢어지는데 이 경우에는 빨리 봉합술을 시행해 주어야 합니다.

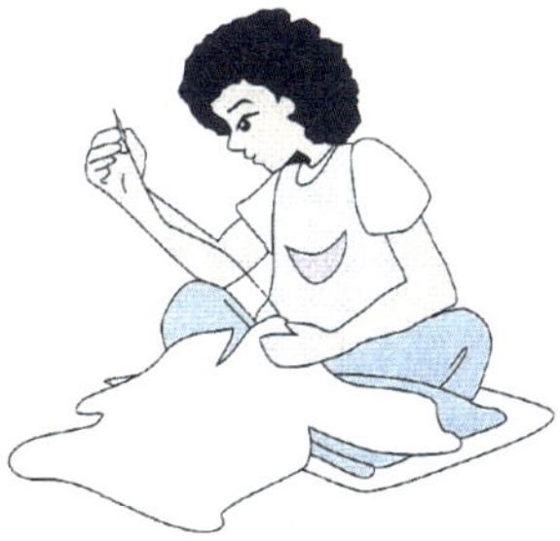

3) 추벽(皺襞) 증후군(플리카 증후군)

추벽이란 무엇인가요?

활막이 겹쳐진 것 또는 활막에 주름이 잡혀 있는 것을 추벽이라고 합니다.

활막은 흐물흐물한 조직으로 되어 있기 때문에 정상에서도 추벽은 존재합니다. 추벽 증후군이라고 '증후군'이란 말이 붙으면 추벽이 통증 등 문제를 일으키는 경우를 말합니다. 활막에 염증이 생기거나 만성 자극을 받거나 또는 다치게 되면 주름이 두꺼워져 아플 수 있으며 이로 인해 운동의 장애가 나타나기도 합니다. 무릎 앞쪽의 안쪽, 즉 슬개골 보다 안쪽(內側)에 주로 생기는데 여기서 힘줄 또는 밴드 같은 것이 만져지기도 하고, 무릎을 구부렸다 폈다 할때 당기는 느낌이 들며 소리가 나기도 합니다.

진단 및 치료는 어떻게 하지요?

대부분은 증상이 없어서 MRI나 관절경 수술시 발견이 되는 경우가 많습니다.

진단은 환자의 증상을 참고로 하여 추벽이 있는 부위를 누르면 통증이 있고 심한 경우에는 밖에서 두꺼운 끈 같은 것이 만져지고 소리가 날 때도 있습니다. X-ray에서는 물론 이상 소견을 발견할 수 없고, MRI나 관절경 검사로 쉽게 볼 수 있습니다(그림 4-17). 치료는 증상이 그리 심하지 않은 경우 그대로 놔두어도 되고 증상이 조금 있으면 진통소염제를 복용하며, 증상이 심하면 관절경을 이용하여 문제가 되는 추벽을 제거합니다. 이 질환의 대부분은 무릎 관절 내부에 다른 질환이 있어 관절경 치료를 하다가 추벽을 발견하고 제거하는 경우가 많습니다.

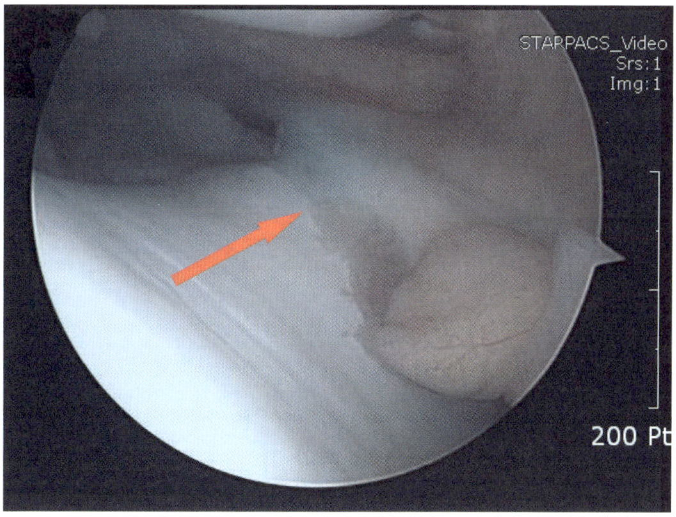

그림 4-17 관절경으로 본 추벽

2. 관절염(關節炎)

관절염이란 관절에 염증이 있는 것을 말합니다. 의학적으로 염증이란 붓고 아픈 것을 통칭하여 말하기 때문에 다쳐서 아픈 것을 제외하고 관절에 이상이 있는 거의 모든 경우에서 이 진단을 사용할 수 있습니다. 관절염은 따라서 뼈, 연골 및 인대를 제외한 관절을 이루고 있는 모든 조직의 질환을 포함합니다. 관절염은 관절이 퇴화되어 아픈 퇴행성 관절염이 제일 많아서 퇴행성 관절염을 그냥 관절염이라고 부르기도 합니다.

1) 활막염(滑膜炎)

무릎이 붓고 아파요!

활막염은 활막에 염증이 생기는 것을 말하는데, 활막에 어떤 이상이 있어 활막이 부어올라 관절에 물이 차고 아픈 것을 말합니다. 활막은 관절의 가장 안쪽에서 관절을 싸고 있으며 관절액을 생성하는 막이기 때문에 모든 관절염은 활막염을 동반하고 있다고 보아야 합니다. 실제로는 관절이 부어서 물이 차 있으나 그 원인이 명확히 규명되지 않았을 때 활막염이라는 말을 임상에서 흔히 사용합니다. 그러나 관절이 붓는 원인이 밝혀지면 활막염이라는 말 보다는 그 원인에 따른 병명을 사용합니다. 예를 들어 결핵균이 침범하여 부어 있으면 결핵성 관절염이라고 하고 통풍에 의하여 관절이 부어 있으면 통풍성 관절염이라는 진단이 붙여지게 됩니다.

관절이 왜 붓지요?

관절을 형성하고 있는 뼈, 인대, 연골판 등이 어떤 이유든 이상이 생기면 관절은 붓게 되고, 이런 조직의 큰 이상이 없이도 관절을 너무 과용하면 관절은 부을 수 있습니다. 어찌보면 통증과 함께 관절에 이상이 있다는 첫 번째 신호라고 할 수 있는데 마치 기계가 고장이 나면 윤활유가 많이 필요하 듯 관절도 고장이 나면 윤활유, 즉 활액이 많이 필요하여 붓는 것입니다. 뼈와 연골은 감각신경이 없기 때문에 아프지 않으나 활막에는 신경이 있어 관절이 부으면 활막이 늘어나서 통증을 느끼게 됩니다. 관절이 부으면 통증 이외에 열이 나고, 소리가 나거나 관절 운동의 제한이 올 수 있습니다.

관절이 부은 것을 X-ray로 알 수 있나요?

진단은 진찰 소견이 중요하며 환자가 느낄 정도로 물이 많이 차거나 부어 있으면 쉽게 나타나지만 미미한 경우에는 부유(浮游) 검사(그림 3-1)를 하면 알 수 있습니다. 많이 부었을 경우 자세히 살펴보면 X-ray로도 짐작이 되지만 적게 부으면 알기 힘듭니다. 정상에서 관절액은 2cc 미만이어서 무릎 관절에서 관절액을 뽑기 힘들지만 관절이 붓게 되면 100cc 정도까지 고이기도 합니다. 관절액을 주사기로 뽑아서 색깔, 점성(끈적끈적한 정도) 및 양을 측정하고 이것의 성분을 검사하고 현미경으로 보면 원인질환을 규명하는데 큰 도움을 줍니다. MRI로는 관절 속에 물이 고인 것을 쉽게 알 수 있지만 원인 질환을 알아내기는 힘든 경우도 많습니다.

물은 뽑아도 다시 생겨 자꾸 뽑으면 안 된다면서요?

치료는 그 원인 질환을 제거하면 붓는 것이 가라앉게 됩니다. 원인을 규명하지 않고 물만 뽑으면 재발할 가능성이 높습니다. 그렇다 하더라도 무릎이 심하게 부어있으면 진단을 위해서 뿐만 아니라 통증을 없애주기 위해서라도 관절액을 뽑아주어야 합니다. 환자 중에는 뽑으면 재발한다는 이유로 뽑지 않겠다는 사람이 있지만 그 판단은 의사에게 맡겨야 합니다.

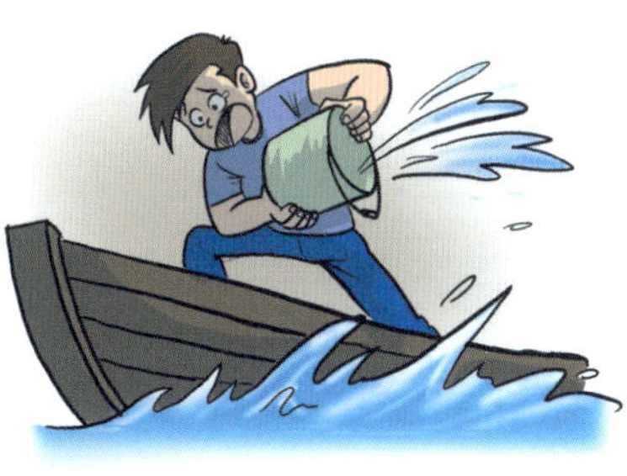

많이 부어있지 않으면 진통소염제를 복용하고 무릎의 활동을 줄이면 특별한 원인이 없는 경우에는 가라앉습니다. 하지만 관절

이 부어 있는 것을 오래 방치하면 활막이 부풀어있는 상태로 고착되기 때문에 치료에 반응을 잘 하지 않습니다. 병변이 주로 활막에 있는 류마티스 관절염이나 균이 침투하여 고름이 활막에 침범한 경우에는 활막 제거술을 해 주지 않으면 부종이 가라앉지 않고 활막이 점차 두꺼워져 만성 활막염으로 진행합니다.

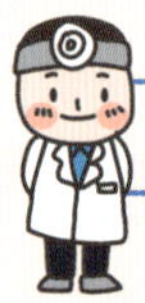

활막 제거술(滑膜除去術)

관절을 싸고 있는 활막을 제거하는 수술을 말합니다. 류마티스 관절염이나 색소 침착성 활막염 등 활막에 주된 병변이 있을 때 흔히 시행합니다. 관절이 화농성 관절염으로 곪아 있을 때에도 활막에 이상이 생기므로 배농술과 함께 활막을 제거하게 됩니다.

활막은 제거하여도 다시 생기게 되므로 류마티스 관절염과 같이 병이 진행성인 경우에는 한시적인 효과가 있으나 이를 제거함으로써 병의 진행을 느리게 하고 통증을 없애주는 효과를 기대합니다. 활막 제거술은 관절경을 이용해서 하기도 하고, 관절을 열고 하기도 하나, 관절을 열고 할 경우 비교적 철저히 활막을 제거할 수 있지만 자칫 관절 운동의 제한을 초래할 가능성이 많습니다.

2) 퇴행성 관절염 또는 골성 관절염

(1) 퇴행성 관절염이란?

이것은 관절이 퇴화(退化) 또는 노화(老化), 즉 늙어서 관절이 아픈 경우를 말하고 주로 뼈 및 연골에 이상이 시작되기 때문에 골성 관절염(骨性關節炎)이라고 부르기도 합니다. 비록 나이가 많지 않더라도 과도하게 사용하거나 무릎에 무리를 주면 관절염은 빨리 오게 됩니다. 무릎은 쭈그려 앉으면 체중의 6~7배의 힘이 무릎에 가해지게 됩니다. 과거의 우리 생활 습관은 쭈그려 앉는 경우가 많아서 우리 할머니들은 퇴행성 관절염 환자가 상당히 많습니다. 젊은 사람에게서도 과체중으로 관절에 무리가 가거나 어려서 부터 관절이 아파 고생을 하게 되면 퇴행성 관절염이 빨리 오게 됩니다. 마치 자동차를 오래 쓰면 낡아서 고장이 잘 나는 것이 당연하지만, 얼마 되지 않은 차도 험하게 쓰거나 고장이 났는데 고치지 않고 타고 다니면 쉽게 망가지는 것과 같습니다.

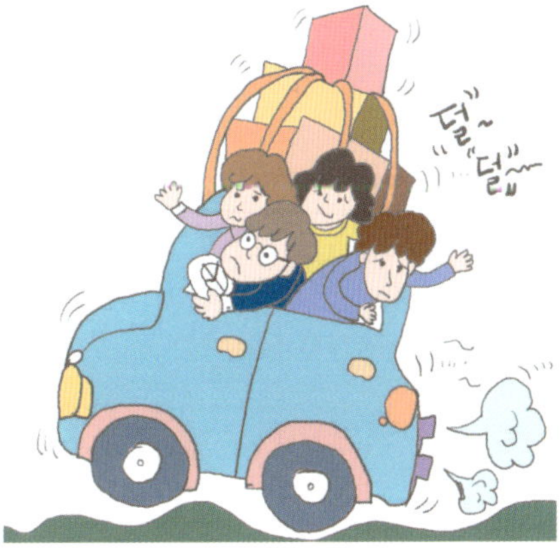

나이가 들면 모든 관절에 관절염이 오나요?

퇴행성 관절염의 빈도는 60세 이상의 80%, 80세 이상의 100%에서 Xray상 퇴행성 변화를 보인다고 합니다. 이러한 소견은 주로 손이나 무릎에서 많이 보이고 다른 관절에서도 나타나지만, 다른 관절은 체중이 실리지 않거나 활동이 적어서 별로 증상이 없기 때문에 모르고 지나칠 뿐입니다.

나이가 들거나 비만 등으로 인하여 퇴행성 관절염이 오는 것을 일차성, 특발성(特發性) 또는 원발성(原發性) 관절염이라고 합니다. 선천적으로 무릎에 이상이 있거나 무릎을 다친 후 제대로 치료를 하지 않았을 때, 또는 비록 나이가 젊지만 무릎에 병을 오래 앓은 후유증 등 어떤 원인이 있어 오는 관절염을 이차성 또는 속발성(續發性) 퇴행성 관절염이라고 합니다.

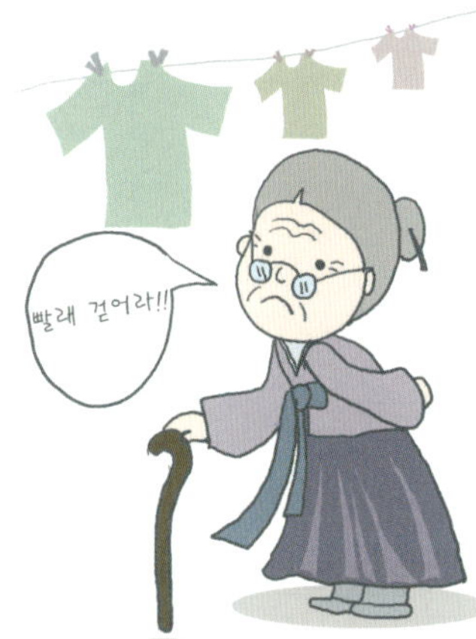

일차성 관절염이 유전적인 요인이 있는지는 밝혀진 바 없으나 아마도 조금은 관계가 있을 것으로 추정이 됩니다.

제 4장

아직 쉰 살 밖에 안 되었는데 퇴행성 관절염이라고 해요.

관절연골은 의학적으로 20대가 지나면 퇴행성 변화가 오기 시작합니다.

중년이 되어 무릎이 아파서 병원에 가면 퇴행성 관절염이라는 말을 듣고 낙담하시는 분이 많습니다. 퇴행성이라는 말에다 관절염이라는 말까지 붙여졌으니 오죽하겠습니까. X-ray에서는 관절은 아무 이상이 없거나 약간의 관절염 변화가 있을 때에도 의학적으로 관절염이라고 합니다. 이런 때에는 나이가 들어가면서 조금 힘든 일을 하니까 아프겠거니 하고 편안히 생각하시는 것이 좋습니다. 남들은 안그런데 나만 그렇다고 생각할지 몰라도 남들도 다소간의 차이가 있을 수 있지만 조금씩 그런 증상을 가지고 있는 분들이 많습니다. 즉 퇴행성 관절염이라는 말이 맞기는 하지만 나이 만큼 관절이 늙었다고 생각하십시오.

퇴행성 관절염은 어떤 경과를 밟나요?

관절이 퇴화하는 과정은 처음에는 딱딱한 연골이 말랑말랑해지다가 보푸라기처럼 일어나고 갈라지며, 그 다음에는 연골이 떨어져 나가거나 닳고 울퉁불퉁하게 됩니다. 연골이 없어지면 방사선상 관절 간격이 좁아들고 연골이 덮고 있는 연골하골이 노출되어 연골 대신 그 역할을 하게 됩니다. 연골하골은 연골만큼 충격 흡수의 기능을 잘 하지 못하기 때문에 더욱 딱딱해지게 되고 또 뼈의 주름살이라고 말할 수 있는 골극이라는 군뼈도 생깁니다. 관절염이 더욱 진행되면 뼈 자체의 모양이 달라져 무릎이 'O' 자 형으로 되기도 합니다.

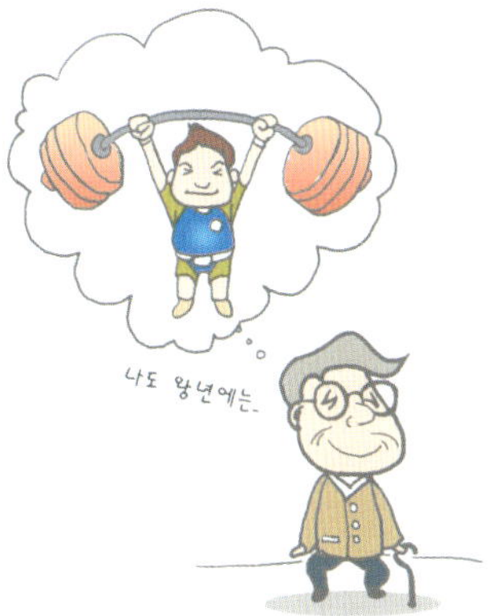

(2) 증상

증상은 환자의 활동 및 병의 진행 정도에 따라 매우 다양합니다. 초기 증상은 최근에 들어 무릎이 아프기 시작하는 것입니다. 예를 들면 그전에는 등산을 갔다 와도 아무렇지 않았는데 요즘에는 가끔 아프다든지, 배드민턴을 아무리 쳐도 괜찮았는데 요즘에는 조금 많이 치면 아픈 경우 등입니다. 이런 시기는 관절염의 초기라고 하기 보다는 노화의 자연 현상이라고 생각하는 것이 편합니다. 그런 시기가 지나면 처음 움직임을 시작할 때 아프다는 것입니다. 즉 의자에서 일어나거나 처음 걷기 시작할 때 아프지만 조금 걷고 나서는 오히려 아프지 않다고 합니다.

중기가 되면 조금 걸으면 아프기 시작하고 층계를 오르내리기가 불편해집니다. 계속 진행 더 되면 아파서 걷기가 싫어지고 층계 오르내리기가 힘들어서 마치 게처럼 옆으로 내려오게 됩니다. 더 심해지면 걷지 않을 때에도 아프고 밤에도 아파서 잠을 못 이루다가 결국에는 걸을 수도 없게 됩니다. 중기 이후부터는 관절이 'O' 자 형으로 휘어지고 구부렸다 폈다 하는 것이 제대로 되지 않는 환자도 있습니다. 어느 시기에서든지 관절이 부을 수 있으며 소리가 나기도 합니다.

(3) 진단

X-ray만 찍어도 알 수 있나요?

진단은 문진과 함께 진찰을 하면 어느 정도 짐작이 됩니다. 나이에 따른 X-ray 소견을 참조하면 쉽게 진단을 내릴 수 있습니다. X-ray는 병의 진행 정도에 따라 다르게 나타납니다. 초기에는 아무 이상 소견을 발견하지 못하는 경우가 많습니다. 중기에는 연골이 닳아서 관절 간격이 좁아질 수 있고 (연골은 방사선 사진에서 보이지 않기 때문에 닳으면 간격이 좁아지며, 서있는 상태에서 사진을 찍으면 더욱 잘 나타남), 연골하골이 딱딱하게 변하여 보통 뼈보다 더 하얗게 보입니다. 말기가 되면 여기저기에 뼈의 주름살이라고 할 수 있는 골극이 튀어나오고, 관절 간격은 더욱 좁아져 허벅지뼈와 정강이뼈가 거의 닿을 것처럼 보입니다. 가끔 뼈에 구멍이 난 것도 볼 수 있으며 관절면이 울퉁불퉁해지고 뼈의 모양이 변하게 됩니다(그림 4-18).

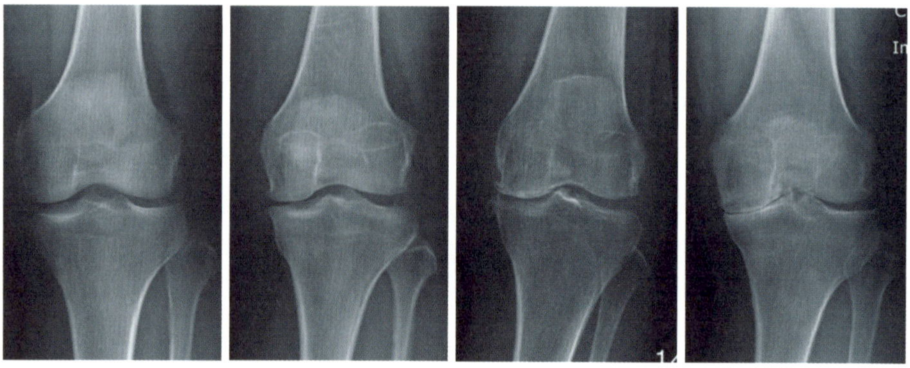

정상 초기 중기 말기

그림 4-18. 관절의 퇴행성 변화

방사선 사진에 나타난 모양에 따라서 병이 어느 정도 진행된 것인가를 알수 있지만 이것도 증상과 완전히 일치하지는 않습니다. 즉 어떤 환자는 매우 아픈데 X-ray상 관절염이 심하지 않고, 어떤 환자는 X-ray로 볼 때 심한 관절염인데 실제로는 별로 아파하지 않는 경우도 있습니다.

MRI는 필요가 없겠네요?

MRI도 물론 도움이 되지만 X-ray로 진단이 쉽게 내려지기 때문에 굳이 필요하지는 않습니다. 다만 퇴행성 관절염이 연골 및 연골하골에만 국한되어 X-ray에 잘 나타나지 않을 경우에나, 방사선 사진에서 관절염이 그리 심하지 않은데 치료를 해도 호전이 되지 않는 경우 퇴행성 관절염이 아닌 다른 원인이 있지 않나 알기 위해 시행할 수 있습니다. 또 퇴행성 관절염의 치료 방법이 관절염의 진행 정도에 따라 달라지는 바 관절염이 어느 정도인가를 알아서 치료의 방침을 결정하는데에도 도움이 됩니다.

이 외에 방사선 동위원소 검사가 퇴행성 관절염의 보조적인 진단법으로 사용되기도 합니다. 관절경으로 물론 진단을 내릴 수 있지만 대개 통증은 심한데 X-ray에 잘 나타나지 않을 때 통증의 원인을 찾기 위해 사용하는 경우가 많습니다.

(4) 치료

치료를 하는 어떤 원칙 같은 것이 있나요?

치료는 여러 가지를 고려해서 장기적인 안목에서 개개인의 상황에 맞게 해야 합니다. 치료의 목적은 아프지 않게 하면서 무릎의 기능을 최대한 보존하는데 있습니다. 따라서 아프지 않고 잘 걷고 잘 쓸 수 있으면 굳이 치료를 받을 필요가 없고, 진행을 늦추게 조심만 하면 됩니다.

환자가 알아두어야 할 사항은 한번 퇴행성 변화, 즉 노화가 오면 다시 이전의 상태로 돌아가기 힘들며, 노화는 어떤 경우에도 시간이 갈수록 심해진다는 점입니다. 그렇다고 해서 아무런 치료도 하지 않고 아픈 것을 참고 지내는 것은 현명하지 못합니다. 왜냐하면 다른 관절도 나이가 들면 이미 노화가 왔지만 아프지 않으니까 별 문제가 없기 때문입니다.

치료를 하면 통증이 없어졌다가 무리를 하면 다시 아플 수 있으며, 증상은 병의 진행 정도에 비례하지만 반드시 그렇지는 않고, 통증도 항상 있는 것이 아니라 시시각각 변할 수 있다는 것을 알아야 합니다.

따라서 퇴행성 관절염의 치료 원칙은 첫째, 어떻게든 통증을 줄여 무릎의 기능을 최대한 유지하는 것이고, 둘째는 통증의 정도에 따라 그 상황에 맞게 대처하는 것이며, 셋째는 진행을 늦추기 위하여 관절을 관리하는 것입니다.

치료방법은 수술을 하지 않는 법과 수술을 하는 법으로 크게 나누어지고, 수술을 하지 않는 방법에는 대증요법, 물리치료, 운동치료 및 약물치료가 있습니다.

① 대증요법 및 물리치료는?

대증요법은 증상을 줄이기 위하여 일반적으로 모든 환자에게 의료진의 도움 없이 할 수 있는 방법입니다. 아프면 쉬면서 관절을 편하게 해주되 적당한 운동을 같이 하는 것 입니다. 쭈구려 앉거나 뛰는 등 무리한 활동을 삼가고 무릎을 아껴 쓰는 것 등입니다. 무거운 물건을 들 때는 가능한 양손에 나누어 든다든지 무릎이 아프면 지팡이를 사용할 수도 있습니다. 지팡이를 잘 사용하면 무릎에 가는 힘을 절반 이하로 줄일 수 있습니다.

물리치료에는 온열 치료와 한냉 치료가 있으며 온열 요법은 찜질, 적외선, 초음파 등을 사용하여 통증을 감소시키며 관절의 강직을 풀어줍니다. 한냉치료는 얼음이나 냉습포 등을 사용하여 관절의 염증 및 통증을 감소시켜 줍니다.

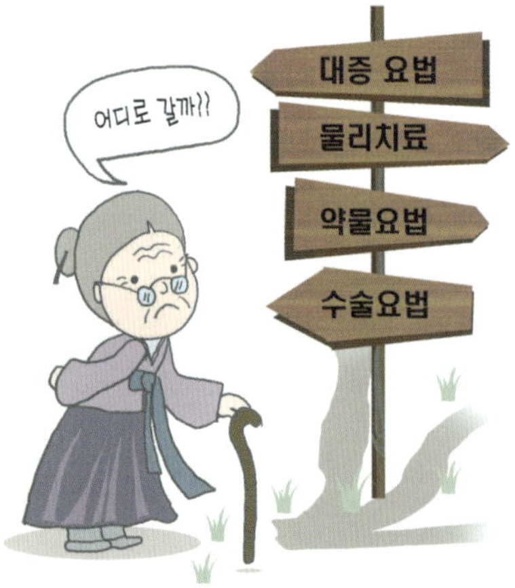

대개 한냉 요법은 통증이 급성이거나 열이 날 때, 온열 요법은 만성일 경우에 시행합니다. 그렇지만 한냉 요법은 큰 부작용이 없어서 통증이 심하면 만성일 때 사용해도 무방합니다.

운동을 하면 관절염이 더 심해지지 않나요?

관절염의 정도에 따라 다르지만 무릎에 큰 무리를 주지 않는 운동은 하셔도 좋습니다. 관절을 보호한다고 너무 사용을 하지 않으면 오히려 퇴화가 빨리오고 점점 움직이는 것이 힘들어 집니다. 관절의 유연성을 높이기 위하여 무릎을 구부렸다 폈다 하거나 스트레칭은 매우 좋은 운동입니다.

근력 강화운동은 무릎에 가는 힘을 분산시켜 무릎을 보호하는 작용을 하고 있습니다. 처음은 무릎을 움직이지 않고 무릎에 힘을 주고 쭉펴는 사두고근 강화 운동이 좋습니다. 그 다음 단계로 발목에 모래주머니를 달고 무릎을 구부렸다 폈다 하는 운동으로 발전시킬 수 있는데 관절염이 심한 사람은 하지 않는 것이 좋습니다. 간혹 운동 시설이 갖춰 있는 곳에서 교육하시는 분들이 너무 과격한 운동을 시키기도 하는데 이는 외국의 문헌을 그대로 인용하기 때문입니다. 서양 사람들과 우리나라 사람과는 세격도 다르고 체력이 다른데 이를 고려하지 않아서 오히려 역효과가 날 수 있습니다.

지구력을 강화시키기 위해서 무릎에 체중 부하를 적게 하면서 관절을 움직여주는 운동인 평지 보행, 수영이나 평지에서 자전거 타는 것 등도 권장됩니다. 그러나 무릎 관절에 충격을 주는 달리기, 회전력이 많이 가해지는 에어로빅 또는 쭈그려 앉는 운동을 가급적 피하는 게 좋습니다.

운동량은 어느 정도가 좋습니까?

관절염이 있다고 해서 무조건 쉬는 것은 관절에도 좋지 않으며 관절에 좋다는 운동도 너무 지나치면 오히려 관절염을 악화시킵니다.

운동량은 환자의 증상 및 관절염의 정도에 따라 달라 일률적으로 말할 수 없으나 어떤 활동이나 운동을 한 후 통증이 발생하여 한 시간을 쉬었는데도 통증이 지속되거나, 운동 후 심한 피로 증상이나 무기력 또는 관절이 붓는 등의 증상이 발생하면 운동량이 너무 지나친 것이므로 운동량을 줄여야 합니다. 예를 들어 어떤 사람이 서너 시간 산행을 한 후 통증이 왔으나 조금 쉬니까 괜찮아졌다면 그 사람에게는 그 정도의 운동을 해도 되지만, 버스 한 정거장을 걷고 난 후 밤새도록 아파했다면 이 환자에게는 이 정도의 운동도 무리가 됩니다.

② 약물 요법

한번 약을 먹으면 계속 먹어야 하나요?

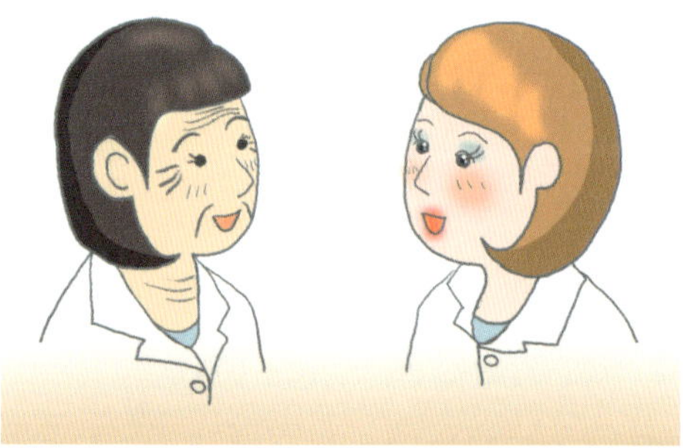

약물요법은 통증과 염증을 없애주기 위해 사용하며, 마치 주름살이 있어 늙어 보이는 얼굴에 화장을 해서 젊게 보이게 하거나 낡은 건물에 페인트 칠을 하는 것과 같습니다. 어떤 환자들은 약물이 완치를 시켜주지 않는 진통소염제가 대부분이기 때문에 복용을 꺼려하는데 그럴 필요는 없습니다. 늙어가는 얼굴에 기초 화장도 안 하면 주름살이 더 늘어갈 수 밖에 없습니다.

대개는 지속적으로 투약을 해야 하나 관절염은 장기적으로 치료를 해야 하기 때문에 증상에 따라 용량을 가감하여 사용하기도 하고, 통증이 없어지면 굳이 약을 먹을 필요는 없습니다. 퇴행성 관절염 환자의 90% 이상이 대증요법, 물리치료 및 약물요법만으로도 충분히 관절염의 증상을 느끼지 않고 편안히 지낼 수가 있습니다.

어떤 약들이 있습니까?

종류로는 진통제, 비스테로이드성 진통소염제, 스테로이드 제제, 콕스II(Cox II) 억제제 등이 있고 최근에는 연골재생 촉진제 등도 소개되고 있습니다.

투약 방법은 먹거나 주사를 할 수 있고, 항문에 넣는 좌약과 피부에 바르는 연고, 소위 파스라고 불리는 습포제를 붙이거나 관절에 주입하는 주사제 등 다양합니다.

방법의 선택은 증상의 정도와 관절염의 진행정도를 고려하여 약제의 성질, 용도 및 환자의 위장상태를 포함한 전신 상태에 따라 달라집니다.

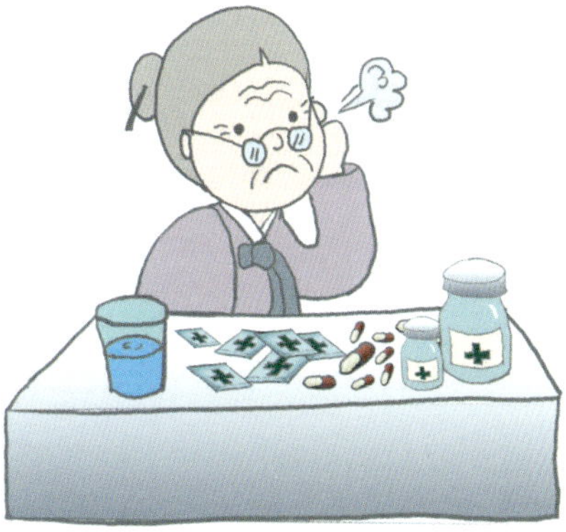

'아스피린'은 가장 대표적인 진통제이며 싸고 안전한 약이기는 하지만 위장장애 등이 있어 장기간 사용하기에는 어려움이 있습니다. '타이레놀'도 비교적 많이 쓰이는 안전한 진통제 입니다. 복합 진통제인 '울트라셋'은 심장 및 신장 등에 큰 영향을 주지 않으면서 강력한 진통 효과를 가지고 있습니다.

비스테로이드성 진통소염제는 퇴행성 관절염의 치료에 제일 많이 쓰이는 약제이며 인도메타신이란 약이 표준 약물입니다. 그 외에 '펠덴', '썰감', '낙센', '볼타렌', '로딘', '소말겐', '에어탈', '브랙신' 등 무수히 많습니다.

모든 약은 환자에 따라 반응이 다르게 나타날 수 있습니다. 다시 말해서 같은 증상이라 하더라도 어떤 사람은 A라는 약이 잘 듣는데 반하여 다른 사람은 그 약이 잘 듣지 않는 경우도 많습니다. 그러므로 한 가지 약을 복용하였더니 효과가 없다고 그만 둘 것이 아니라 약을 바꾸어 가며 자기에게 가장 잘 맞는 약을 골라서 복용하시는 것이 좋습니다. 이런 약제에도 효과가 없으면 마약성 진통제를 사용하기도 하는데, 중독성 때문에 장기간 사용할 수는 없습니다. 이래도 통증이 가라앉지 않으면 관절내 주사요법이나 수술적 요법을 고려해야 합니다.

호르몬제를 먹으면 부작용이 많다면서요?

스테로이드 제제는 부신피질 호르몬 계통으로 강력한 진통 소염 효과를 가지고 있어서 증상이 놀랄만큼 좋아진다는 장점이 있지만, 부작용이 심각하여 반드시 의사의 처방에 의하여 사용해야 합니다. 이 약을 먹으면 통증이 감쪽같이 없어지나 워낙 효

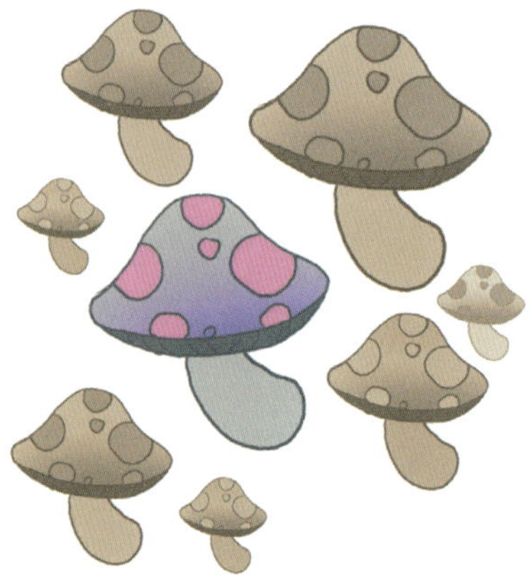

과가 좋아 이 약을 끊고 다른 진통소염제를 복용할 경우 효과가 없는 경우가 많습니다. 따라서 어느 병원이 관절염에 용하다며 줄을 서 있을 때는 이 약제를 무분별하게 사용하는지를 의심해 봐야 합니다. 이 약을 장기간 복용하면 얼굴과 몸이 붓고, 골다공증이 심해지고, 감염에 대한 저항력이 약해져 염증이 쉽게 생기고 잘 낫지도 않으며, 뼈가 죽는 골괴사증(骨壞死症)이란 병이 생길 수 있습니다. 쿠싱 증후군이라는 병이 생기면 인체의 여러 장기(臟器)들이 망가져 관절염의 통증을 줄이려다 몸 전체에 병이 생길 수 있으므로 특수한 경우에만 매우 조심해서 사용해야 합니다.

약을 먹으니까 얼굴이 붓고 속이 쓰리던데요?

비스테로이드성 진통소염제는 부작용으로 위장장애가 있는데 이는 속이 쓰리고 거북하다거나 설사를 하거나 변비가 생기는 형태로 나타납니다. 간혹 환자에 따라 얼굴이 붓고 살이 찌는 경우도 있지만 이것은 스테로이드 제제를 사용했을 때 살이 찌는 것과는 근본적으로 다릅니다. 비스테로이드성 진통소염제가 인체의 수분을 증가시키는 작용을 가지고 있기는 하지만 모든 환자에게 다 붓는 증상이 나타나는 것은 아닙니다. 그래서 얼굴이 붓는다든지 체중이 늘었다고 하면 다른 약제로 바꿀 필요가 있습니다. 만약 신장 기능이나 간 기능에 이상이 있는 경우에는 의사의 지시에 따라 간 및 신장의 기능에 영향이 적은 약제를 골라 써야 합니다.

이밖에 다른 약은 없습니까 ?

최근에 개발된 콕스 II 억제제(Cycloxygenase II inhibitor)는 이런 비스테로이드성 진통소염제의 단점을 보완한 약제로 알려져 있습니다다. 진통소염제와 관련된 물질로서 인체에는 콕스 I (Cycloxygenase I)과 콕스 II(Cycloxygenase II)라는 것이 있는데, 콕스 I은 위장을 보호하는 등 인체에 이로운 것이고 콕스 II는 아픈 것을 느끼게 하는 작용을 합니다.

그런데 일반 진통소염제는 콕스 I과 콕스 II를 모두 억제하여 아픈 것이 없어지는 반면 위장장애를 일으키기 쉬우나, 콕스 II 억제제는 콕스 II만 선택적으로 억제하기 때문에 진통소염 효과를 가지면서 위장장애가 적습니다.

대표적인 약물로 '세레브렉스'와 '알콕시아'가 있는데 하루에 한 번 복용한다는 장점이 있습니다. '모빅'이라는 약제도 있는데 이는 엄격한 의미에서 콕스 II 억제제라기 보다는 진통소염제와 콕스 II 억제제의 중간쯤으로 생각됩니다.

연골 영양제는 효과가 있습니까?

이 외에 관절 연골을 재생시킬 목적으로 연골 성분과 같거나 유사한 '글루코사민'이나 '콘드로이틴' 제제가 있습니다. 유럽에서는 약물로 분류되지만 미국에서는 일종의 보조 식품으로 사용되며, 의사의 처방없이 구입할 수 있어서 흔히 미국에서 보내오는 대표적인 약제입니다. 이와 비슷한 약제로 상어나 어패류의 추출물 및 생약 성분을 약제로 만들어 판매하기도 합니다. 하지만 인체에서는 연골을 재생시키는 약제는 아직은 없습니다. 다만 일부 약제는 통증을 줄여 주는 효과가 있어 인체에 큰 무리가 없다면, 버리기 아까워 그냥 사용할 수 있을지 몰라도 일부러 사서 먹을 필요는 없습니다. 간혹 칼슘제제를 관절염 약이라고 외국에서 보내오는 경우가 있으나 이는 골다공증에 사용되는 약이지 관절염 치료에는 사용되지 않습니다.

파스를 붙이는 것도 효과가 있습니까?

소위 파스라고 하는 습포제와 연고제를 사용할 수도 있는데 이들은 주로 진통제 및 진통 소염제의 성분이 피부를 통해 흡수됩니다. 위장관 장애가 있거나 증상이 심하지 않을 때 보조적으로 사용하는 경우가 많습니다. 피부를 통해 흡수하기 때문에 약효가 좀 떨어질 수 있으나 어떤 것들은 마약성 진통제가 포함되어 강력한 진통 효과를 가지기도 합니다.

뼈 주사란 어떤 것입니까? 자주 맞으면 안 좋다는데요.

스테로이드 제제를 관절에 주입하는 것을 소위 뼈 주사라고 하는데 실제로는 뼈에다 놓는 것이 아니고 관절 속에다 주입합니다. 최소 2주 간격 이상으로 3~4 차례까지 맞을 수 있으나 부작용이 많기 때문에 반드시 의사의 지시를 따라야 합니다. 아프고 붓는 증상에 탁월한 효과가 있지만 부작용으로 관절염보다 더 무서운 뼈가 죽는 병이 생겨서 약물치료로 가능했던 관절염이 수술을 필요로 하는 사태가 발생하기도 합니다(그림 4-19). 따라서 수술을 받을 수 없는 환자에서 통증이 심할때 사용하는 것이 권장 됩니다.

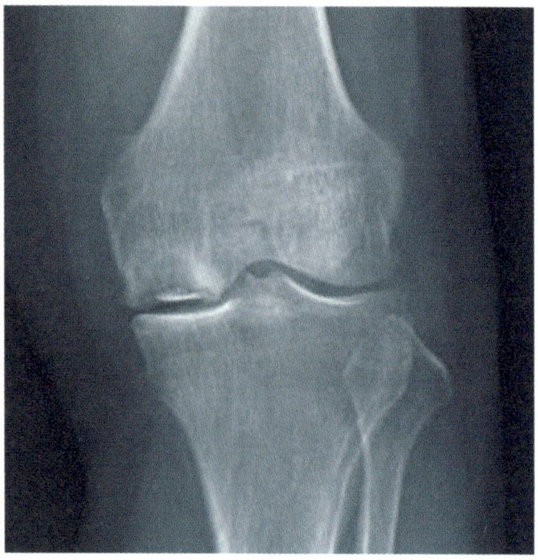

그림 4-19. 뼈 주사를 맞고 골 괴사가 발생한 무릎 사진

관절 영양제라며 관절에 놓아주던데 이것은 뼈 주사와 다릅니까?

'하이알루로닌산'은 관절액의 주된 성분인데 이것을 관절에 주입하기도 합니다. 이 제제는 뼈 주사와는 근본적으로 다르며 한번 맞는 것도 있지만 일주일에 한 번씩 3주 또 는 5주간 맞으며 대개 6개월 간격으로 맞습니다. 일종의 관절 영양제라고 볼 수 있는데, 관절의 마찰을 감소시키고 관절에 영양을 공급하여 노화를 방지할 목적으로 사용합니다. 동물에서는 그 효능을 어느 정도 인정 받았으나 사람에서는 연골 재생에 대한 증거는 없습니다. 임상적으로 관절염의 초기나 중기 이전에 붓고 아픈 데에 어느 정도 효과가 있으나 진행된 관절염에서는 효과를 기대할 수 없습니다.

프롤로 주사는 무엇인가요?

의사의 처방에 따라 조금씩 다르기는 하지만 근본적으로는 포도당을 주입하는 것입니다. 그러면 조직의 치유세포가 자라는데 도움을 주어 통증을 줄이고 병변의 치유효과를 기대하는 것입니다. 그러나 이 요법이 마치 만병통치 처럼 광고를 하고 있지만 섬유조직으로 치유되기 때문에 한시적이고 한계가 있으며 치료의 지연으로 병을 악화 시킬수 있으며 경우에 따라서는 통증이 더 심해질 수 있으므로 신중을 기해야 합니다.

유전자 치료란 무엇인가요?

유전자 치료란 쉽게 이야기해서 관절염을 일으킬 소질이 있는 인자를 변형시켜서 관절염 유발을 더디게 힐 목적으로 관절 내에 약제를 주입하는 것입니다. 비록 임상실험을 거쳤다고 하나 아직은 그 결과를 장담할 수 없습니다. 이 약제는 관절염이 진행된 경우에는 효과를 기대할 수 없고, 초기 관절염에서 약 2년간 효과가 있는 것으로 되어 있으며, 가격이 상당히 비싼 것으로 알려져 있습니다.

줄기세포요법이란?

인체의 혈액, 태반, 골수, 지방조직 등에는 줄기세포라는 것이 있습니다. 이 줄기세포는 세포가 분화되어 뼈가 될 수도 있고 근육이 될 수도 있고 연골이 될 수도 있습니다.

연골은 재생이 되지 않는 조직이기 때문에 한번 퇴화한 연골은 다시 만들어지지 않습니다. 한가닥 희망은 이 줄기세포를 연골이 닳아 없어진 곳에 착상을 시킨다면 연골이 재생될 수 있을거라는 기대입니다. 그래서 혈액이나 골수, 태반 및 지방 등에서 줄기세포를 추출하여 연골이 닳아 없어져서 관절염이 된 부위에 줄기 세포를 주입하거나 부착시키는 방법입니다.

그러나 이 방법도 너무 진행된 관절염에는 사용할 수 없고 아직도 그 효과에 대하여 확신을 할 수가 없고 비용이 많이 든다는 단점이 있습니다.

③ 수술요법

이상의 보존적인 방법으로도 낫지 않을 때에는 수술을 시행하게 됩니다.

관절경을 이용하여 노폐물이나 떠돌아 다니는 유리체를 제거하고 너덜너덜한 관절면이나 연골판을 매끄럽게 해주는 관절 세척술(關節洗滌術) 또는 비슷한 의미의 관절 변연 절제술(邊緣切除術)은 관절염의 어느 시기에도 할 수 있습니다. 관절의 결손이 어느 일부분에만 있는 초기의 관절염에서는 연골하골에 구멍을 뚫어서 피가 나게 하여 연골의 재생을 도모하는 연골 성형술(軟骨成形術)이 있으나, 이때 재생된 연골은 정상 연골이 아니기 때문에 치료에 한계가 있습니다. 관절 연골 결손이 있을 때의 또 다른 대안은 골연골이식술과 연골 세포 이식술도 있으나 이 수술은 관절 연골이 전체적으로 넓게 변화가 온 관절염 보다는 관절 연골의 일부 결손이 있을 때 사용합니다. 또 관절염이 그렇게 심하지 않으면서 관절 전체에 퍼지지 않고 한쪽에만 있는 비교적 젊은 사람에게는 뼈의 모양을 올바르게 해주는 절골술(折骨術)을 시행하기도 합니다. 관절염이 아주 심해서 여타의 방법으로도 낫지 않거나 나을 가능성이 없을 때에는 인공관절술을 시행합니다. 인공관절술은 단일 구획 인공관절술과 전치환 인공관절술이 있습니다.

관절 세척술(關節洗滌術) 또는 변연 절제술(邊緣切除術)

관절 속을 씻어 주는 수술을 말하며 똑같은 의미는 아니지만 관절 변연 절제술이라는 것도 비슷한 수술입니다. 이 말 자체로는 화농성 관절염에서도 관절을 씻어 주는 방법도 포함되나 이때에는 고름을 빼준다는 의미의 배농술(排膿術)이란 말을 씁니다.

세척술은 퇴행성 관절염에서 관절 내에 있는 노폐물이나 찌꺼기 또는 관절 연골의 너덜너덜한 부분을 제거해 주는 수술을 말합니다. 관절염에서 통증을 일으키는 여러 원인 중 이런 노폐물도 기여할 것이라는 추측에서 시행을 하나 퇴행성 관절염에서는 다시 노폐물이 생기기 때문에 일시적인 효과를 얻을 수 밖에 없습니다. 관절경을 이용하여 간단하게 끝나기 때문에 인공관절술과 같은 큰 수술을 하기 이전에 한 번쯤 시행할 수 있으나 수술 후 증상이 악화되는 경우도 있습니다(그림 4-20).

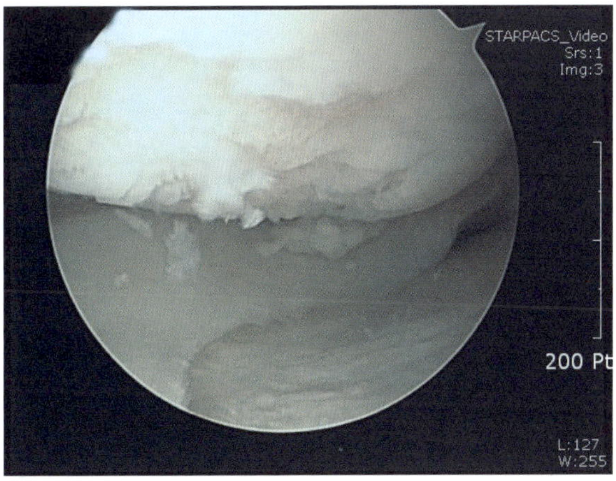

그림 4-20. 관절경으로 들여다 본 퇴행성 관절염의 노폐물

절골술(折骨術)

방법

절골술이란 뼈를 자르는(절골 : 折骨) 수술이라는 뜻입니다. 뼈의 모양이 정상이 아닐때 이것을 교정하여 주기 위해서 뼈를 잘라서 바르게 만들어 준 다음 다시 붙여 주는 수술입니다. 퇴행성 관절염에서는 관절염이 되면 뼈의 모양이 휘어져서 'O'자형으로 됩니다. 이런 경우 무릎의 안쪽이 힘을 더 받아서 퇴행성 변화가 심해지는 반면, 바깥쪽은 비교적 양호한 상태를 유지하고 있습니다.

이때에 뼈의 모양을 바르게 잡아주면 무릎의 안쪽과 바깥쪽이 힘을 골고루 받게 되어 안쪽 관절의 노화가 느리게 진행되거나 노화가 되었던 관절이 조금 좋아질 수 있습니다. 절골술은 퇴행성 관절염 뿐만 아니라 다리의 모양이 달라진 변형에서도 사용합니다. 수술자에 따라서 절골술을 시행하면서 관절경 수술을 동시에 시행하기도 합니다.

수술의 방법은 무릎의 모양이 틀어져 있을 경우 뼈를 잘라 일부를 떼어내고 유합을 시키거나 뼈를 자른 다음 벌려서 휘어진 뼈를 바르게 잡아주고 금속판 등을 이용하여 다시 붙여 줍니다(그림 4-21).

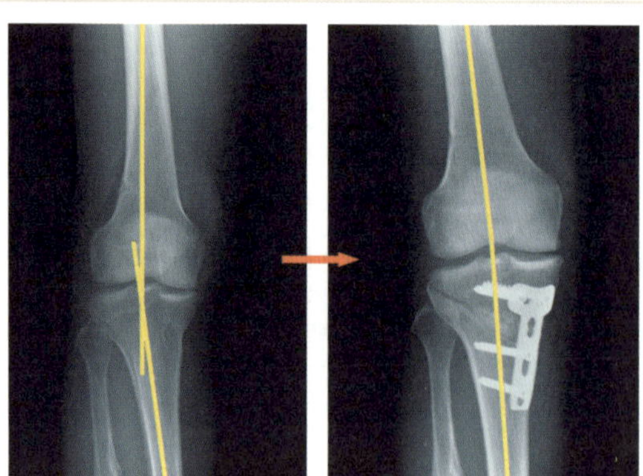

그림 4-21. 절골술 전후의 X-ray

소아에서 변형이 심하거나 키가 작을 때에는 절골술을 해 주고 일리자로프라는 기기를 사용하여 점진적으로 교정 또는 신연(늘려 주는 것)을 해주기도 합니다.

수술경과

이 수술의 장점은 자기의 관절은 그대로 남겨두기 때문에 수술이 잘 되면 일상생활에 지장을 거의 받지 않는다는데 있습니다. 따라서 퇴행성 관절염에서의 절골술은 60세 이전의 비교적 젊은 나이에 부분적으로 관절염이 있지만 그리 심하지 않은 사람에게 인공관절술을 받기까지 시간을 벌기 위해 시행합니다.

단점은 관절에 직접 수술을 하지 않기 때문에 관절염이 아주 심한 경우에는 효과가 없고 수술의 효과를 오랫동안 기대하기는 어렵습니다. 보통 5~6년, 길게는 10년까지 수술의 효과를 기대할 수 있습니다

합병증

절골술의 합병증은 수술 도중 혈관 및 신경 손상을 초래하여 혈행 장애나 마비증상이 올 수도 있고 뼈를 자르다가 관절면을 이루고 있는 뼈에 골절을 일으킬 수 있습니다. 수술 후의 합병증으로는 염증이 생기거나, 뼈가 붙지 않을 수 있고, 원한만큼 각도의 교정이 이루어지지 않거나, 시간이 지나면서 교정각이 줄어들 수 있습니다. 너무 과 교정이 되면 무릎 모양이 X-자 형태로 되어 생활의 불편함이 있을 수 있습니다. 또 통증이 그대로 남아있기도 하고 예상한 기간보다 빨리 관절염이 진행되기도 합니다.

인공관절술(人工關節術) : 전치환술

인공관절술이란?

관절을 사람이 만든(인공 : 人工) 관절로 만들어주는 수술을 말합니다. 관절 치환술, 관절 성형술 등으로도 불리며 무릎에서는 슬관절 치환술 또는 슬관절 인공관절술이라고도 부릅니다.

인공관절술이라고 하면 관절 전체를 바꾸어 주는 인상을 주나 실제로는 관절을 이루는 뼈와 연골의 일부만(약 8mm 두께) 잘라내고 금속과 폴리에틸렌으로 만든 인공관절을 뼈에 고정하여 주는 수술입니다(그림 4-22).

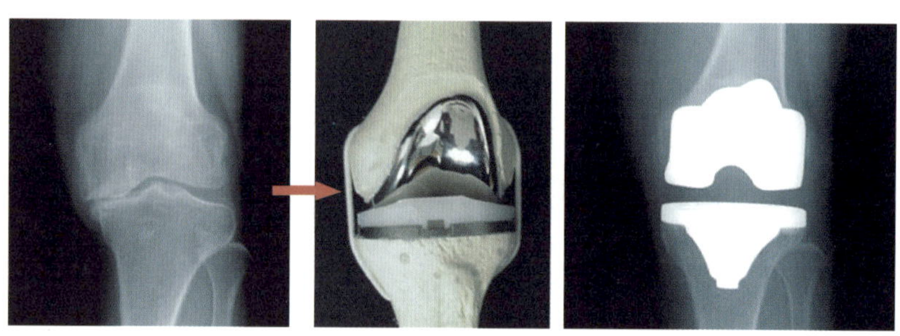

그림 4-22. 인공관절술 전후의 사진 및 모형도

적응

퇴행성 관절염, 류마티스 관절염 및 기타의 관절염에서 다른 어떤 방법으로도 치료가 안 되거나 치료의 효과를 기대할 수 없을 때 사용하는 마지막 방법으로 생각할 수 있으나 인공관절술의 결과가 매우 좋아서 점차 수술의 적응이 넓어지고 있습니다. 쉽게 이야기하면 관절염이 심하여 약을 먹거나 여타 다른 수술을 하여도 통증이 가라앉지 않거나 걷기가 힘들어 기능 장애가 있는 환자에게 하는 수술입니다.

인공관절은 수명(10~15년)이 있기 때문에 과거에는 65세 이후에 시행하는 것이 권장 되었으나 최근에는 평균 수명이 연장되어 큰 의미가 없어졌습니다.

이 외에 비록 젊더라도 뻗정다리가 되어 생활의 불편이 심할 경우에도 시행합니다.

인공관절술은 큰 수술이기 때문에 전신건강을 고려하여 수술을 해야 합니다.

노인들에게는 심폐혈관계 질환, 신장기능 저하, 고혈압, 당뇨 및 스테로이드 제제의 남용으로 인한 내분비 기능 장애가 다소나마 있으며 골다공증의 환자도 상당히 많습니다. 심폐혈관계의 질환이 심하면 물론 수술을 받기가 힘들고, 신장의 기능도 신부전증이 있으면 투석을 하며 수술을 할 수 있으나 위험 부담이 따릅니다. 당뇨, 고혈압, 내분비 질환은 수술 전 및 수술 중 약물로 조절을 하면서 수술이 가능하며, 골다공증도 수술 시 조심이 필요하지만 수술에 큰 지장을 주지는 않습니다.

장단점

인공관절술의 목적은 통증을 없애주면서 관절 운동을 원활하게 하는데 있습니다. 인공관절술의 장점은 무엇보다도 통증이 다른 어떤 방법보다도 확실하게 없어지면서 일상생활이 가능하여 수술 환자의 97~98%가 수술의 결과에 만족하고 있다는 점입니다.

부수적으로 'O'자형으로 휘어진 다리 모양이 바르게 잡아지기도 하고 불안정한 관절은 더 튼튼해질 수 있습니다. 단점으로는 수술을 잘못 받거나 조심해서 사용하지 않으면 여러 가지 합병증이 발생하고, 또 쭈그려 앉으면 쉽게 망가지기 때문에 우리나라에서와 같이 방바닥에서 생활을 하는 사람에게서는 일상생활에서 약간의 불편함이 있습니다.

수명

인공관절의 수명은 대개 10~15년 정도이지만 수술을 잘 받고 조심하여 쓰면 20년 이상도 쓸 수 있습니다. 하지만 체중이 많이 나가는 비만인 사람이나 힘든 노동을 하거나 함부로 쓰게 되면 몇 년 지나지 않아도 쉽게 망가지게 됩니다. 최근 마모에 강한 인공관절이 개발되면서 인공 관절을 평생 쓸 수 있다고 선전하는 병원도 있습니다. 인공관절이 닳아서 못 쓰는 경우 보다는 합병증이 얼마나 그리고 언제 오느냐에 따라 사용기간에 차이가 있기 때문에 이러한 선전은 과대 광고입니다.

방법

수술의 방법도 여러 가지가 있는데 전통적인 방법으로 하는 수술과, 상처를 적게 내거나(최소 침습적 수술) 컴퓨터를 이용하는 방법이 있습니다. 상처를 적게 내는 방법은 미용상 좋고 수술 초기에 통증이 줄어드는 경향이 있지만 수술 시야가 좋지 못하여 수술이 잘못될 가능성도 있습니다. 컴퓨터를 이용하는 수술은 크게 네비게이션 방법과 로보트 방법이 있습니다. 네비게이션 방법은 수술하는 길을 컴퓨터가 지시한 대로 수술자가 시행하는 것이고 로보트 수술은 로보트가 수술까지 진행하는 것 입니다. 뼈를 자르고 정열을 맞추는 과정을 컴퓨터를 이용하기 때문에 정확도를 높일 수 있으나 컴퓨터가 수술의 10~20%만 관여하기 때문에 생각만큼 큰효과가 있는 것은 아닙니다. 잘 아는 길은 네비게이션대로 가면 더 불편하듯이 수술에 경험이 많은 의사에게는 컴퓨터 수술이 불편할 수 있습니다. 로보트 수술도 수술의 일부만 로보트가 담당하고 70% 이상은 수술자가 담당하고 있습니다.

퇴행성 관절염은 대개 양쪽이 같이 오는 경우가 많은대 수술은 한쪽씩 따로따로 시간 차이를 두고 시행하거나 양쪽을 동시에 하기도 합니다.

수술 후 경과

수술을 받고 대개 3~4일이 지나면 보행기를 이용하여 걷기 시작하고 빠른 사람은 3~4주 안에 지팡이 등도 사용하지 않고 걸을 수 있습니다.

수술 후 6개월 또는 일년이 지나면 환자는 아프지 않고 걸으며 가벼운 산행을 할 수 있고, 골프나 배드민턴 같은 가벼운 운동은 가능하지만 정상 관절과 똑같이 되지는 않습니다.

합병증

이 수술은 대부분 노인에게 시행되고 수술 자체가 크기 때문에 마취 및 회복에 따른 위험의 빈도는 다른 수술보다 높습니다.

전신적인 합병증으로는 마취에서 깨어나지 못하는 수도 있고 수술한 다리에 피가 엉겨서 다리가 붓고 열감이 있는 혈전증이 생길 수 있으며, 응고된 피의 덩어리가 폐나 신장에 가서 색전증을 일으켜 생명에 위협을 주기도 합니다. 하지만 수술 전에 전신상태에 대하여 검사를 철저히 하기 때문에 이런 위험한 경우는 1,000명당 약 1～2명 정도도 되지 않습니다. 이외에도 노인에게서 시행하기 때문에 정신 상태가 일시적으로 혼미해지는 섬망이 오기도 합니다.

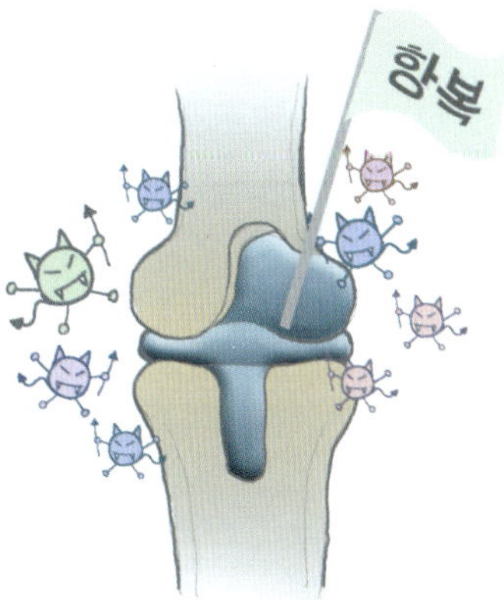

무릎의 합병증은 수술을 얼마만큼 잘 하는가 하는 의사의 측면과 환자가 얼마나 의사의 지시에 잘 따르는가 하는 환자의 측면으로 나뉩니다. 가장 치명적인 합병증은 수술 후 감염이며, 그 외에 인공관절이 닳는 마모(磨耗), 뼈에 고정시켰던 인공관절이뼈와 분리되는 해리(解離), 뼈가 녹는 골용해(骨溶解) 등이 문제가 됩니다. 또 수술 후에도 통증이 지속되는 경우, 관절 운동이 잘 안 되는 경우, 관절이 불안정하여 휘청거리는 경우도 있고, 수술 주위의 뼈가 부러지기도 합니다.

수술 기술이 발달되지 못한 과거에는 관절 운동이 제대로 안되어 소위 뻗정다리가 되는 경우가 있었지만, 최근에는 특별한 경우가 아니면 100° 이상은 구부릴 수 있습니다. 하지만 구부릴 수 있다고 해서 쭈그려 앉는 것은 인공관절의 수명을 단축시킬 수 있기 때문에 침대나 소파 생활을 하고 양변기를 사용해야 합니다.

감염은 가장 심각한 합병증으로 일단 감염이 발생하면 수술을 다시 해야 하기 때문에 일차 수술은 실패했다고 보아야 합니다. 감염은 수술실의 환경과 수술 시간 및 환자의 위생 상태와도 관계가 많지만 무엇보다도 환자의 전신 상태가 중요합니다. 환자의 상태가 좋지 못하면 균이 쉽게 몸에 침범하고 수술 부위에 감염을 일으키게 됩니다. 우리나라에서는 수술 전에 침이나 뜸을 뜨는 것도 문제가 되지 않나 생각됩니다. 특히 침 같은 경우는 별로 흔적이 남지않기 때문에 최근에 침을 맞았으면 수술을 미루는 것이 좋습니다. 감염에 의한 재수술은 일차로 인공관절물을 제거하고, 염증이 가라앉은 다음에 다시 인공관절을 삽입해야 하는 것이 원칙입니다. 재수술 후에도 염증이 재발하는 경우가 10% 정도 되며 수술을 두번 이상 해야 될 경우가 있습니다.

인공관절을 오래 쓰면 허벅지뼈와 정강이뼈에 고정한 금속 삽입물 사이에 끼어 있는 폴리에틸렌이 닳고 그 다음 금속도 닳게 되는데 이것을 마모라고 합니다(그림 4-23).

인공관절을 오래 써서 마모가 일어나는 것은 불가피한 자연적인 현상이라고 볼 수 있습니다. 체중이 많이 나가거나 너무 무리하게 사용했거나 삽입된 폴리에틸렌이 불량품일 때 마모가 빨리 오며, 물론 수술을 잘못한 경우도 마모의 원인이 됩니다. 그러나 최근 재질이 많이 발달하여 마모는 많이 줄었습니다.

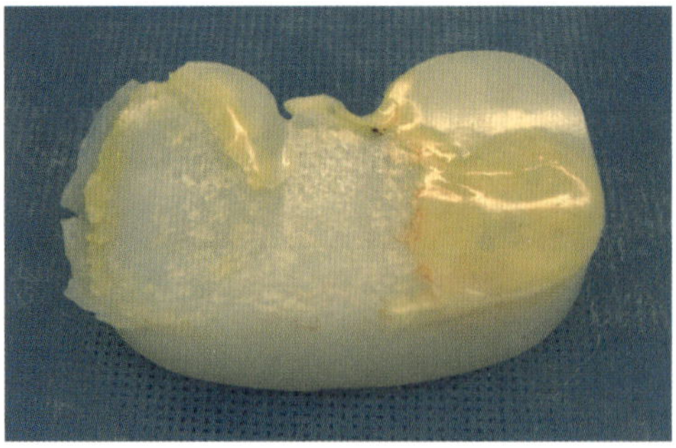

그림 4-23. 마모된 폴리에틸렌

해리는 뼈에 고정시켜 놓았던 인공관절이 뼈와 분리되어 움직이는 것을 말하며 이는 오래 사용했을 때, 너무 무리하게 사용했을 때, 수술을 잘못했을 때, 염증이 생겼을 때 등으로 그 원인을 요약할 수 있습니다. 특히 폴리에틸렌이 마모가 되면 이 폴리에틸렌의 가루가 뼈를 녹이면서(골용해 : 骨溶解) 해리를 촉진시킵니다(그림 4-24).

이러한 합병증이 있음에도 불구하고 인공관절술을 시행하는 것은 성공적으로 수술이 이루어지면 아프지 않고 일상생활을 잘 할 수 있기 때문입니다.

재수술

감염, 마모 및 해리 및 기타의 합병증이 발생하면 인공관절을 뽑고 재수술을 해야 할 경우가 발생합니다.

재수술은 일차 수술보다 고령의 나이인데다 처음 수술보다 어렵고 예후가 나쁘다고 할 수 있습니다. 그러나 수술 후 정기적으로 검사를 하여 마모나 해리를 조기에 발견하면 재수술이 훨씬 용이할 뿐만 아니라 예후도 좋기 때문에 1년에 한 번 정도는 정기적인 검사를 받는 것이 바람직합니다.

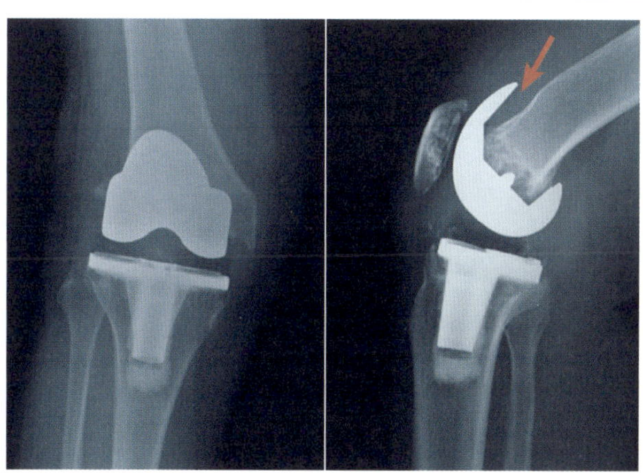

뼈와 인공 관절물 사이가 벌어져 있슴(화살표)

그림 4-24. 해리의 방사선 소견

인공관절술 (人工關節術) : 단일 구획(부분) 치환술

무릎 관절은 해부학상 안쪽 관절과 바깥쪽 관절로 나눌 수 있는데, 관절염의 초기에는 무릎의 안쪽 관절에 주로 오다가 점차 진행되어 바깥쪽 관절로까지 진행되는 경우가 많습니다. 초기의 안쪽 관절만 관절염이 심할 경우 안쪽만 인공관절로 바꾸어 줄 수 있으며 이를 단일 구획 치환술이라고 합니다(그림 4-25). 단일 구획 치환술은 무릎의 기능을 좀더 보존할 수 있지만 치환하지 않은 반쪽이 완전히 정상 상태는 아니어서 이 부위에서 통증이 있을 수도 있습니다. 또 치환하지 않은 관절에서 관절염이 진행되어 전치환술보다 수명이 짧으며 재수술도 쉽지 않습니다. 따라서 내측 관절에만 관절염이 있는 60세 이전의 환자나 80세 이상의 고령의 환자에게 하는 것이 좋습니다.

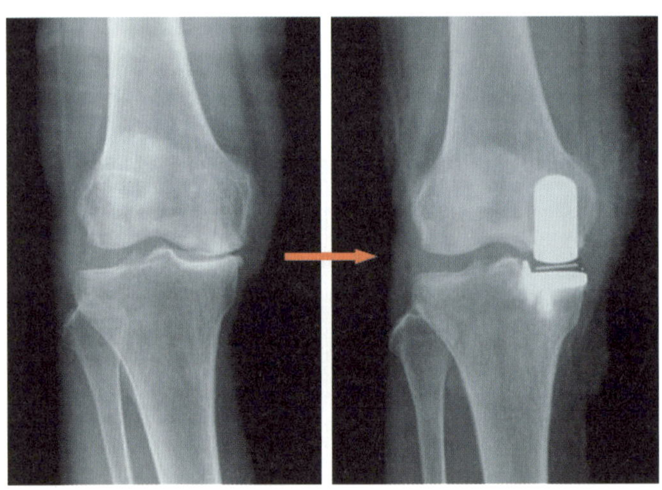

그림 4-25. 단일 구획 치환술 전 및 후의 X-ray

(5) 예방

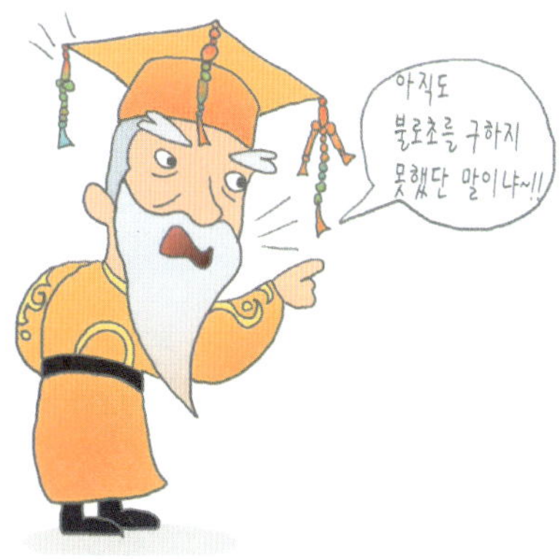

어떤 분들은 관절염이 생기지 않도록 하기 위해 병원을 찾기도 하지만 관절염을 예방하는 방법은 무릎을 잘 관리하는 수 밖에 없습니다. 스트레칭 등으로 관절의 유연성을 높여 주어 다치지 않도록 하고, 평소에 근력운동을 하여 관절에 가는 힘이 근육에 분산되도록 합니다. 체중을 줄이는 것도 매우 중요합니다. 층계 오르내리기를 할 때도 무릎에 가해지는 힘은 체중의 6~7배가 되는 바, 만약 5kg를 줄였다면 30~35kg의 힘을 덜 받게 됩니다. 무릎에 무리가 가는 자세인 쭈그려 앉기를 하지 말고, 자신의 무릎 상태에 맞지 않을 정도의 무리한 운동은 삼가 합니다. 무릎이 아프면 일단 쉬고, 그 원인을 찾아 이를 치료해야 합니다. 충격을 잘 흡수하는 신발, 지팡이 또는 보행기를 사용하는 것도 진행을 줄일 수 있습니다. 관절염을 예방하는 약제가 개발 중이며 또 소개를 하고 있으나 아직 확실히 의학적으로 규명된 것은 없습니다.

3) 류마티스 관절염

류마티스 관절염은 만성적이면서 한 관절 또는 여러 관절을 동시에 침범하는 관절염입니다.

(1) 발병원인

이 관절염의 발병 원인은 뚜렷이 밝혀지지는 않았습니다. 여러 가지 설이 있는데 비타민 및 호르몬 결핍, 유전적 요소, 심지어는 정신적인 스트레스까지 있으나 면역기능의 이상으로 발생한다는 설이 제일 유력합니다. 면역반응이란 외부에서 어떤 물질이나 균(항원 : 抗原)이 침범했을 때 이를 막아내기 위하여 몸에서 항체(抗體)가 만들어지는데, 이 항체와 항원이 결합함으로써 병을 예방하는 보호 기능이며, 예방 주사가 대표적인 예라 할 수 있습니다. 그러나 면역반응은 이런 좋은 것만 있는 것이 아니라 과민반응으로 알레르기나 쇼크를 일으키기도 합니다.

류마티스 관절염은 자기 몸에서 생긴 어떤 물질을 마치 바깥에서 침범한 항원으로 착각하여 이것에 대항하는 항체가 생겨 이 항원과 항체가 결합하여 관절염을 일으킨다는 것입니다. 실제로 이 병이 발생하기 전에 심한 감기를 앓았다거나 편도선염을 앓은 사람이 상당히 있습니다. 이는 마치 싸움터에서 적군(항원)과 아군(몸)이 교전하고 있는데 지원병(항체)이 왔지만, 아군을 적군으로 오인하여 싸우는 꼴입니다.

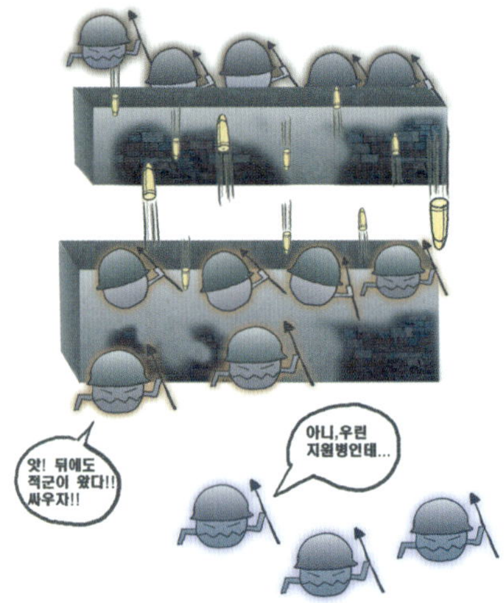

(2) 퇴행성 관절염과의 차이

퇴행성 관절염이 일차적으로 뼈나 연골에 이상이 생겨 발생하는데 반하여 이 질환은 관절을 싸고 있는 활막에서 주로 발생하고, 이 활막이 증식되어 자꾸 부어올라 관절이 붓고 아프며 나중에는 뼈에까지 침투하여 연골과 뼈를 파괴하는 양상을 보이고 있습니다. 활막은 관절뿐만 아니라 힘줄이나 인대도 둘러싸고 있어서 힘줄이나 인대에도 병이 나타나게 됩니다.

임상적으로 퇴행성 관절염보다는 젊은 나이에 여러 관절에 발생하며, 아침에 심해지는 경향이 있고 여자가 남자보다 약 3배 많이 발생합니다.

(3) 증상

증상은 매우 다양하게 나타나서 조금 아픈 사람에서부터 매우 아파서 움직이지도 못하고 누워 있어야만 하는 사람도 있습니다. 류마티스 관절염의 통증은 날이 궂거나 다습한 기후에 악화되는 경향이 있습니다. 류마티스 관절염은 대개 네 가지 형태의 경과를 보이는데 첫 번째 형태는 아프고 안 아프고를 반복하다가 슬며시 없어지는 형, 둘째는 항상 고만고만하면서 계속 이어지는 형, 셋째는 아프고 안 아프고를 반복하면서 점차 진행하는 형, 그리고 마지막으로는 급속히 진행하는 형입니다.

초기에는 아침에 일어나면 손가락이나 관절이 뻣뻣하게 느껴지고 조금 움직이고 나면 부드러워집니다. 진행이 되면 관절이 부어서 푸석푸석한 느낌이 들며 이러한 관절 증상이 여러 군데 또는 같은 관절의 양쪽에 동시에 나타나기도 하며, 통증이 여러 관절로 돌아다니는 느낌이 있습니다. 더욱 진행되면 간혹 벌레에 물린 것처럼 혹 같은 것이 피부 밑에서 만져지기도 하고 인대나 힘줄을 싸고 있는 활막에 침범하면 인대나 힘줄이 약해지거나 끊어져서 관절이 불안정해지고 모양이 비틀어지기도 합니다(그림 4-26).

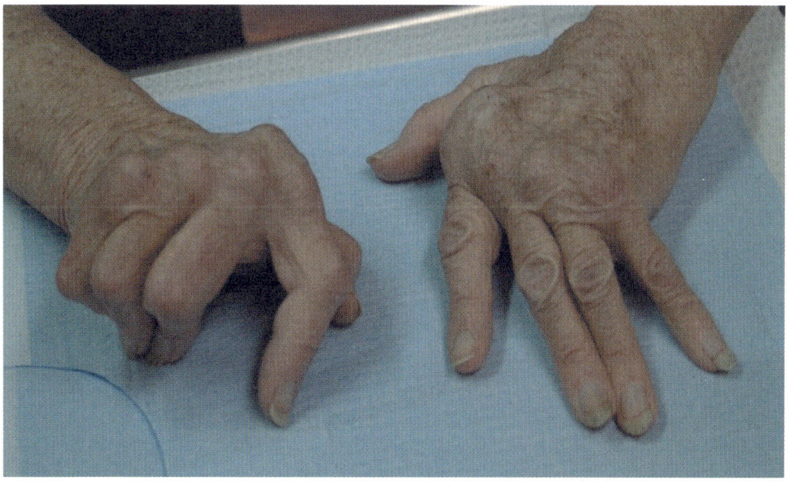

그림 4-26. 류마티스 관절염에서의 변형

통증이 심하면 움직이기 싫어하고 이런 일이 지속되면 관절이 굳어버려 아예 움직이지 못하게 됩니다.

제 4장

(4) 진단

검사법

진단의 방법은 환자의 병력과 진찰 소견을 기초로 하여 혈청학적 검사, 방사선 검사, 동위원소 검사 및 조직검사 등이 있습니다.

피검사는 혈액검사와 혈청검사를 하는데 혈액검사에서는 빈혈을 보일 수 있습니다. 혈청학적 검사로는 염증의 정도를 알아보는 혈침속도(ESR)와 C 반응단백(CRP) 수치가 올라가고 류마티스 인자 검사에서 양성이 나오는 경우가 많습니다.

류마티스 인자 검사는 한번 양성으로 나타나면 대개 그대로 남아있는 경우가 많습니다. 그러나 류마티스 인자 검사는 정상에서도 2~10%에서 양성으로 나타날 수 있고, 다른 면역성 질환에서도 양성으로 나타나기도 합니다.

반면에 류마티스 관절염이 있다고 해서 모두 양성으로 나타나지는 않고 약 60~70%에서 양성으로 나타나기 때문에 환자의 병력 뿐만 아니라 혈침속도와 C 반응단백을 참고해서 진단을 내리게 됩니다.

방사선 상으로는 처음에는 큰 이상 소견이 없으나 진행되면 활동량이 줄어들어 골다공증의 소견을 보이고 더 진행되면 관절 간격이 좁아지고 관절을 이루는 뼈가 파괴되며 뼈의 모양이 변하다가 더욱 심해지면 뼈와 뼈가 붙어서 관절이 유합되어 있는 모습을 보입니다. MRI는 초기 활막의 상태를 알고 관절염의 진행정도를 아는데에 도움을 줄 수 있겠으나 들이는 비용에 비해 얻는 정보가 적어서(이미 다른 검사로 병의 진행을 알기 때문에) 일상적으로 시행하지는 않습니다. 방사선 동위원소 검사는 관절염이 다발성으로 있을때 어느 관절이 문제가 되는지를 알아보는데 도움을 줍니다.

결론적으로 이러한 것을 종합하여 1) 아침에 일어나면 관절이 뻣뻣하고 2) 관절이

세군데 이상 아프고 3) 손마디에 관절염이 있고 4) 양쪽에 같이 오고 5) 류마티스 인자가 양성이며 6) 피부 밑에 혹 같은 것이 만져지고 7) 방사선 소견상 류마티스 관절염의 소견을 보이는 7가지 중에서 4가지 이상이 6주 이상 진행되면 류마티스 관절염이라고 진단합니다.

(5) 치료

치료가 될 수 있나요?

치료의 원칙은 이 질환의 원인을 알 수 없기 때문에 원인 제거는 힘들어서 병의 진행을 정지 시키거나 느리게 진행하도록 하는데 있으며, 목표는 안 아프게 하고 관절의 모양이 변하거나 굳어지는 것을 막고 근육이 마르는 것을 방지하는 것입니다.

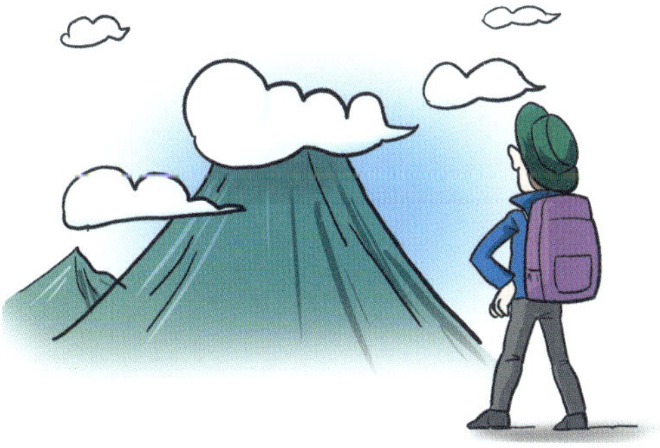

이 질병은 만성적이고 진행성이므로 장기적인 치료의 전략이 필요하며 환자가 병에 대한 이해를 하여 일상생활을 긍정적으로 영위할 수 있도록 정신적으로 도와주는 것도 중요합니다.

① 일반적인 치료법

치료의 방법은 일반 대증요법, 물리치료, 약물요법 및 수술요법이 있습니다. 일반 대증요법은 영양상태를 좋게 하고 감기에 걸리지 않도록 조심을 하며, 스트레칭으로 관절의 유연성을 키우며, 관절에 무리가 가지 않도록 주의를 합니다.

물리치료는 퇴행성 관절염에서 쓰이는 열요법 외에 관절이 굳지 않도록 움직여주고, 관절이 많이 아플 때 이를 완화하기 위해서 또는 변형이 오지 않게 할 목적으로 보조기착용을 하기도 합니다.

보조기 착용을 하는 경우에도 하루에도 몇 번씩 이를 풀고 운동을 시켜 관절이 굳지 않도록 합니다.

② 약물요법

약물요법이 주된 치료법으로 이 질환은 만성적이므로 장기간 약물을 투여하게 되는데 증상을 완화시키며 병세를 조절하고 진행 속도를 늦춰 주는데 주안점을 두고 있습니다.

편의상 제 1열 치료제와 제 2열 치료제로 나누는데 제 1열 치료제는 구하기 쉽고 독성이 적은 약물이며, 제 1열 치료제에 듣지 않거나 듣지 않을 거라고 예상이 될 때에는 제 2열 치료제를 사용합니다.

제 1열 치료제는 아스피린과 스테로이드 제제, 비스테로이드성 진통소염제 및 콕스 II 억제제가 이에 해당되며 퇴행성 관절염에서 쓰이는 약과 거의 동일하므로 퇴행성 관절염의 약물 요법을 참조하기 바랍니다.

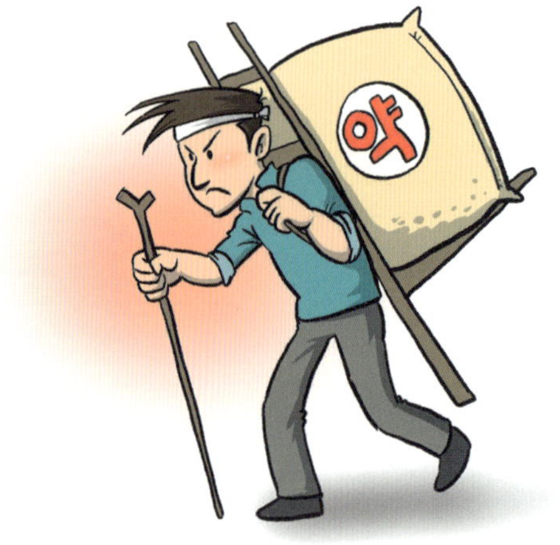

스테로이드 제제는 증상이 심하면 사용하는데 퇴행성 관절염보다는 사용 빈도가 높습니다. 약제의 종류 및 효능과 부작용이 환자에 따라 다르므로 장기간 사용할 약물의 종류와 용량의 결정은 환자에게 여러 약을 시도해본 다음 가장 적합한 것을 결정해주는 것이 좋습니다.

제 2열 치료제는 제 1열 치료제로써 효능이 없을 때, 또는 없을 것이라고 예상될 때 사용하며 암의 치료에 쓰여 항암제로 알려진 면역 억제제 같은 강력한 소염작용 및 진통 작용을 가진 약제를 사용합니다. 그러나 이런 제 2열 치료제는 부작용이 심하므로 의사의 엄격한 통제 하에 여러 가지 검사를 시행하여 전신 상태를 보아가며 사용해야 합니다.

③ 수술요법

약을 몇 달 먹었는데도 무릎이 퉁퉁 붓고 아프면 수술을 해야 하나요?

이러한 방법으로도 병이 진행될 경우에는 부득이 수술적 요법을 시행하며, 여기에는 활막 제거술(滑膜除去術), 관절 유합술 및 관절 성형술이 있습니다.

활막 제거술은 약물요법을 6개월간 시행하였음에도 불구하고 병이 진행될 때 통증을 없애주고 진행을 억제하기 위하여 제일 먼저 시행할 수 있는 수술입니다. 대개는 류마티스 관절염이 활막에만 국한되어 있는 초기에 합니다.

활막은 제거하여도 다시 만들어지기 때문에 1~2년의 한시적인 효과를 얻을 수 있으며 한 관절의 활막을 제거하면 다른 관절의 증상도 조금 호전된다는 보고도 있습니다.

이론적으로는 활막 제거술을 시행하려면 뼈에 침투하기 전에 일찍 시행하는 것이 좋으나 수술 후 관절 운동 제한의 합병증과 재발이 많아 수술 시기를 결정하는 것이 쉽지만은 않습니다.

관절 유합술은 주로 손마디 같은 작은 관절에서 관절이 변형이 와서 관절 기능이 소실 되었을 때 시행합니다. 무릎의 관절처럼 큰 관절에서의 유합술은 관절을 움직일 수 없어 불편한데다 관절 성형술의 결과가 좋아 최근에는 별로 사용하지 않습니다.

류마티스 관절염에서도 인공관절술을 하나요?

물론 관절염이 심한 경우에는 인공관절술이 가장 좋은 치료법이라 할 수 있습니다. 인공관절술은 퇴행성 관절염에서 기술한 것과 동일하며 결과도 매우 좋습니다. 류마티스 관절염에서 인공관절술의 예후는 퇴행성 관절염보다 좋다고 주장하는 사람도 있으나, 이는 류마티스 관절염 환자가 활동력이 떨어져서 무리하게 사용하지 않는데 기인한다고 할 것입니다. 저자는 류마티스 관절염에서 예후가 약간 나쁘다고 생각하는데, 그 이유는 류마티스 관절염은 진행성이며, 주위의 연부 조직이 불량하여 상처 치유가 더디고, 관절이 불안정하고 근육의 힘이 약해져 있으며 주위의 다른 관절, 즉 히프나 족관절의 변형을 동반하는 경우가 많기 때문입니다. 수술을 시행할 경우에도 관절의 모양이 비틀어져 있어서 이를 교정하는데 어려움이 따르고, 뼈가 약해져서 고정력도 약합니다.

4) 소아성(연소기) 류마티스 관절염

소아성(연소기) 류마티스 관절염은 15세 이전의 나이에 발생하는 류마티스 관절염을 말하며 소아에서 가장 흔히 볼 수 있는 만성 관절염입니다.

어른에서 생기는 것과 차이가 있나요?

같은 관절염인데 구태여 15세 이전과 이후로 나누는 것은 세 가지 점에서 성인과 차이가 있기 때문입니다. 첫째는 소아형은 성인형보다 예후가 비교적 양호하여 대부분 완전 치유되어 10%만 영구적인 장애가 남고, 둘째는 소아형에서는 관절 외의 임상 증상, 특히 눈에 침범하여 시력의 저하를 가져오거나 실명을 일으킬 수도 있고, 셋째는 류마티스 인자 검사가 대부분 음성으로 나타나며, 만약 양성으로 나타나면 예후가 나쁘다는 점입니다. 유전적인 요소도 성인형보다 강하여 가족 중에서 류마티스 관절염이 있을 빈도가 조금 높고 일란성 쌍둥이에서는 한 아이가 이 병이 있으면 다른 아이는 30%에서 이 병에 걸릴 위험성이 있습니다.

이 병은 류마티스 관절염과 한 계통의 병이므로 바로 앞에 쓰여 있는 류마티스 관절염 항을 참고하시기 바랍니다.

증상도 어른과 비슷한가요?

증상은 대개 무릎이 붓고 아프며 열이 나기도 하고 운동 제한이 오는 등 일상의 관절염 증세가 나타납니다. 관절염의 증상은 대개 서너 개 관절 미만에서 나타나나 그 이상의 관절을 침범하기도 합니다.

대부분 증상이 계속되다가 치유가 되지만 그렇지 못한 경우에는 뼈가 자라는 것에 영향을 주고 뼈의 모양이 달라져서 절룩거릴 수도 있습니다.

진단은

진단은 15세 미만의 환자가 전형적인 염증성 관절염 증상이 6개월 이상 지속될 때 다른 원인이 밝혀지지 않으면 일단 이 진단을 붙이게 됩니다.

류마티스 인자는 대부분 음성으로 나타나고 혈침속도와 C 반응단백은 류마티스 관절염에서와 같이 병이 활동성일 때 올라갑니다.

X-ray는 초기에는 아무런 이상을 발견할 수 없으나 진행된 환자에서는 뼈의 모양이 달라진 것을 볼 수 있습니다.

방사선 동위원소 검사는 류마티스 관절염과 같이 어떤 관절에 침범되었는가를 아는데 도움이 됩니다(증상은 없지만 관절염이 온 경우도 있기 때문에).

치료는

치료는 류마티스 관절염과 큰 의미에서 차이가 없지만 소아이며 잘 낫는다는 점에서 약물의 사용을 주로 하며, 관절의 변형이나 운동 제한이 있어 기능이 나빠진 경우를 제외하고는 수술을 하지 않습니다.

대증적인 요법은 류마티스 관절염과 동일하며 약물요법은 아스피린이나 그 밖의 비스테로이드성 진통소염제를 사용합니다. 그러나 소염제의 대표적인 인도메타신은 금하며, 스테로이드나 제 2열 약물도 아주 심한 경우 외에는 사용을 하지 않습니다.

5) 통풍성(通風性) 관절염

통풍성 관절염은 어떤 병입니까?

통풍성 관절염은 바람만 불어도 통증을 느낄 정도로 아프다는 뜻에서 유래되었습니다. 이 관절염은 요산이 관절에 침착하여 발생합니다. 우리가 먹는 음식에는 퓨린이라는 물질이 함유되어 있으며, 이 물질은 체내에서 요산으로 변하여 소변으로 배설되게 되어 있습니다. 퓨린이 많이 함유된 음식을 먹어 요산이 많이 생성되거나 배설을 잘 못하게 되면 체내에 요산이 많이 남아 있게 되고 이것이 관절에 쌓이면 통풍성 관절염이 발생하는 것입니다.

통풍은 원발성(原發性) 통풍과 속발성(續發性) 통풍으로 나뉘는데, 원발성 통풍은 몸에 특별한 병이 없이 나타나며 이것을 일반적으로 통풍이라고 합니다. 속발성 통풍은 혈액 질환이 있어 혈액이 파괴되면서 퓨린이 많이 생성되거나, 신장에 이상이 있어서 요산을 잘 배설하지 못하면 발생하는 것입니다. 원발성 통풍은 주로 40대 남자에서 오는데 만약 이보다 젊은 나이에서 통풍이 나타나면 속발성 통풍일 가능성이 있으므로 다른 병이 있는가를 알아보는 것이 좋습니다.

굉장히 아프다면서요?

증상은 급성 통풍과 만성 통풍으로 나뉘며 급성 통풍은 갑작스럽게 관절이 붓고 아프며 열이 나서 마치 관절이나 관절 주위가 곪는 것 같이 아픕니다.

관절에 무리를 하거나 술 또는 퓨린이 많이 함유되어 있는 고기 등을 먹으면 증상이 심해지므로 사냥을 하는 사람에게서 많다고 합니다. 통증은 엄지발가락의 관절에 제일 많이 오는데 그 외에 무릎에도 가끔 나타납니다.

환자는 아프기 전날에 관절이 좀 이상하다는 느낌을 가지기도 합니다. 처음 증상이 나타난 통풍은 대개 며칠 후 증상이 없어졌다가 수주 또는 수년 만에 재발하면서 만성 통풍이 되며 약 5%에 서는 재발이 없을 수도 있습니다.

요산 수치가 높으면 다 증상이 나타나나요?

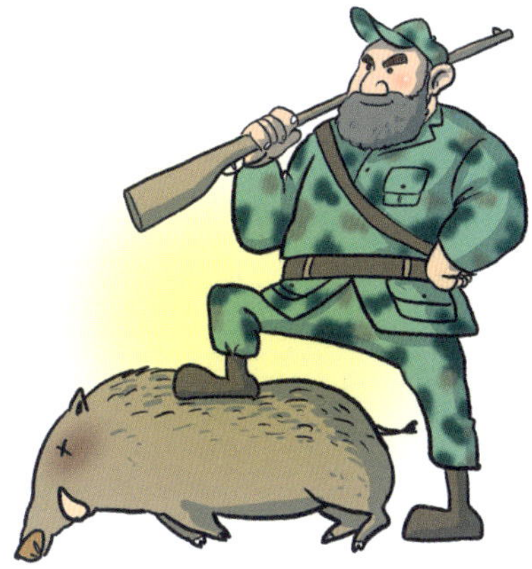

진단은 환자의 병력을 기초로 혈액검사를 하여 요산 수치가 7.0mg/dl 이상 올라가면 진단이 내려지지만 이 수치 이상으로 올라가도 증상이 없는 사람도 있고, 이보다 수치가 낮으면서 통증이 심한 사람도 있습니다. X-ray상 처음에는 뼈에 아무런 이상이 보이지 않다가 만성 결절성 통풍이 되면 마치 뼈가 쥐 파먹은 듯이 구멍이 나고 관절이 망가지게 됩니다.

요산이 뭉쳐있는 혹(결절)에서 조직검사를 하면 요산의 결정체를 볼 수 있습니다.

약물로써 치료가 가능하나요?

치료는 통증을 없애주는 것, 요산 생성을 억제하는 것, 그리고 요산의 배설을 촉진하는 것으로 나뉩니다.

통증을 없애기 위해서는 급성 통증 시 우선 관절을 될 수 있으면 움직이지 않도록 합니다. 통증을 없애주는 약물로는 콜치신이라는 약물이 쓰이는데 이 약의 사용은 0.6mg 짜리 알약을 한 알씩 하루에 세 번씩 통증이 없어질 때까지 복용하기도 하고, 한 시간에 한 알씩 먹으면서 통증이 가시거나 또는 이 약제의 부작용인 위장관 장애나 설사가 날 때까지 사용하기도 합니다.

아스피린이나 진통소염제를 복용하여 통증을 줄여 주기도 합니다. 스테로이드 계통은 통증을 없애주는데 도움이 되나 가능한 쓰지 않는 것이 좋습니다.

요산 생성을 억제하는 약물로는 알로퓨리놀(자이롤)이란 약이 있고, 요산을 배출시키는 것으로는 프로베네시드 등이 있습니다. 대부분 약물과 식이요법으로 조절이 가능하나 자꾸 재발이 되어 만성 통풍이 되면 요산이 관절 및 뼈에 파고들어 관절이 망가지게 됩니다. 치료를 소홀히 하여 만성 결절성 관절염이 되면 요산이 쌓여있는 결정체를 수술로 제거하고 관절이 파괴 되었으면 관절을 굳히는 관절 유합술을 시행하기도 합니다. 치료를 하지 않아 만성 통풍이 되면 신장에 요산으로 인한 결석이 생기거나 심장에 이상을 일으킬 수 있습니다.

어떤 음식을 조심해야 되나요

통풍은 식이요법이 매우 중요한데 우선 요산의 전단계인 퓨린이 많이 함유되어 있는 음식을 될 수 있으면 먹지 않는 것이 좋고, 술은 통증을 야기시키는 매우 중요한 요소이므로 급성 통증 시는 절대 금해야 합니다. 식이요법 소개를 하면 다음과 같습니다.

통풍의 식이요법

- 목적 : 퓨린 섭취를 제한하여 체내의 요산을 줄임으로써 통풍이나 요산에 의한 신결석의 발생을 예방하기 위함입니다(표 4-1).
- 식사원칙 :

1) 정상체중을 유지합니다.

2) 퓨린 함량이 높은 식품의 섭취량을 줄입니다.

3) 알코올 섭취는 통증을 야기하므로 피합니다.

4) 단백질 식품의 섭취량을 제한합니다.

5) 지방질을 적당량 섭취합니다.

6) 과일과 야채, 수분을 충분히 섭취합니다.

표 4-1. 통풍성 관절염의 식단

종류	허용식품	제한식품
곡류	쌀, 보리, 옥수수, 국수, 정제밀, 빵류, 감자류	오트밀, 전곡류(일주일에 두 번만 섭취), 강낭콩, 완두콩
어육류	소고기(살), 돼지고기(살), 닭고기(껍질 제외), 생선 등을 하루 160g 정도만 섭취 (소고기 40g=두부 1/4모 또는 달걀 1개)	육류의 내장부위(간, 뇌, 심장, 신장, 지라 등)와 육즙, 멸치, 청어,정어리, 고등어
유지류	버터, 마가린, 오일, 샐러드유 (하루 3tsp만 사용)	땅콩, 호두, 잣(과체중 시)
채소류	제한식품 이외 전부	버섯류(양송이 제외), 시금치, 아스파라거스, 컬리플라워
과일류	전부	없음
음료수	탄산수, 커피, 코코아, 홍차, 초콜릿, 음료수, 우유 및 유제품, 곡류음료, 과일음료	알코올음료
기타	아이스크림, 푸딩, 젤라틴, 후식, 쿠키, 케이크 *단, 과체중은 피할 것	효모

6) 연골 석회증(石灰症) = 가성(假性) 통풍

연골판이나 연골에 석회 성분이 침착하여 연골이나 연골판이 딱딱해지고 울퉁불퉁해지는 병을 말합니다. 대개 노인에게서 많이 발생하지만 젊은 사람에게 발생하면 연골판 파열을 동반하기도 합니다.

증상이 통풍과 유사하여 심한 통증과 함께 관절이 붓고 열이 나기 때문에 가성 통풍이라 부르기도 합니다.

진단은 환자의 병력이 가장 중요한 소견이며 X-ray 상 연골판 있는 부위가 정상에서는 아무것도 보이지 않아야 되나, 이 부위에 석회가 침착하여 가느다란 석회띠를 볼 수 있습니다(그림 4-27).

물론 통풍이 아니기 때문에 혈중 요산치는 정상이고 관절액을 뽑아서 검사를 하면 석회 성분인 칼슘 파이로인산염(calcium pyrophosphate)이 증가하여 있습니다. 통풍치료에 사용하는 약제에 반응이 없는 것도 통풍과 구별이 됩니다. 치료는 연골판 파열이 있으면 이를 제거하는 것이 좋고 노인에게서는 퇴행성 관절염의 치료에 준해서 합니다.

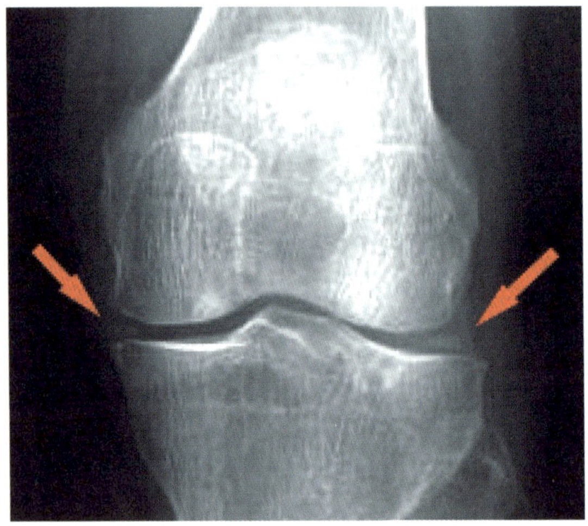

연골판에 석회가 침착하여 하얗게 보인다.

그림 4-27. 가성 통풍의 X-ray

7) 혈우병성(血友病性) 관절염

혈우병이 있어도 관절염이 생깁니까?

혈우병성 관절염은 출혈을 해도 잘 멎지 않는 혈우병을 가진 환자에서 관절 내에 출혈이 빈번히 일어나 관절염을 일으키는 병이며 무릎에 제일 많이 나타납니다. 혈우병은 출혈 시 혈액을 응고시켜 주는 응고인자가 유전적으로 부족하여 생기는 병으로, 어떤 인자가 부족한가에 따라 여러 가지로 분류되나 제 8번 인자가 부족한 경우가 제일 많습니다.

증상은 그리 큰 부상이 아닌데도 출혈이 되어 멎지 않고, 관절에 피가 고이면 무릎이 심하게 붓고 아프게 됩니다. 이런 일이 반복되면 만성적인 출혈이 활막염을 일으켜 뼈와 관절을 파괴합니다. 혈우병성 관절염은 대개 10세 이전부터 증세가 나타나기 시작하여 일찍 퇴행성 관절염(이차성)이 됩니다.

진단은 환자의 병력에다 혈액검사 상 출혈에 관여하는 출혈 시간 및 피가 굳는 시간을 측정하면 이상이 나타나고, 혈액응고인자 검사를 하면 어떤 응고인자가 부족한지를 알게 됩니다. 관절액을 뽑으면 피가 나오고 X-ray 검사 상 처음에는 관절이 부은 것만 보이다가 진행되면 뼈 및 관절이 변형되거나 파괴된 모습을 보입니다.

피가 멎지 않으니 수술은 할 수 없겠네요?

예방은 가급적 무릎에 무리한 운동을 피하고 다치지 않게 합니다. 출혈이 지속되면 부족한 응고인자를 보충하여 주고 관절을 움직이지 않도록 석고부목(반깁스)을 해 주거나 보조기를 채우기도 합니다. 그러나 반복적인 출혈로 활막염이 오고 이런 상태가 지속되면 관절염으로 진행되어 고통이 심할 뿐만 아니라 관절의 기능이 현저하게 나빠지게 됩니다. 따라서 초기에는 활막 제거술이 필요하고 관절염으로 신행되면 관절 유합술이나 인공관절술이 필요하기도 합니다. 수술을 할 때는 반드시 혈액응고인자를 정상의 40~50%까지 올려놓고 시행하여야 하며 수술 중 철저히 지혈을 해야하고 수술 후에도 압박붕대로 수술 부위를 잘 감싸주어야 합니다.

8) 신경병성(神經病性) 관절염

신경통하고 같은 것입니까?

신경병성 관절염이란 아픈 것을 감지하는 감각 신경의 마비로 인하여 관절이 아픈 것을 느끼지 못하기 때문에 관절염이 오는 것을 말하며 일반 사람들이 이야기하는 신경통과는 전혀 다릅니다. 아프다는 것은 우리 몸에 어떤 이상이 있는지 알아보고, 그 이상의 해로운 자극을 주지 말라는 신호로 우리의 몸을 보호하는 기능입니다. 아프지 않으면 관절을 함부로 써도 모르기 때문에 관절이 붓고 불안정해지며 뼈가 쉽게 망가져 나중에는 걷지도 못하게 됩니다.

척추에 매독이 있거나 당뇨병, 나병 및 기타 신경에 이상이 있어 관절로 가는 감각이 마비되어 발생합니다. 보통 한 개의 관절에 침범하며 무릎에 제일 많이 나타납니다.

진단은 환자의 병력을 토대로 진찰을 하면 관절이 부어 있으면서 불안정하며 특히 그 부위에 감각이 없거나 무디어져 있습니다. 방사선 소견 상 관절이 심하게 망가져 있으며, 이와 함께 인체는 망가진 뼈를 다시 만들려고 하는 보상 작용을 하기 때문에 망가진 뼈에 새로 생기는 뼈의 양상이 혼재되어 전문가들이 보면 비교적 쉽게 진단을 내릴 수 있습니다(그림 4-28). 기타 매독에 대한 혈청검사나 당뇨검사 및 척추 신경검사를 하면 그 원인을 알 수 있습니다.

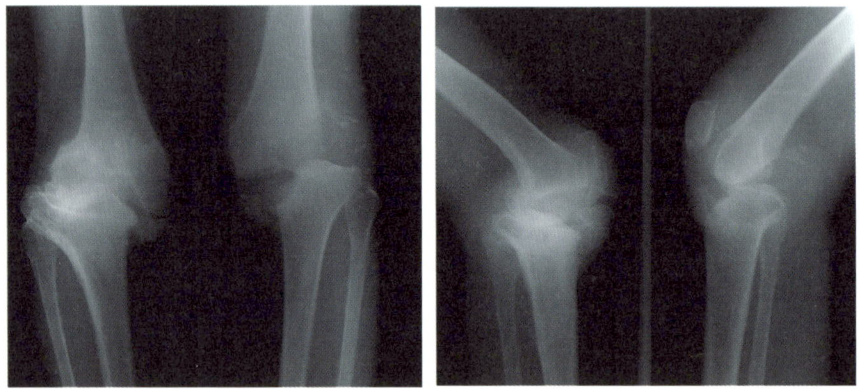

그림 4-28. 신경 병성 관절염의 X-ray

감각이 돌아오지 않아도 치료를 합니까?

치료는 매우 어려운데, 원인 질환을 없앤다 하더라도 한번 없어진 감각은 다시 돌아오지 않고, 관절이 너무 심하게 파괴되어 망가진 관절을 복원하기가 힘들기 때문입니다. 따라서 주된 치료는 원인질환이 더 이상 진전이 되지 않게 하고 관절의 기능을 최대한 살리는데 있습니다. 관절이 매우 불안정하므로 보조기를 채우고, 심하면 관절을 고정시키는 관절 유합술이나 인공관절술을 시행하기도 하나, 인공관절술의 예후는 다른 관절염에서 수술을 하는 것보다 나쁩니다. 경우에 따라서는 다리를 절단하고 의지를 착용시키는 것이 기능상 더 좋을 수 있습니다.

9) 색소 침착성 활막염

어떤 병입니까?

일명 황색종이라고도 불리는데 활막이 약간 핏빛이 섞인 노란색의 덩어리(결절 : 結節)를 이루면서 솜털처럼 부풀어 오르는 질환입니다.

활막이 있는 관절의 어디에도 올 수 있으나 무릎 관절에 주로 발생합니다.

색깔이 노랗게 보이는 것은 피에 있는 철분 성분이 활막에 침착되어 있기 때문입니다. 발생 원인은 밝혀지지 않았으며 관절염으로 분류되기도 하고 활막에 혹 같은 것이 생기기 때문에 종양으로 분류 되기도 합니다. 아마도 관절염과 종양의 중간 성격의 병이 아닌가 생각됩니다. 어떤 경우에는 활막의 일부만 침범하여 혹 같은 것이 한 덩어리만 달랑 있을수도 있고 전체 활막에 널리 깔려 있는 경우도 있습니다. 증상은 다치지도 않았는데 무릎이 붓고 아프며 부종이 지속적으로 남아 있어 전형적인 활막염의 양상을 띠게 됩니다.

관절에서 물을 뽑으니 핏빛이에요!

진단은 환자의 병력을 참고로 하여 관절에서 관절액을 뽑아 핏빛으로 물든 액체가 나오면 먼저 이 질환을 의심하게 됩니다. X-ray는 오래 지속되어 뼈에까지 침범하기 전에는 무릎이 부은 것 외에는 잘 나타나지 않고, MRI를 찍으면 관절에 물이 차 있으며 활막이 부풀어 있고 군데군데 여러 가지 형태의 혹이 있는 것을 볼 수 있습니다. 관절경으로 보게 되면 활막이 노랗거나 황갈색으로 변해 있으면서 누더기처럼 너덜거리고, 여기저기에 툭툭 불거져 나온 혹을 볼 수 있으며(그림 4-29), 최종 확진은 조직검사로 하게 됩니다.

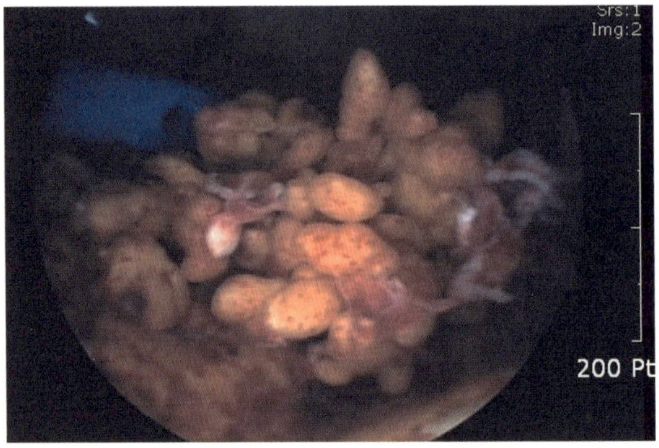

그림 4-29. 색소 침착성 활막염의 관절경 소견

치료를 늦게 하면 관절염이 되나요?

치료는 비정상적으로 변해버린 활막과 혹을 수술로 제거해야 합니다. 왜냐하면 처음에 한 군데에만 있던 것이 관절 내 전체로 퍼질 수 있고, 오랫동안 방치해 두면 관절염으로 진행 되기 때문입니다. 활막 제거술은 관절경을 이용하거나 관절을 열어서 하기도 하지만 그 어느 방법도 구석구석에 있는 조직을 깨끗이 제거하는 것은 거의 불가능하여 제거 후 방사선 치료를 시행하는 것이 재발 방지에 도움이 되지만, 방사선 치료를 권장하지 않는 의사들도 많습니다. 이 질환은 재발이 잘 되지만 전이 즉 다른 부위로 퍼지지는 않아 암으로 변하지는 않는 것으로 알려져 있습니다.

10) 화농성(化膿性) 관절염

관절에 균이 들어가서 곪는 것을 말합니다.

왜 관절이 곪지요?

신체의 다른 부위에 있던 균이 피를 통해서 무릎 관절에 침범하기도 하고, 무릎 관절을 형성하고 있는 뼈의 골수염이나 주위 조직에 염증이 있어 이것이 관절 속에 퍼져 생기기도 하며, 수술을 하거나 무릎에 상처를 입어서 균이 바깥에서 직접 관절 내에 들어가서 발생하기도 합니다. 감기, 폐렴, 요도염 또는 치아를 뽑았을 때 여기에 있는 균이 침범하는 경우가 많습니다. 우리나라에서는 침이나 뜸을 뜨고 나서 상처 치료를 소홀히 하여 화농성 관절염이 생기는 경우가 간혹 있습니다. 화농성 관절염의 원인균은 포도상구균이 제일 많으나 여러 가지 균이 다 침범할 수 있으며 곰팡이균(진균)이 침범하기도 합니다.

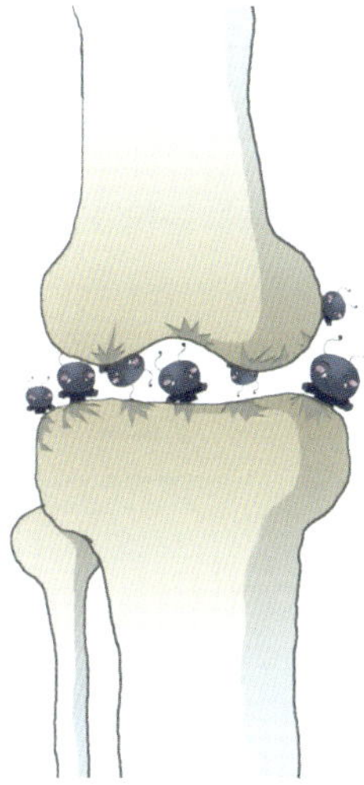

몸이 약하면 균이 잘 침범하나요?

염증은 균과의 싸움이기 때문에 전신 상태가 좋지 않으면 발생 빈도가 높습니다. 주로 소아에서 발생하나 50대 이후에 발생하면 대개 환자에게 특별한 원인이 있는 경우가 많습니다. 류마티스 관절염 환자에서 관절의 조직이 정상이 아니기 때문에 균이 쉽게 침범하고, 그 외에 당뇨병, 알코올 중독, 암 또는 암이 있어 항암제를 쓰고 있을 때, 그리고 기타의 만성질환으로 몸이 허약해 있을 때 발생하는 비율이 높습니다.

어떤 증상이 나타나는가요?

관절이 붓고 아프면 열이 나서 관절을 사용하기가 힘들어집니다. 나이가 어릴수록 이런 증상이 뚜렷하지만 중년 이후는 증상이 뚜렷하지 않아 퇴행성 관절염과 혼동되기도 합니다.

진단은

진단은 환자의 병력이나 진찰 소견을 기초로 하여 X-ray, 혈액검사, 관절액 검사,

MRI 및 기타의 검사가 있습니다. X-ray 소견으로는 처음에는 관절이 부어 있는 것 외에는 뼈에는 이상 소견이 없습니다. 치료를 적절하게 받지 않고 오래되면 관절이 망가져 울퉁불퉁하게 되고, 뼈와 뼈가 붙어서 관절이 없어지기도 하며, 골수염으로 진행되기도 합니다. 검사에서 염증의 정도를 알아내는 백혈구 수, 혈침속도(ESR), C 반응단백(CRP) 검사 등의 수치는 당연히 올라가 있습니다.

그러나 무엇보다 중요한 것은 관절액 검사입니다. 관절액을 뽑아 보면 고름이 나오거나 고름이 섞여 있는 노란 액체가 나옵니다. 관절액을 만져보면 정상 관절액은 끈적끈적하여 점성이 있는데 화농성 관절염에서는 점성이 없습니다. 관절액의 성분 검사를 하면 당(糖)이 적어지고 단백질이 많아지는 등의 소견을 보이고, 현미경으로 보면 백혈구 수가 5만 이상으로 증가되어 있고 균이 보이기도 합니다. 관절액으로 균 배양검사를 하면 어느 균에 의한 관절염이며 또 어떤 항생제에 잘 듣는지는 알 수 있지만, 이미 항생제를 사용하여 균이 자라지 않으면 항생제를 선택하는데 어려움이 발생합니다.

MRI는 관절 내에 관절액이 증가되어 있는 것을 볼 수 있으며 부수적으로 관절이 망가진 정도와 균이 뼈까지 침범하였는가를 알아내어 수술의 범위 및 방법을 결정하는데 도움을 줍니다. 특수 조영제를 사용하여 MRI를 촬영하면 염증에 대한 좀 더 정확한 정보를 얻을 수 있습니다.

동위원소 검사를 실시하면 X-ray에 이상이 나타나기 전에 관절에 이상이 있나를 알 수 있어서 도움이 되나 이 검사는 비단 화농성 관절염뿐만 아니라 다른 관절염에서 비슷하게 나타나기 때문에 구별이 힘들 때가 많고, MRI가 더 상세한 정보를 주기 때문에 최근에는 별로 사용하지 않습니다.

관절이 곪았다고 생각되면 먼저 항생제를 먹어야 하나요?

우리나라에서는 열이 나면 우선 항생제를 먹고 병원에 오기 때문에 화농성 관절염의 증상이 뚜렷하지 않아 진단이 모호해져서 치료의 방침을 결정하는데 어려움이 있습니다. 왜냐하면 항생제를 먹으면 증상이 약해져서 통풍성 관절염, 류마티스 관절염이나 또 다른 관절염과 구별이 힘들어지기 때문입니다. 또 항생제를 사용한 후 균 검사를 하게 되면 균이 잘 안 나타나서 치료를 위해 어떤 항생제를 사용해야 할지 결정하기가 어렵고, 균이 내성이 생겨 치료가 잘 되지 않습니다. 따라서 관절이 곪는다고 생각되면 바로 병원에 와서 진단을 받아야지만 치료의 시기를 놓치지 않고 적절한 치료를 받을 수 있습니다.

치료는

일단 화농성 관절염의 진단이 내려지면 응급수술을 하여 고름을 빼내는 배농술(排膿術)을 시행하여야지만 연골의 파괴를 막을 수 있습니다. 수술 후 항생제 투여는 다른 부위의 염증보다는 길어서 C 반응단백이나 혈침속도가 정상으로 돌아올 때까지는 써야 하며 최소 6주 이상을 권장합니다. 수술 전 뿐만 아니라 후에도 관절의 안정을 취해야 균이 퍼지는 것을 방지하고 관절연골이나 주위 조직이 파괴되지 않는데 도움을 줍니다. 그러나 너무 오래 움직이지 않으면 관절이 굳을 수 있으므로 그 시기는 환자의 상태를 보아가며 조정을 해야 합니다.

치료를 늦게 하면 문제가 많나요?

예후는 일찍 발견하여 응급 수술을 하면 후유증 없이 치료가 되나 발병하여 2~3일 이내에 수술을 포함한 적절한 치료를 하지 않으면 관절 연골이 파괴되어 재생 불가능한 상태로 빠지기 때문에 속발성 관절염이 발생하는 것을 피할 수 없습니다. 더 지나서 치료를 하면 뼈뿐만 아니라 인대 조직이 망가져 관절 운동 제한, 관절의 불안정성 및 뻗정다리가 될 수도 있습니다. 거듭 강조 하지만 화농성 관절염의 치료 원칙은 빨리 배농술을 시행 하는 것입니다. 균이 항생제에 잘 듣지 않거나 몸이 쇠약해져 균이 전신에 퍼지는 패혈증이 오면 사망하는 수도 있습니다.

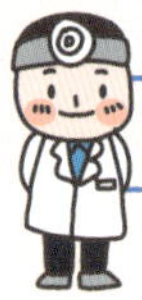

배농술(排膿術)

관절이 곪아 있을 때 고름(농 : 濃)을 빼내는(배 : 排) 수술을 말합니다. 따라서 화농성 관절염이나 결핵성 관절염 등 관절이 곪았을 때 시행합니다. 배농술은 관절경을 이용하여 시행하나, 관절이 곪은 지 오래된 경우는 관절 내에 고름만 있는 것이 아니고 염증으로 인한 흐물흐물한 육아 조직이 생기므로 관절경 수술만으로는 이러한 조직을 모두 제거할 수 없어 관절을 열어야 할 때도 있습니다.

배농술은 균을 없애줄 목적이기 때문에 가능한 철저히 시행하여야 합니다.

합병증으로는 배농술을 하였음에도 불구하고 염증이 계속 남아있어 염증이 뼈에 까지 퍼져 골수염이 되기도 하고, 연골이 파괴되어 관절이 망가지고 뻗정다리가 되기도 합니다.

11) 결핵성(結核性) 관절염

관절에도 결핵이 옵니까?

결핵성 관절염은 결핵균이 관절에 침범하여 발생하며 만성적이고 서서히 진행하는 관절염입니다. 대개는 폐결핵이 무릎에 퍼지는 경우가 많지만 폐결핵이 없이도 무릎에 균이 침범할 수 있습니다. 최근 결핵균의 감염은 상당히 낮아졌으나 아직도 우리나라에서는 가끔씩 볼 수 있습니다. 다른 관절염과 달리 증상이 매우 온건하고 완만하게 진행되기 때문에 퇴행성 관절염 등으로 오진되어 치료의 시작이 늦게 되기도 합니다.

증상은 관절이 붓고 아프며 약간 열이 날 수 있으나 열은 화농성 관절염과는 달리 그리 심하지 않아서 초기에는 그냥 지나치기 쉽습니다. 관절염이 진행되면 운동 제한이 오고 뼈와 주위 조직을 망가뜨려 변형이 오며 걷기가 힘들어지고 뻗정다리가 되기도 합니다.

진단은

진단은 환자의 병력과 진찰 소견이 중요하고 X-ray, 혈액검사, 균검사, 조직검사 등의 방법이 있습니다. 혈액검사는 염증을 알기 위한 혈침속도(ESR)와 C 반응단백(CRP)을 검사하면 수치가 올라가 있습니다. X-ray는 초기에는 아무런 이상을 보이지 않고, 시간이 지나면 관절이 부어서 관절 간격이 넓어진 듯하고, 뼈 성분이 적은 듯한 골다공증의 양상을 보입니다. 계속 진행이 되면 뼈가 죽거나 파괴되는 소견을 보이고 관절 간격이 좁아지고 모양이 변형되며 관절이 유합되기도 합니다.

관절에서 물을 뽑으면 밀짚 색깔 같은 연누런 물이 나오고 이것을 현미경으로 보면 결핵균을 볼 수도 있습니다. 결핵균을 배양하여 확진할 수 있으나 결핵균 배양은 기간이 약 4~8주 정도 걸립니다.

MRI를 시행하면 만성 염증성 소견을 보여 진단에 많은 도움을 얻을 수 있지만 다른 검사에서 대개 결핵의 진단이 나오기 때문에 꼭 필요하지는 않습니다. 그러나 경우에 따라서는 진단이 모호하여 조직검사로 진단이 내려지기도 합니다. 우리나라에서는 다른 관절염으로 임상진단을 받았다 하더라도 계속적으로 붓고 아프고 미열이 있으면 다시 한 번 결핵성 관절염을 의심해 보아야 합니다.

폐결핵의 치료와 같습니까?

치료는 항결핵제를 투여하는 것이 가장 중요하며 수술을 할 것인가 안 할 것인가는 관절의 상태에 따라 달라집니다.

항결핵제는 여러 가지가 있으며 폐결핵 등은 6개월 동안 투여하는 단기요법이 있으나 뼈와 관절에 발생하는 결핵은 1년 6개월 정도 복용하는 것이 바람직합니다.

초기에 물이 조금만 차고 뼈에까지 침범이 안 되면 수술을 하지 않지만, 이시기가 지나서 물이 너무 많이 차고 뼈에까지 침범하여 뼈가 죽거나 너무 많이 망가져 있으면 수술을 시행합니다.

수술은 초기에는 고름을 빼내고 활막 제거술 등 균에 침범된 조직을 제거해 주지만, 뼈에까지 침범했으면 감염된 뼈를 제거하고 골이식을 하는 수가 있으며, 균이 제거 되었다고 생각되면 인공관절술을 할 수도 있습니다. 극단의 경우에는 관절을 굳혀 주는 관절 유합술을 시행하기도 합니다.

3. 관절염 외의 염증성 질환 (건초염, 점액낭염)

관절 주위에는 인대와 힘줄 및 점액낭이 있어서 관절을 견고히 붙들어 주고 관절 운동을 원활히 해주는 역할을 합니다. 다쳤을 경우에는 인대 등에 파열이 오지만 지속적으로 무리하게 사용하였을 경우에는 힘줄이나 점액낭이 부어서 염증 반응을 일으키기도 하고 근육이나 연부 조직 사이에 물혹이 생기기도 합니다.

1) 건염(腱炎) 혹은 건초염(腱炎)

건초염이란 무엇이며 왜 생깁니까?

힘줄(건 : 腱)은 아주 얇은 활막으로 둘러싸여 있는데 이를 힘줄을 싸고 있는 막이라고 하여 건초(腱) 또는 건막(腱膜)이라고 합니다. 따라서 건염, 건초염 또는 건막염이란 거의 같은 뜻으로 쓰이며 근육이나 힘줄을 둘러싸고 있는 활막에 이상이 있는 병입니다. 대개는 무리한 활동을 지속적으로 하게 되면 건과 건초와 마찰이 많아져서 염증을 유발하게 됩니다. 건초염은 슬개건과 장경인대 건에 가장 많이 발생합니다.

(1) 슬개건염

슬개건은 무릎을 펴는 데 매우 중요한 힘줄입니다. 슬개건염은 이 힘줄을 무리하게 사용하거나 자극을 많이 주는 경우, 다치거나 균이 침범하여 발생할 수도 있으며 무릎의 건염 중에 제일 많이 발생합니다.

증상은 무릎 앞쪽의 슬개골 밑에 있는 슬개건의 힘줄을 따라서 통증이 있으며, 경우에 따라서는 열이 나며 붓기도 합니다. 이 힘줄에 무리를 주는 운동이나 행동, 즉 바닥이 너무 딱딱한 아스팔트나 시멘트로 된 바닥에서 농구, 테니스, 조깅 및 공중낙하 훈련을 하면 발생하기쉬워 점퍼 슬관절 이라고도 합니다.

진단은 병력을 바탕으로 하여 진찰 소견상 슬개건 부위를 누르면 아픈 것으로 일단 진단을 내립니다. X-ray를 찍어도 특별한 이상을 보이지 않는 경우가 대부분이고 MRI를 찍거나 초음파 검사를 하면 힘줄이나 힘줄을 싸고 있는 막이 부어 있기도 합니다.

치료는 원인이 되는 운동을 삼가고 무릎에 충격을 덜 주는 운동화를 신고 얼음찜질 등을 하면서 진통소염제를 복용하거나 바르면 증상이 없어지기도 합니다. 한번 발생하면 그러한 행동을 자제해야 되나 이를 실행하는 것이 쉽지 않아서 만성적으로 되기도 합니다. 경우에 따라서 스테로이드 제제를 주입하기도 하나 힘줄이 약해질 염려가 있으므로 신중을 기해야 합니다.

(2) 장경인대 마찰 증후군

장경인대는 골반뼈에서 시작하여 무릎의 바깥쪽의 경골 상단부 및 비골에 붙는 인대입니다. 이 인대는 무릎을 30° 이상 구부릴 때 대퇴골 외과부에 있는 돌출 부위와 마찰을 일으킵니다. 마찰은 달리기, 자전거 타기, 역도 등의 운동시에 가장 많이 발생합니다. 보행시에는 별로 아프지 않으나 달리기나 층계를 내려올 때 무릎의 바깥쪽에 통증을 느낍니다. 치료는 잘못된 운동습관을 고치고 운동량을 줄이며 적합한 신발을 착용하는 것도 도움을 줍니다. 통증이 심하면 진통소염제를 복용하기도 하고 스테로이드제재를 주입하기도 하지만 통증이 쉽게 가라앉지 않아 만성적으로 지속되기도 합니다.

2) 점액낭염(粘液囊炎)

왜 점액낭염이 생깁니까?

점액낭은 힘줄이나 근육이 원활하게 움직일 수 있도록 도와주는 역할을 하는데 정상에서는 아주 얇아서 만질 수가 없습니다. 무릎의 활동을 많이 하게 되면 힘줄 주위의 점액낭들이 붓게 되고 활동량이 줄어들면 크기도 줄어드는 경향이 있습니다. 물론 균이 침범하여 부을 수도 있습니다.

무릎 주위에는 약 20여 개의 점액낭이 있으며, 이 중에서 서너 개가 임상적으로 문제를 일으키는 점액낭염이 되는데, 그중 대표적인 것이 슬개골 전(前) 점액낭이며 이 외에 거위발 점액낭 등이 있습니다.

무릎 앞쪽에 물혹이 보기 흉하게 튀어 나왔어요.

슬개골 전(前) 점액낭염은 무릎을 찧으면서 점액낭이 다치거나 걸레질과 같이 무릎 앞쪽에 자극을 자주 주면 슬개골의 앞쪽에 있는 점액낭이 부어오르는 병이며 일명 '하녀의 무릎'이라고 부르기도 합니다(그림 4-30).

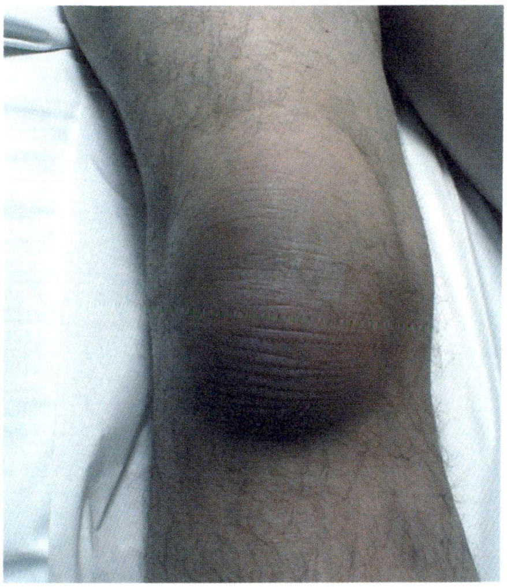

그림 4-30. 슬개골 전 점액낭염

증상은 무릎 앞쪽이 부풀어 오르고 심하면 달걀 크기만큼의 물주머니를 만들기도 합니다. 아프지는 않으나 무릎 앞쪽에 이상한 혹이 생겨 보기가 싫고 물이 빠지고 나면 때로는 쌀알 크기만한 것이 만져지고 이것을 누르면 아플 때도 있습니다.

진단은 눈으로 보아 쉽게 알 수 있고 주사기로 물을 빼면 피가 섞인 물이나 누런 물이 나오기도 합니다.

물만 빼면 안 되나요?

치료는 초기에는 점액을 빼고 압박붕대를 감고 무릎 앞쪽에 자극을 주지않으면 없어지기도 하지만 오래된 것일수록 쉽게 낫지 않고 재발하며, 어떤 때에는 약간 부어 있는 상태로 살이 차올라 오기도 합니다.

점액을 마르게 하기 위하여 물을 뽑은 다음 스테로이드 약물을 주입할 수 있으며, 그래도 재발할 경우에는 수술을 하여 점액낭을 제거하기도 합니다.

이 점액낭은 피부와 매우 가까워서 자칫 균에 감염되기가 쉽고, 그렇게 되면 균이 무릎 관절 내로 침입하여 무릎에 화농성 관절염을 일으키므로 주사기로 점액을 뽑을 때나 수술시 감염이 되지 않도록 특별히 신경을 써야 합니다.

거위발 점액낭염은 무릎의 안쪽에 거위발같이 생긴 힘줄이 있는데, 이 부위에 있는 점액낭이 부어오른 것을 말하고 증상이나 진단 및 치료의 원칙은 슬개골 전 점액낭염과 같습니다.

3) 베이커씨 낭종(囊腫)

무릎 뒤쪽(오금)에 무언가 만져져요.

베이커씨 낭종은 무릎 뒤쪽(오금)에 물혹(낭종 : 囊腫)이 생긴 것을 말합니다. 이 물혹은 대개 호두알만한 것에서부터 계란 크기에 이르기까지 다양합니다(그림 4-31).

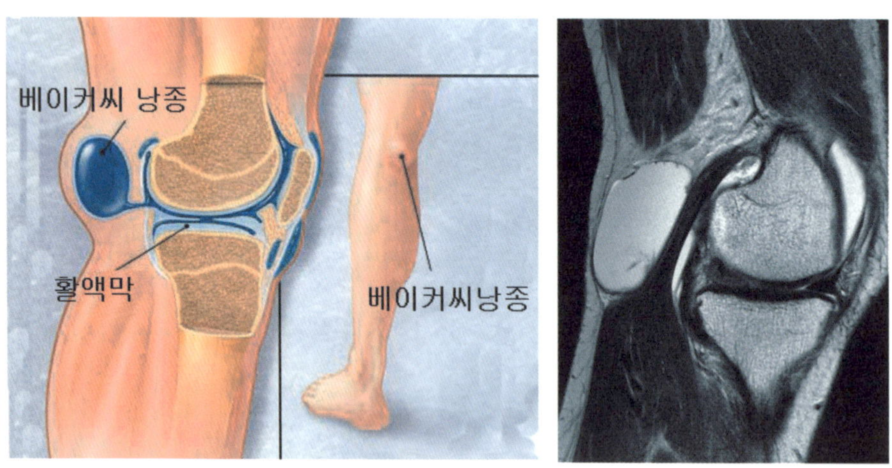

그림 4-31. 베이커씨 낭종 모형도 및 MRI 소견(화살표)

베이커씨 낭종은 어린 나이에 발생하는 것과 나이가 든 환자에게서 나타나는 것으로 크게 둘로 나뉘어집니다. 어린 나이에 발생하는 베이커씨 낭종은 무릎 관절과는 대부분 연관이 없으나 나이가 든 환자에서 발생하는 것은 대개 무릎 관절과 통해 있고 퇴행성 관절염으로 인하여 생긴다고 할 수 있습니다.

어떤 때는 매우 단단해지는데 암은 아닙니까?

증상은 무릎의 뒤쪽 부위에서 물혹을 만질 수 있고, 별로 아프지 않지만 쪼그려 앉으면 압박감 내지 불편함을 호소합니다. 일을 많이 하거나 오래 걷고나면 물이 많이 차서 마치 돌덩이처럼 단단하게 느껴지고 좀 쉬면 작아지면서 말랑말랑 해지는 경향이 있습니다. 간혹 주위에 있는 신경을 눌러서 신경마비 증상을 나타낼 수도 있습니다. 환자는 무릎 뒤에 무엇이 만져져 혹시 암이 아닌가하고 병원에 오는 경우가 많습니다.

진단은 뒤에서 보거나 만져서 알 수 있고, 눌러서는 그렇게 많이 아프지 않습니다. 뚱뚱한 환자에게서는 지방과 구분이 힘들기도 합니다. X-ray는 소아에서는 별 이상 소견이 없으나 어른은 대개 퇴행성 관절염의 소견을 보이고 초음파 검사로 진단을 용이하게 내릴 수 있습니다. 물론 MRI의 정확도가 훨씬 높지만 이 병의 진단에 너무 많은 비용을 들일 필요가 없습니다. 그러나 다른 종양, 예를 들면 혈관종, 지방종 및 암과 구별이 필요할 때는 MRI를 시행합니다.

그냥 놔두면 안 되나요?

치료는 소아에서는 특별한 문제가 없으면 그냥 놔두고 경과를 지켜보면 자연히 없어지기도 합니다. 나이가 든 사람에서는 떼어내는 수술을 하기도 하나 특별한 문제가 없으면 그냥 두고보는 방법을 택하고 이것이 점점 커지거나 신경을 누르게 되면 제거해 줍니다. 그냥 두고 보는 이유는 이 낭종 자체로는 별로 문제를 일으키지 않는데다가 이것을 제거하는 수술을 할 경우 수술 상처가 너무 커 오히려 외관상 좋지 않기 때문입니다. 또 근본적으로는 퇴행성 관절염과 관계가 있기 때문에 떼어내도 재발할 가능성이 많습니다. 단순히 주사기로 물을 뽑는 경우는 거의 대부분 다시 물이 차지만 드물게는 자연히 없어지는 경우도 있습니다.

4) 결절종(結節腫) 또는 강글리온(ganglion)

이것도 물혹의 일종인가요?

강글리온이란 관절이나 힘줄의 막이 꽈리처럼 부풀어올라 젤리 같은 액체성분이 차는 물혹이라고 할 수 있습니다. 왜 이런 물주머니가 발생하는지는 알 수 없지만 어떤 관절이나 힘줄을 많이 쓰면 윤활유 역할을 하는 물이 많이 생기고 이것이 관절이나 힘줄의 약한 부분으로 삐져나와 생기지 않나 생각됩니다. 점액낭염이 원래 몸에 있는 점액낭이 커져 물혹처럼 만져지는 것이라면 강글리온은 몸에는 없는 물혹이 생기는 것입니다. 성인 여자의 손에 잘 발생하나 무릎 주위에서도 가끔 발생합니다. 증상은 지금까지 없던 이상한 혹이 만져지고 별로 아프지는 않으나 물혹이 크면 압박감 내지는 관절 운동의 제한을 초래하기도 합니다.

수술을 해도 재발을 하나요?

진단은 눈으로 보고 물혹을 만지면 알 수 있고, 주사기로 뽑으면 젤리같은 투명한 액체가 나옵니다. X-ray에는 잘 나타나지 않고 초음파 정도만 해도 쉽게 물혹을 볼 수 있어 MRI가 필요한 것은 아닙니다.

치료는 환자들이 혹시 암이 아닌가 하고 찾아오게 되는데 문제가 없으면 진단을 내린 다음에 지켜보고, 크거나 아프며 운동 제한이 있으면 수술로써 제거하지만 재발할 수도 있습니다. 물혹은 가끔 스스로 없어지기도 하며 주사기로 뽑고 난 다음 스테로이드 제제를 주입할 수 있으나 이러한 방법도 재발의 확률이 높습니다.

4. 뼈 및 연골에 생기는 병

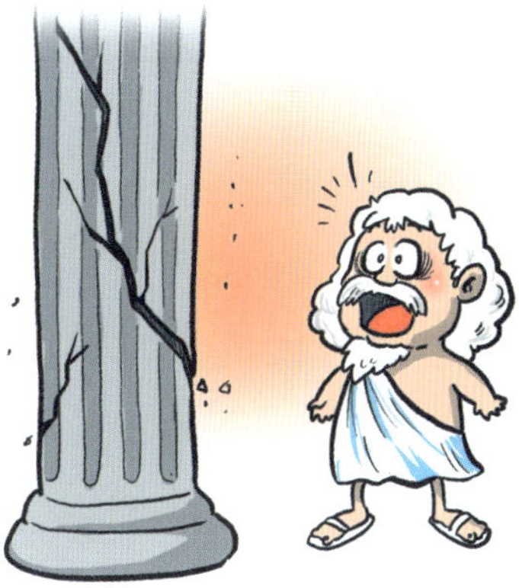

뼈나 연골이 관절을 이루기 때문에 여기에 이상이 있는 질환은 의학적으로 보아 크게는 관절염의 범주에 들어가고 다쳐서 연골 결손이 있을 때는 슬내장의 일환으로 생각될 수도 있습니다. 그러나 관절염으로 분류하기에는 애매하거나 병명에 골 또는 연골이라는 말이 들어가기 때문에 이런 질환을 여기에 기술하였습니다.

1) 연골 손상 혹은 연골 결손

연골판 손상과 연골 손상은 다른 것인가요?

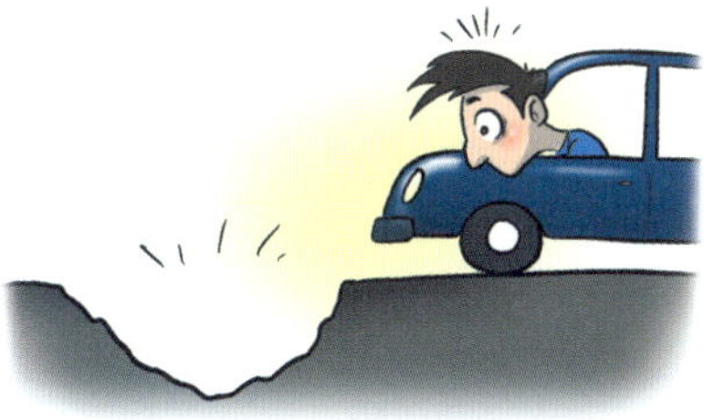

손상을 받는 부위가 다르기 때문에 당연히 다릅니다. 연골 손상은 뼈를 둘러싸고 있는 관절면의 연골이 손상을 받는 것이고, 연골판 손상은 대퇴골과 경골 사이에 있는 반월상 연골판이 손상을 받는 것입니다. MRI나 관절경이 발달하기 전에는 연골 손상 또는 연골 결손의 진단은 극히 어려웠습니다. 그러나 MRI와 관절경의 발달로 연골 손상은 진단이 쉬워져 의외로 많이 관찰되고 있습니다.

언제 손상을 받나요?

무릎에 충격이 가해질 때 발생합니다. 어떤 종류의 충격도 연골 손상을 일으킬 수 있으며 연골판 손상이나 인대 파열과 함께 일어날 수도 있습니다. 간혹 관절경을 삽입할 때 발생하기도 합니다. 연골 결손은 연골이 손상의 결과, 관절염이 어느 한 곳에만 나타날 때, 또는 박리성 골연골염으로 인하여 발생하기도 합니다.

증상은

연골은 신경이 없기 때문에 그 자체만으로 통증을 일으키지 않아서 특징적인 증상이 없습니다. 막연한 불편감이나 관절운동이 원할하지 않거나 관절 운동시 소리가 날 수 있습니다. 연골하골까지 손상을 받거나 결손이 있는 경우 결손 부위에 압박을 가하면 통증이 나타나기도 합니다.

손상 받은 연골이 떨어져 나오면 관절내 유리체가 되어 잠김 현상을 유발합니다. 연골은 재생이 되지 않기 때문에 한번 손상을 받거나 결손이 있으면 그대로 남아 있게 되어 이것이 관절염을 일으키는 원인이 됩니다.

치료는

크기가 작거나 깊지 않으면 경과 관찰을 합니다. 그러나 젊은 나이에서 결손 부위가 크고 깊으며 체중을 받는 부위에 있으면 연골 성형술, 골연골 이식술 및 연골 세포 이식술을 시행할 수 있습니다.

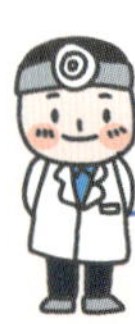

연골 성형술(軟骨成形術)

방법

연골이 닳아 없어졌거나 결손이 있을 때 연골을 만들어 주는(성형 : 成形) 수술을 말합니다.

연골이 닳아서 없어졌을 때 연골이 붙어 있던 뼈에 구멍을 내어 피가 나게 하면 연골이 생길 수 있습니다. 쉽게 이야기하면 혈액은 여러 조직을 생성할 수 있는 모세포를 가지고 있는데, 원래 뼈가 있던 자리에서는 뼈를 생성하고 연골이 있던 자리에서는 연골을 생성하는 것입니다.

이 수술은 연골하골(軟骨下骨)에 구멍을 내서 피가 나게 하는 수술이며, 구멍을 낸다고 하여 미세 천공술(穿孔術)이라고도 합니다.

천공술이 구멍을 뚫는 드릴을 이용하는데 드릴은 깊이를 조정하기가 힘들고 뚫을 때 열이 나서 조직에 화상을 입힐 수 있습니다. 미세골절술(微細骨折術)은 작은 골절을 만든다는 뜻으로 천공술의 일종이며, 천공술의 단점을 보완하기 위하여 일정한 깊이를 가지는 송곳 같은 기구를 이용하여 구멍을 뚫는 방법입니다(그림 4-32)

수술경과

연골 성형술은 관절염이 그리 심하지 않거나 그 부위가 넓지 않은 부위에 시행할 수 있으며 연골이 만들어지기 까지 일정기간 동안 체중 부하를 줄여야 합니다. 연골 성형술로 인하여 만들어지는 연골은 그 겉모양은 비슷할지 몰라도 현미경으로 보면 원래의 연골보다 질이 떨어지는 섬유성 연골이고 품질면에서 충격을 흡수하는 등의 기능이나 수명이 진짜 연골보다 떨어집니다.

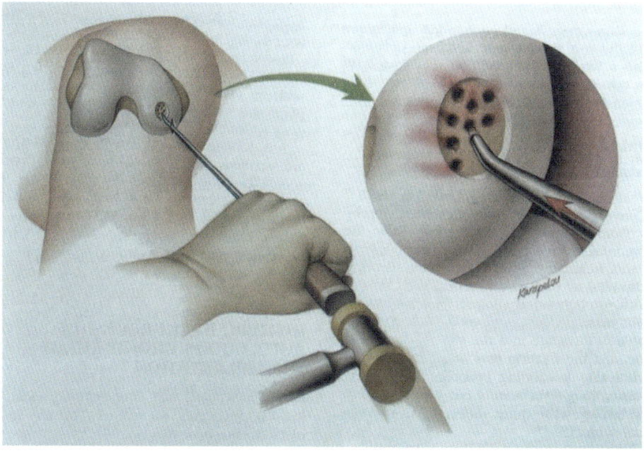

그림 4-32. 미세골절술의 모형도

이 수술의 장점은 관절경을 이용하여 시행할 수 있으며 비록 질이 떨어지는 연골이라도 연골이 새로 생긴다는 점입니다. 단점은 관절염이 많이 진행되었을 경우에는 수술의 효과를 기대할 수 없고, 연골이 잘 생기지 않을 경우에는 통증이 더 심해지고 관절염이 더 빨리 진행될 수 있다는 점입니다.

골연골 이식술(骨軟骨移植術)

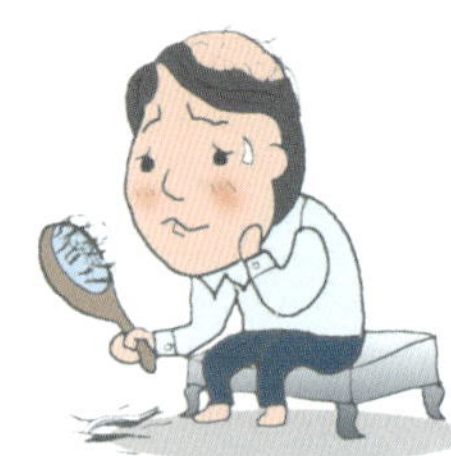

연골이 없거나 결함이 있는 부위에 연골을 심어주는 수술을 말합니다. 무릎 관절에서 체중이 부하되지 않는 부분의 별로 중요하지 않는 자기 연골을 사용하게 됩니다. 수술을 용이하게 하기 위하여 연골만 이식하는 것이 아니라 연골이 붙어 있는 뼈와 함께 심어줍니다(그림 4-33). 이 수술은 비록 별로 쓰이지 않는 연골이라 하더라도 정상의 연골을 떼어내야 하기 때문에, 연골의 결함이 체중이 부하되는 중요한 한군데 정도로 국한되어 있으며 그 부위의 넓이가 크지 않을 때(2cm^2 미만)에만 사용합니다.

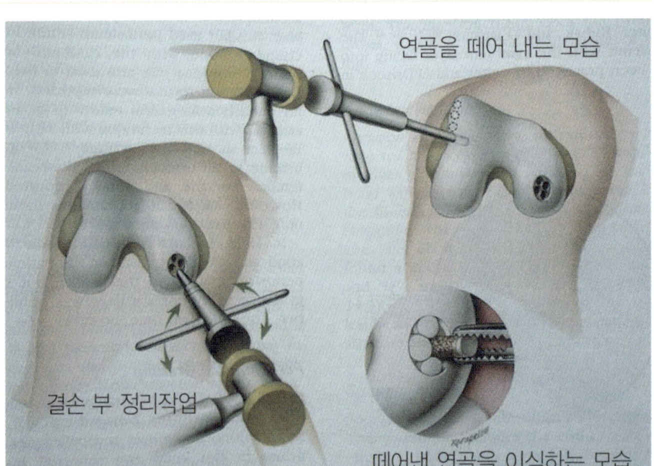

그림 4-33. 골연골 이식술

연골 세포 이식술

어느 정도 크기가 되는 연골 결손은 골연골 이식술을 할 수가 없기 때문에 조금 큰 부위의 결손($5cm^2$ 정도)이 있을 때에는 연골 세포 이식술을 시행합니다. 먼저 환자의 무릎에서 연골의 일부를 떼어 내어 3~4주 배양을 시키면 연골 세포가 증식되는데, 이 증식된 세포를 이식하는 것입니다. 연골 세포를 흩어지지 않기 위하여 뼈의 겉에 붙어 있는 골막 등을 사용하여 꿰매 줍니다(그림 4-34). 이 수술은 연골의 결손을 연골 세포로 메꾸어 준다는 장점이 있으나 연골 세포가 이식 후 정상 보다 더 자라서 관절면이 더 울퉁불퉁하게 될 수도 있으며, 배양된 연골 세포가 정상 연골과 같은 기능 및 수명을 가지지 못하다는 것이 정설입니다.

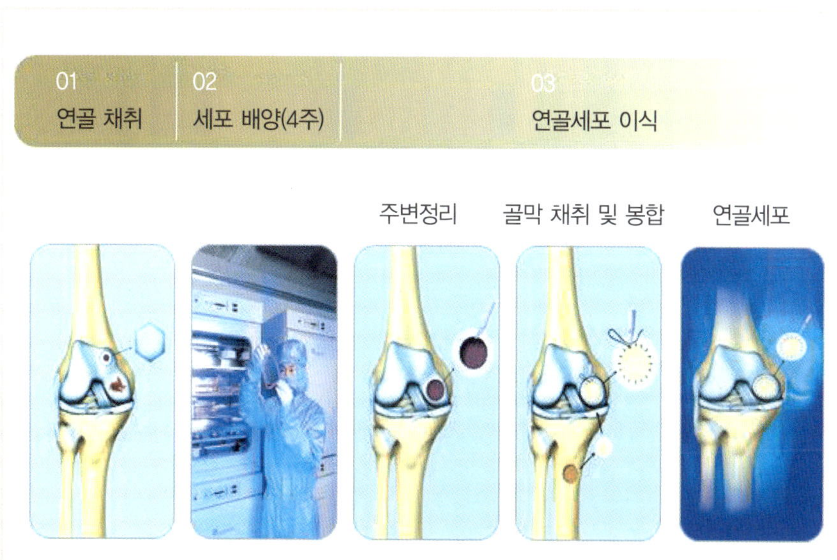

그림 4-34. 연골 세포 이식술

2) 슬개골 연골 연화증(膝蓋骨軟骨軟化症)

슬개골 연골 연화증이란?

무릎 앞쪽에 있는 슬개골의 연골이 부드러워짐(연화 : 軟化)으로써 나타나는 증상을 말합니다. 원래 연골은 뼈 보다는 말랑말랑하지만 약간 딱딱한 것이 정상이어서 연골이 말랑말랑해진다는 것은 조금씩 퇴행성 변화가 일어나고 있다는 뜻입니다. 연골의 퇴행성 변화는 처음에는 연골이 말랑말랑해지고 솜털처럼 일어나기도 하며 갈라지다가 점차 진행되면 닳아 없어져 연골하골이 노출되게 됩니다. 따라서 연골 연화증은 연골이 퇴행하는 과정 중의 시발점이라고 할 수 있습니다. 슬개골에 있는 연골은 사람 몸에 있는 연골 중에서 가장 두껍지만 무릎을 구부릴 때 압박력을 많이 받아 20세 전후만 되어도 연골 연화증 같은 퇴행성 소견을 보일 수 있습니다.

왜 연골 연화증이 오나?

연골 연화증이 발생하는 원인은 이 연골에 정상을 벗어날 정도의 무리한 압박력이 지속될 경우가 가장 많을 것입니다. 오랫동안 서 있을 경우, 무릎을 구부리고 오랫동안 앉아 있을 때, 쭈그려 앉을 때, 또는 층계 오르내리기를 자주 할 때에 슬개골의 연골에 힘이 많이 가해져서 연골 연화증이 올 수 있으므로 이런 일을 많이 하는 직업과 관련이 있습니다. 또 넘어지거나 부딪혀서 무릎 앞쪽을 다쳤다든지, 슬개골의 위치가 비정상으로 바깥으로 치우쳐 있으면 바깥쪽에 과도한 힘이 가해져 이것이 오래 지속되다 보면 점진적으로 연골 연화증이 올 수 있습니다.

슬개골 연골 연화증은 병명이라기 보다는 하나의 현상이며 따라서 원칙적인 병명은 그 원인까지 기술하여 외상성(다쳐서 발생하는 경우), 발육성(뼈의 위치나 모양 등의 변화로 오는 것), 특발성(원인을 잘 모르는 것) 연골연화증으로 불러야 하나 외래에서 진료를 할 때는 그 원인을 명확히 모를 경우가 많기 때문에 그냥 슬개골 연골 연화증이란 병명을 사용합니다. 연골 연화증은 원인을 잘 알 수 없는 특발성인 경우가 제일 많습니다.

증상은

환자는 말로 표현하기 힘든 이상한 통증, 즉 우리하고 시리거나 뻐근한 느낌이 주로 무릎의 앞쪽에서 나타납니다. 이러한 통증은 무릎을 많이 구부리면 심해져서 쪼그리고 앉거나 양반다리로 오래 앉아 있거나, 무릎을 꿇고 오래 앉아 있거나, 관절이 차가운데 노출되면 더 심해지는 경향이 있습니다. 의자와 의자 사이의 간격이 좁아서 무릎을 많이 구부리고 앉아 있어야 하는 극장에서 증상이 심해져 이를 씨네마 싸인(cinema sign)이라고 부르기도 합니다. 차를 오래 타고 나면 바로 일어나지를 못하고 무릎을 폈다 구부렸다 해야만 합니다. 무릎을 움직이면 무릎 앞쪽에서 눈 밟는 소리가 들리기도 하고, 이따금 무릎에 맥이 빠지는 느낌이 들며, 심한 경우에는 붓기도 합니다. 겉으로는 멀쩡한데 신경이 쓰일 정도로만 아파서 환자가 아닌 사람이 볼 때는 꼭 꾀병을 앓는 것 같습니다. 증상이 지속적으로 나타나기도 하지만 나타났다 없어졌다를 반복하기도 합니다.

진단은

진단은 환자의 병력이 매우 중요하며 진찰 소견으로는 슬개골에 압박을 가하면 통증이 심해지고 슬개골을 누르며 움직이거나 무릎을 구부렸다 폈다하면 소리가 나기도 합니다. 일반 X-ray에는 연골이 나타나지 않기 때문에 진단을 하기가 힘들지만 무릎을 구부리고 사진을 찍을 때 슬개골의 위치가 정상에서 벗어나 있는 경우가 많습니다.

MRI에서는 연골이 닳아 있거나 퇴행성 변화가 있는 것을 볼 수 있습니다. 관절경 검사는 무릎 속을 들여다보기 때문에 관절 연골의 변화를 확실히 볼 수 있어서 진단적인 가치는 매우 크나 진단만을 내리기 위하여 모든 환자에게 관절경 검사를 할 수는 없습니다(그림 4-35).

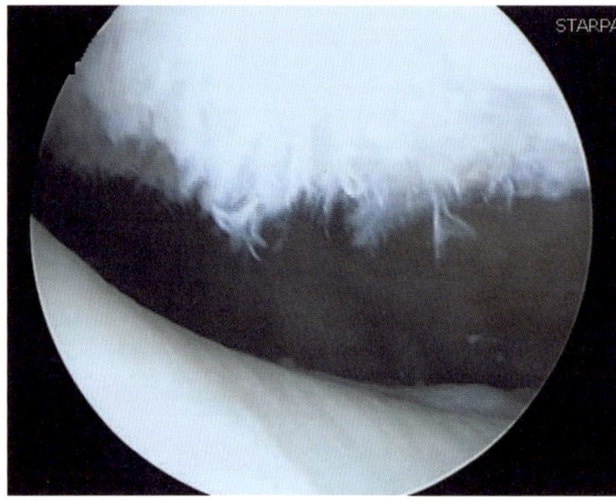

그림 4-35. 슬개골 연골 연화증

결국 이 병은 젊은 환자가 무릎의 앞쪽이 무지룩하게 아프며, 진찰 소견상 눈밟는 소리가 들리고, 슬개골을 누르면 아프고, X-ray에서 슬개골의 위치에 변화(바깥쪽으로 기울어짐)가 있으면 슬개골 연골 연화증이라는 임상적 진단을 내리게 됩니다.

치료는

이 질환은 슬개 대퇴관절의 초기 관절염이기 때문에 완치 즉 관절 연골이 정상으로 되돌아 가지는 않습니다. 가능한 수술을 하지 않고 치료를 하는 것이 원칙입니다. 일상생활에서 원인이 될 만한 소인을 없애 주는 것이 첫 번째인데 우선 슬개골에 압박을 많이 가하는 자세, 즉 무릎을 구부리고 오래 있는 자세를 피하는 것이 좋습니다. 쭈그리고 앉는 것을 삼가고, 오랫동안 무릎을 쭉 펴고 서 있을 때도 슬개골에 압력이 많이 가해지므로 가끔씩 폈다 오므렸다 해 주면서 스트레칭을 해 줍니다. 층계를 오르내릴 때도 가급적 천천히 또는 엘리베이터를 이용하는 것이 권장됩니다. 등산을 하고 난 다음 내려올 때 증상이 심해지는 경향이 있기 때문에 통증이 심할 때는 등산은 삼가는 것이 좋습니다.

대개는 슬개골이 바깥쪽으로 기울어져 있어 외측의 연골이 눌리는 경우가 많으므로 이를 제 위치로 돌려놓기 위한 운동요법을 하기도 합니다. 그 첫 번째로 슬개골을 안쪽으로 잡아당기는 힘을 키우는 것인 데 무릎을 90° 구부리고 슬개골을 안쪽으로 잡아 당기려는 운동을 하는 것입니다. 이렇게 하면 슬개골을 안쪽으로 잡아 당기는 근육이 강화 됩니다.

두 번째는 슬개골을 바깥쪽에서 안쪽으로 미는 것입니다(그림 4-36).

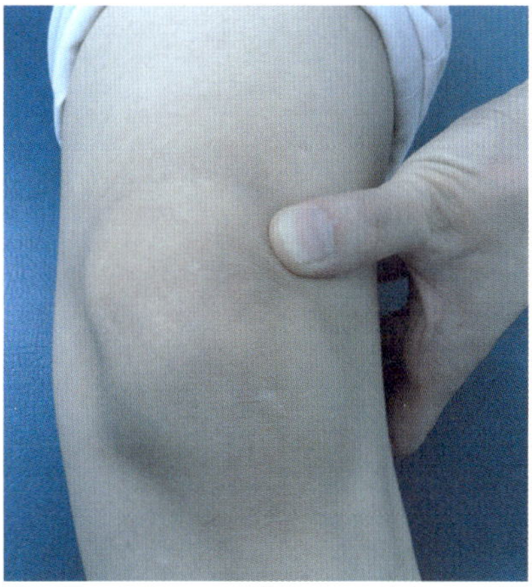

그림 4-36. 슬개골을 안쪽으로 미는 운동

슬개골은 안쪽 및 바깥쪽의 인대가 붙들어 주면서 균형을 이루고 있는데 바깥쪽으로 빠진 다는 것은 바깥쪽 인대가 강하다는 의미 입니다. 이 방법은 강한 인내의 힘을 줄여주는 운동입니다.

이 방법은 장소를 가리지 않고 할 수 있는 좋은 방법이며, 처음 이 운동을 시작할 때에 증상이 약간 악화되는 경우도 있지만 이 시기를 지나면 증상의 호전을 기대할 수 있습니다. 이런 운동효과를 얻기 위하여는 최소한 3~6개월 동안 지속적으로 해야 하는데 효과가 없다고 중도에 포기하는 사람이 많습니다.

약물로는 진통소염제를 투여하여 통증을 완화시켜 주기도 하며 관절 영양제를 주입하여 증상의 호전을 기대하기도 합니다.

이러한 방법으로도 증상이 없어지지 않으면 부득이 수술을 하게 되는데 수술은 크게 둘로 나누어 슬개골의 위치나 힘의 균형을 잡아주어 연골에 가해지는 무리한 힘을 없애주는 것과 연골 자체에 수술을 하는 방법이 있습니다.

위치나 힘의 방향을 잡아주는 방법은 슬개골이 이상 위치에 있을 때 시행하는 방법으로 슬개골을 바깥쪽으로 잡아 당기게 하는 외측 지대인대를 잘라서 힘의 균형을 이루게 하는 외측 지대인대 유리술이 여기에 해당됩니다. 이 수술을 하면 슬개골 연골의 바깥쪽 부분의 압력이 줄어들어 통증을 줄일 수 있습니다.

연골에 직접 하는 수술은 관절경을 이용하여 말랑말랑하고 울퉁불퉁하게 생긴 연골을 매끄럽게 갈아주는 수술입니다. 비교적 간단하지만 근본적인 원인이 남아 있는데다 연골이 불가분 얇아지게 됩니다. 한번 없어진 연골은 재생이 되지 않기 때문에 연골의 퇴행성 변화가 심해져 초기에는 증상의 호전이 있을 수 있으나 궁극적으로는 더 나빠져 요즈음에는 거의 시행하지 않습니다. 이 외에도 슬개골의 연골이 부분적으로 결손이 있어서 연골연화증의 증상이 나타나면 전술한 연골 결손에서 시행하는 여러 방법이 시도 될 수 있습니다.

이 병이 오래되면 퇴행성 관절염이 되나요?

예후는 원인이 무엇인가에 따라 다양한데 분명한 원인이 있는 경우는 그 원인을 제거해 주면 증상이 없어질 수 있습니다. 원인이 불명확한 특발성 연골 연화증은 슬개골에 압력을 가해주는 자세를 피하면 증상의 호전을 기대할 수 있습니다.

연골 연화증이 다음에 퇴행성 관절염으로 진행되는지에 대하여는 논란이 많습니다. 퇴행성 관절염이란 통상적이으로 허벅지 뼈의 정강이 뼈 사이의 관절에 퇴행성 변화가 오는 것을 의미합니다. 무릎의 앞쪽에 있는 관절염이 뒤쪽에 있는 관절에 영향을 미치냐는 문제인데 슬개골 및 뼈 자체에 이상이 있어서 생기는 발육성 연골 연화증은 퇴행성 관절염으로 진행될 가능성이 많으나 특발성인 경우에는 큰 관련이 없다고 합니다.

외측 지대인대 유리술(外側支待靭帶遊離術)

슬개골의 내측과 외측에는 슬개골의 운동을 원활히 해주고 슬개골이 제 위치에 있도록 잡아주는 내 · 외측 지대 인대가 있습니다. 외측 지대 인대가 강하면 슬개골이 바깥쪽으로 기울어지면서 이 부분의 연골에 압박을 가해 연골 연화증의 원인이 될 수 있으므로 이 힘을 약하게 하기 위하여 외측 지대 인대를 잘라 주는 수술을 말합니다. 이 수술은 마찬가지 이유로 슬개골 새발성탈구에서도 시행 됩니다(그림 4-37).

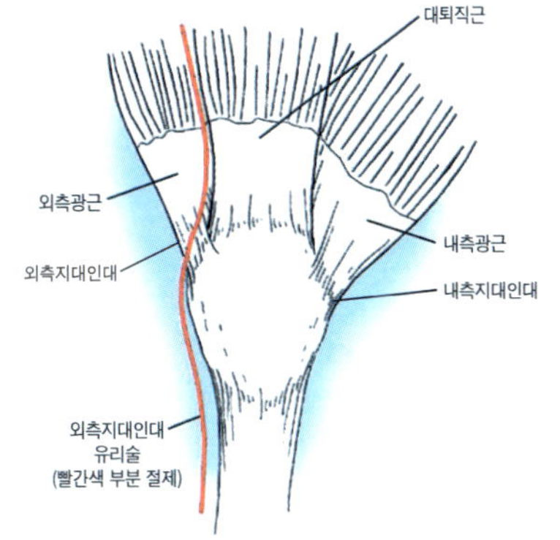

그림 4-37. 외측 지대인대 유리술

3) 박리성 골연골염(剝離性骨軟骨炎)

이 병은 어떤 병인가?

박리성 골연골염이란 관절을 이루는 뼈(骨)와 연골(軟骨)의 일부가 본래의 뼈에서 떨어지는(박리 : 剝離) 것을 말합니다. 연골만 떨어지는 경우는 연골 결손이라고 하고 연골에 뼈가 붙은 골연골(骨軟骨)의 형태로 떨어지는 것을 말 합니다. 왜 뼈와 연골이 한 덩이로 떨어지는가는 확실치 않으나 그리 심하지 않은 충격을 계속적으로 받기 때문에 일어난다는 외상설이 유력하며, 혈액순환이 잘 되지 않아서 발생한다는 혈행 이상설도 있습니다.

성장 잠재력이 많은 사춘기 전후의 남자에게서 많고 양측에 발생하기도 합니다. 골연골이 박리되면 처음에는 제 위치에 있으면서 금이 간 것처럼 보이나 진행이 되면 떨어져 나와 관절 내로 돌아다니는 유리체(遊離體)가 됩니다.

어떤 증상이 있으며 X-ray만으로 진단이 가능한가요?

증상은 관절이 아프고 부을 수 있으며 무릎에서 소리가 나기도 합니다. 아파서 무릎을 잘 구부리려고 하지 않으며 아픈 것을 덜 느끼려고 발을 바깥쪽으로 돌려서 걸으려고 합니다. 제 위치에서 떨어져 나오면 관절운동의 제한이 있고 유리체로 인하여 관절 내에서 무엇이 돌아다니는 느낌이나 관절운동이 갑자기 정지되는 '잠김' 현상이 나타나고 심하면 걷기가 힘들 때도 있습니다.

진단은 X-ray상 처음에는 정상이나 차차 골연골이 떨어지려는 부위에 뼈의 성분이 줄어든 것처럼 정상보다 까맣게 보입니다. 진행이 되면 골연골이 제 위치에서 떨어져 나와 관절면이 불규칙하게 되고 관절 내에 유리체를 발견할 수 있습니다. 방사선 동위원소 검사를 시행하면 보조적인 진단에 도움이 되고 MRI는 박리되는 부위, 진행 정도 및 크기를 정확히 알 수 있어 진단, 치료의 방침 및 치료결과 판정에 필수적입니다(그림 4-38).

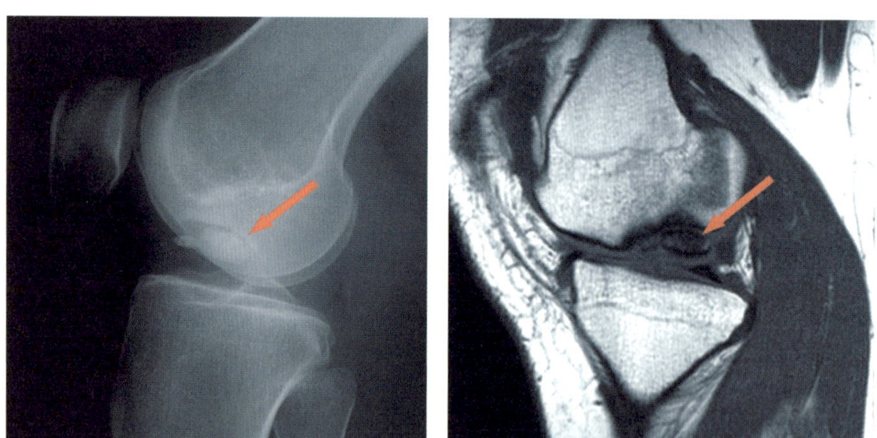

그림 4-38. 박리성 골연골염의 X-ray 및 MRI 소견

치료를 결정하는 가장 중요한 요소는?

치료는 어느 나이에 발생하였는가, 어느 정도의 크기인가, 어느 부위에 발생하였는가 및 완전히 떨어져 나와 관절 내에 돌아다니는가에 따라 다릅니다. 가장 중요한 것이 나이인데 성장이 끝나는 시기인 15~16세를 기준으로 하여 그 이전에 발생하면 예후가 좋습니다. 제자리에 붙어 있는 경우 수술을 하지 않아도 휴식을 취하고 체중부하를 줄이며 무리를 하지 않으면 치료가 잘 될 수 있습니다. 15~16세 이상의 환자에서 크기가 작으면서 제 위치에 그런 대로 붙어 있으면 지켜보고, 떨어져 나왔으면 원래 뼈 있는 부위에 구멍을 내어 재생을 도모하고, 관절 내에 떠돌아다니는 조각은 제거합니다.

부위가 크고 제 위치에 있으면 구멍을 내고 피를 흘리게 하여 다시 붙게끔 시도하며, 떨어져 나와 있으면 원래의 위치에 다시 붙여 주는 수술을 하기도 하지만 성공률은 떨어진다고 하겠습니다. 떨어진 조각을 다시 붙여 주기가 힘들거나 붙어 주는 수술의 효과가 없다고 판단될 때는 연골 이식을 시행할 수도 있습니다. 특히 골연골의 박리가 체중을 부하하는 부위에 있을 때는 어떤 형태로든 연골로 덮이게 해주어야 장애를 남기지 않습니다.

4) 관절내 유리체(遊離體)

유리체란 무엇이며 저절로 유리체가 생깁니까?

관절내 유리체란 관절 내에서 떠돌아다니는(유리 : 遊離) 물체(체 : 體)를 말합니다. 유리체와 이물질의 차이는 유리체는 관절 내에서 만들어진 것을 말하고, 이물질은 바깥에서 들어온 것으로 구분합니다.

유리체는 연골이 찢어지거나 연골을 포함한 뼈가 골절을 일으켜 떠돌아다닐 수 있고, 관절염으로 인하여 생긴 골극(일종의 뼈의 주름살)이나 퇴화된 연골이 떨어져서 발생하기도 합니다(그림 4-39).

또 박리성 골연골염이란 질병에서 뼈와 연골 조각이 떨어져 나오는 것이 원인이 되기도 하고, 그 외에 활막성 연골종증, 신경병성 관절염 등에서도 나타납니다.

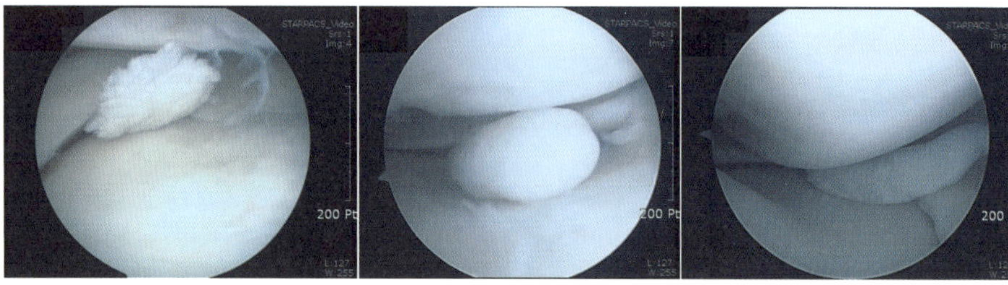

그림 4-39. 관절내 유리체

어떤 증상이 있으며 진단과 치료는?

관절이 붓고 아프기도 하며 뭔가가 무릎 속에서 움직이는 것 같은 느낌이 있고 어떤 때에는 진찰시 이러한 유리체가 만져기지도 합니다. 유리체가 관절 사이에 끼이면 갑자기 관절을 움직이지 못하는 '잠김' 현상이 일어나기도 합니다.

진단은 환자의 병력을 토대로 하여 X-ray를 찍으면 뼈 조각을 볼 수 있고, 이 조각의 위치는 때때로 이동하는 경향이 있습니다. 그러나 이렇게 떠돌아 다니는 물체가 뼈 성분이 없이 연골이나 섬유조직으로 되어 있으면 단순 방사선 검사에 나타나지 않고 관절경 검사나 MRI 검사로 유리체를 확인할 수 있습니다.

치료는 유리체가 어느 한 곳에 고정되어 있으면서 관절운동을 저해하지 않으면 지켜볼 수 있으나 움직이면서 관절면에 자극을 주면 유리체를 제거하는 것을 원칙으로 합니다. 관절은 아주 매끄럽고 부드럽게 움직여야 하는데 이 유리체는 관절면에 손상을 주어 관절염을 일으킬 뿐만 아니라 '잠김' 현상이 있으면 환자가 상당한 통증을 호소하기 때문입니다.

5) 활막성 연골종증(滑膜性 軟骨腫症)

이 병도 종양에 들어갑니까?

이 질환은 마치 종유굴(種乳窟)에서 석순(石筍)이 만들어지듯 활막에서 연골이나 연골로 둘러싸인 뼈(연골종 : 軟骨腫)를 만들어내는 것을 말합니다.

연골종이라고 하면 하나만 있는 것이고 '증(症)'자가 붙으면 여러 개가 있다는 뜻입니다. 30~40대의 남자의 무릎이나 고관절(엉덩이관절)에 많이 발생하며 양성 종양으로 간주되기도 합니다. 병이 어떻게 생기는지 명확하지 않으나 활막의 특성이 변하여 뼈나 연골을 만들어내지 않나 추측됩니다. 따라서 원칙적으로는 활막의 질환에 포함시키는 것이 더 타당하나 생성된 물질이 뼈와 연골로 이루어진 골연골종이기 때문에 여기에 포함시켰습니다. 증상은 관절이 붓고 아프며 관절 운동의 제한이 오고 무릎에서 소리가 나기도 합니다. 만약 이러한 골연골종이 활막에서 떨어져 나오면 무릎 속에서 돌아다니는 유리체를 형성하게 됩니다.

진단은?

진단은 방사선 소견 상 여러 가지 크기의 구슬같은 뼈들이 관절 내 여기저기에 붙어 있고 어떤 것은 흩어져 있기도 합니다. 그러나 뼈가 없이 연골로만 되어 있는 것은 X-ray에서 잘 보이지 않으며 이런 경우 MRI로 확인할 수 있습니다. 관절경으로 보면 백색 또는 회백색의 다양한 크기의 구슬같은 연골 덩어리들이 활막에 붙어 있거나 떠돌아다닙니다(그림 4-40).

치료는 관절 내에서 떠돌아다니는 것들은 관절면을 다치게 하고 관절 운동제한을 일으키므로 제거해야만 합니다. 활막에 붙어 있는 것은 경과를 두고보는 수도 있으나 떼어낼 수 있는 것이라면 모두 떼어내는 것이 좋습니다.

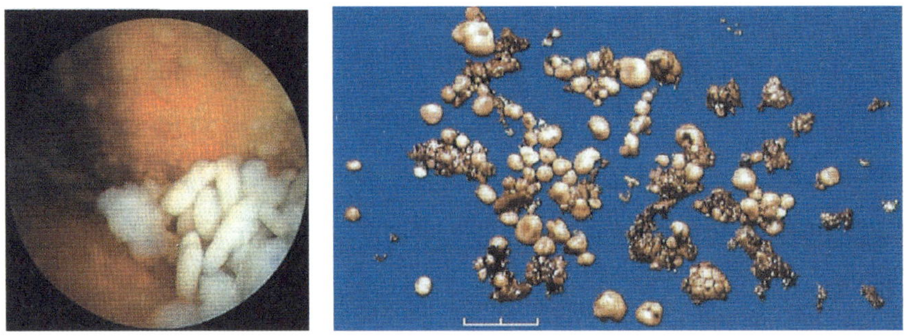

그림 4-40. 연골종증의 관절경 사진 및 떼어낸 후

6) 골괴사(骨壞死)

뼈가 죽기도 하나요?

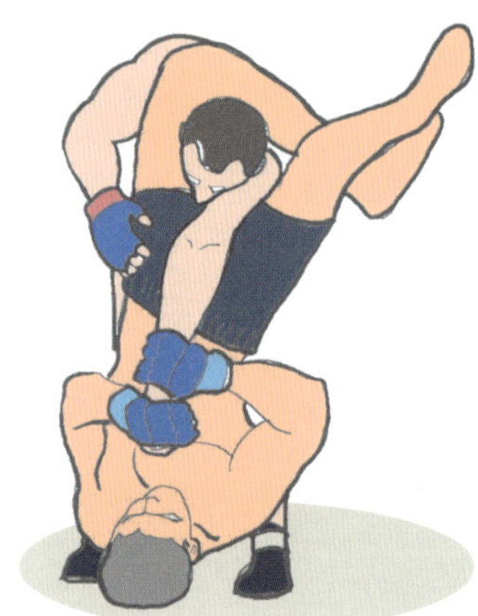

골괴사는 뼈(骨)가 죽는 것(괴사 : 壞死)을 말합니다. 골괴사는 결국 관절염으로 진행되기 때문에 관절염으로 분류될 수도 있으나 원인 기전으로 볼 때 골연골의 질환으로 분류하는 것이 타당할 것입니다.

뼈가 죽는 원인은 여러 가지가 있으나 어떤 이유이든 그 부위로 가는 혈류가 막혀서 뼈가 죽는 것입니다. 피가 통하지 않는 것은 혈관이 다쳐서 발생할 수도 있고, 혈관이 어떤 질병이나 약물 사용으로 인하여 좁아지거나 막혀서 발생하기도 하고, 주위의 압력이 높아서 혈관을 조이기 때문에 일어나기도 합니다.

혈관이 막히는 원인을 알 수 없는 특발성(特發性) 또는 원발성(原發性) 골괴사와 원인이 밝혀진 속발성(續發性) 골괴사로 나뉩니다.

골괴사의 원인이 어느 정도 밝혀진 것은 술, 스테로이드 복용 및 잠수병(潛水炳)이 있습니다. 술을 오랫 동안 많이 마신 사람에게 발생빈도가 높으며, 장기 이식 또는 척추나 머리를 다쳐서 스테로이드를 사용한 환자, 피부병 또는 관절염으로 스테로이드를 남용한 환자, 뼈 주사를 많이 사용한 사람에게서도 골괴사를 보게 됩니다. 골괴사는 음주의 양 및 기간, 사용한 스테로이드의 양에 따라 빈도가 증가하나 반드시 일치하지는 않습니다. 수중 잠수를 많이 한 사람에게도 혈관이 막히는 병이 발생하여 골괴사의 빈도가 높습니다.

골괴사는 관절이 아닌 부위에서는 통증이 별로 없고 큰 기능장애를 보이지 않을 수 있으나 관절 부분에 침범할 경우 통증도 심할 뿐만 아니라 관절이 망가져서 운동제한을 일으키고 걷기도 힘들어집니다. 제일 많은 곳은 고관절(엉덩이 관절)이고 그 다음이 무릎 관절입니다.

빨리 진단을 내리면 치료도 달라지나요?

진단은 주로 방사선 검사로 이루어지며 혈액검사는 이상이 없는 경우가 많습니다. 처음 증상이 나타날 때는 방사선 소견은 정상이나 병이 진행되면 방사선 검사상 주위 뼈와 비교하여 죽은 부분의 뼈가 더 하얗게 보이고, 처음에는 뼈만 죽다가 점차 관절도 망가지는 모습을 보이게 됩니다. 방사선 동위원소 검사는 초기에도 이 병의 진단을 내릴 수 있으며 MRI는 초기 진단 및 진행 정도를 알 수 있어서 치료에 도움을 줍니다.

치료는 골괴사의 정도 및 부위에 따라 달라집니다. 초기에는 뼈에 구멍을 내어 압력을 줄이고 피를 흘리게 하여 뼈의 재생을 도모하며 뼈 이식을 해 주기도 합니다. 병이 많이 진행되어 관절면 까지 침범하면 인공관절술(人工關節術)을 필요로 합니다.

골괴사가 주로 골의 간단부(뼈의 중간부위)에 여러 뼈에 발생하는 경우가 많은데 뼈의 끝부분에 주로 발생하는 괴사도 있습니다(그림 4-41). 이 경우는 골괴사의 나타나는 양상이 달라 골괴사의 다른 질환으로 취급하는 경향이지만 통상 골괴사의 범주에 포함시키기도 합니다. 이런 형태의 골괴사는 관절 내 스테로이드 주입과 연관이 있지 않나 생각됩니다.

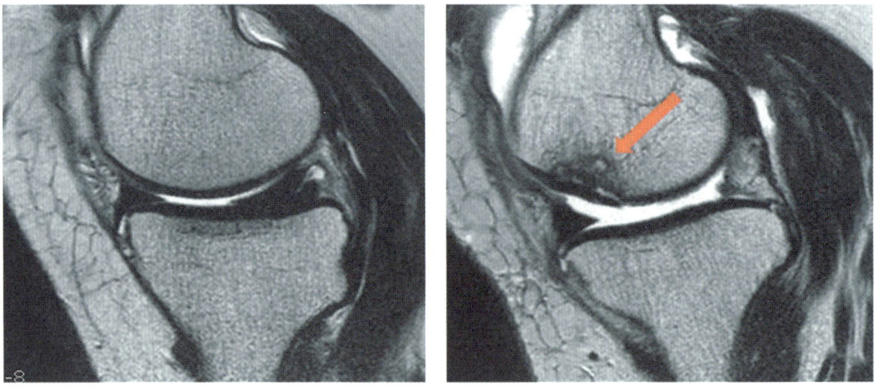

좌측은 정상이고, 우측 빨간색 화살표 부분이 골괴사 부위이다.

그림 4-41. 골괴사의 MRI 소견 (정상과 비교)

7) 오스굿(Osgood-Schlatter)씨 병

놀 때는 잘 놀다가 공부만 하라면 무릎이 아프다고 하니 꾀병이 아닌가요?

원래는 이 병을 이름지은 사람의 이름을 따서 오스굿-쉴라터씨 병이라고 부르나 보통 오스굿씨병이라고 합니다.

슬개건은 무릎의 앞쪽에서 슬개골과 정강이뼈(경골) 사이에 붙어 있는 힘줄로서 무릎을 펴는 힘을 제공해 주고 있습니다. 슬개건이 정강이뼈 에 붙는 부분에 성장판이 있는데 성장을 하고 있는 아이들이 활동을 많이 하면 반복적인 자극을 받아 아프고 앞쪽이 혹처럼 튀어나오는 병입니다. 따라서 사춘기 전후의 개구쟁이 사내아이에게서 잘 발생합니다.

병 자체는 운동을 심하게 하거나 뛰어놀면 심해지고 쉬면 조금 나아지는 경향을 보이지만 통증은 뛰어놀 때는 모르다가 집에 돌아오면 더 아파지기도 합니다.

무릎 밑이 튀어 나왔어요!

이 병의 원인은 정확히 알지 못하는데 이 부분의 뼈 및 성장판에 피가 잘 안 통하여 발생한다고도 하고, 이 부위에 자꾸 자극을 주거나 반복적으로 조금씩 다쳐서 골절이 일어났다는 설도 있습니다.

진단은 환자의 병력과 함께 진찰을 해보면 무릎 밑에 튀어나온 뼈를 만질 수 있고 여기를 누르면 아파합니다. X-ray를 찍어 보면 이 부위에 뼈가 튀어나오면서 원래 뼈와 분리 되어 있는 것을 볼 수 있습니다(그림 4-42).

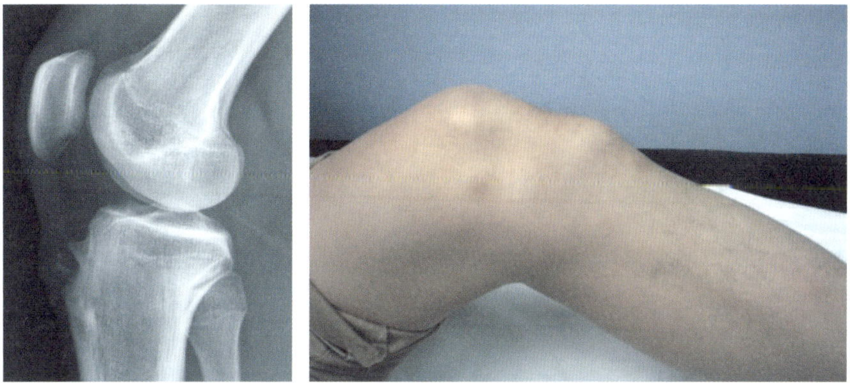

그림 4-42. 오스굿씨 병의 X-ray 및 사진

치료를 하지 않으면 병이 더 커지는 것이 아닙니까?

치료는 통증의 정도에 따라 다른데 대개는 수술을 하지 않는 치료를 하고 아주 심하면 수술을 할 수도 있습니다. 우선 환자에게 너무 무리하게 활동하지 않도록 주의를 시키고 그래도 아프면 진통소염제를 주어 통증을 완화시켜 주고, 때에 따라서는 더 자극이 되지 않도록 석고고정(깁스)을 하기도 합니다.

많이 아프다고 뼈가 튀어나온 부위에 스테로이드 제제를 주입하는 것은 힘줄이 약해지는 등 여러 가지 문제점을 일으키므로 시행하지 않습니다.

수술은 튀어나온 부분을 제거하거나 뼈 이식을 하여 이 부분의 뼈 바로 밑에 있는 성장판을 유합시키기도 하나 수술적 방법이 썩 좋은 결과를 보지 못하기 때문에 신중을 기해야 합니다.

예후는 특별한 치료를 하지 않아도 약 1~2년 후면 자기도 모르게 통증은 없어지고 아무런 문제없이 나아지나 튀어나온 것은 그대로 남아있습니다.

우리나라에서는 큰절을 하거나 무릎을 꿇을 때 튀어 나온 부위를 자극하여 통증이 심해지는데, 같은 맥락으로 군대에 가서 포복을 하거나 토끼뜀 등을 할 때 다시 증상이 재발하기도 합니다.

8) 이분슬개골(二分膝蓋骨)

슬개골이 두 조각이 났다는 말인가요?

이분 슬개골이란 무릎 앞쪽에 있는 슬개골이 둘로 나누어(二分)진 것입니다. 원래 슬개골은 하나의 뼈로 되어 있는데 이것이 둘로 되어 있는 선천성 또는 발육성 질환입니다.

슬개골의 위 바깥쪽 부분이 조금 튀어나온 것처럼 보이며 양쪽에 발생할 수도 있습니다. 보통은 큰 문제를 일으키지 않지만 힘든 노동을 하는 사람이나 운동선수들은 이 부위에 통증을 느낄 수 있습니다.

슬개골이 부러진 것과 혼동이 오지는 않습니까?

진단은 다른 이유로 X-ray를 찍고 나서 우연히 발견하는 경우가 많습니다. X-ray 상 슬개골의 바깥쪽 윗부분에 선이 있어 슬개골이 큰 뼈와 작은뼈로 나누어져 있는 모습을 보여 마치 슬개골이 부러져서 금이 간 것처럼 오진하기도 합니다(그림 4-43). 그러나 벌어진 간격이 부드럽고 일정하여 골절과 구분이 됩니다. 치료는 하지 않아도 되나 작은 뼈가 움직이고 통증이 심할 경우에는 작은 뼈를 떼어 내거나, 뼈가 크면 두 뼈를 붙여 주는 수술을 하기도 합니다.

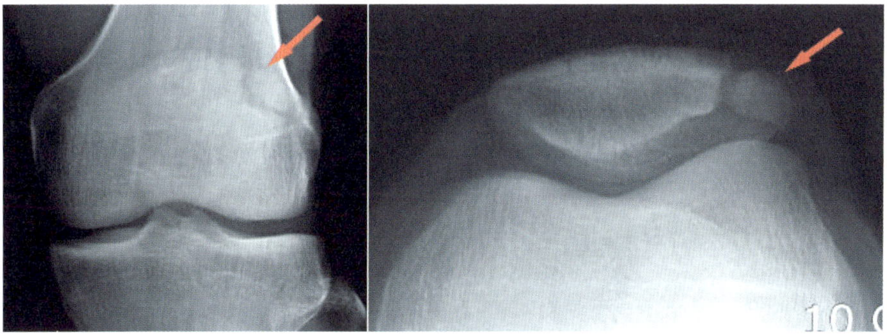

그림 4-43. 이분 슬개골

5. 종양(腫瘍)

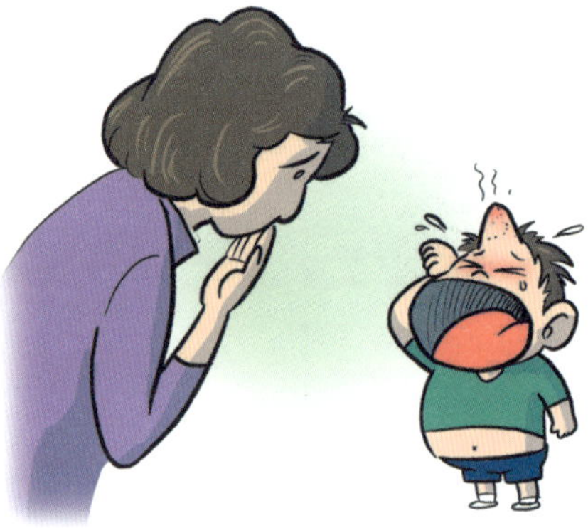

종양이란 정상에서는 있지 않는 조직이 생기는 것을 총칭하여 말하며 신생물(新生物)이라는 표현을 쓰기도 합니다. 종양은 양성종양과 악성종양으로 나누는데 뼈나 연부조직 어디에서도 생길 수 있습니다.

양성종양이란 종양 그 자체로만 문제를 일으킬 뿐 생명에는 지장이 없는 것이고 악성 종양이란 치료를 하지 않으면 이것이 다른 부위로 퍼져서(전이:轉移) 생명에 지장을 주는 것이며 일반적으로 이것을 암이라고 합니다. 뼈나 근육 및 인대에 생기는 악성종양은 의학적으로는 대부분 육종(肉腫)이라고 부릅니다.

1) 종양의 특성

무릎에서 발생하는 양성 종양의 문제점은 무엇입니까?

양성종양은 물집 또는 물혹 같은 것에서 부터 혈관에 생긴 혈관종 및 지방종 등 뼈 이외의 부위에 생기는 것과 골연골종 등과 같이 뼈에 생기는 것으로 나눕니다. 이러한 양성 종양은 폐나 다른 부위에 퍼지지 않기 때문에 생명에는 지장이 없으나 크기가 커질 수는 있으며 너무 커져서 신경이나 혈관을 누르면 아프고 기능의 장애를 초래할 수 있습니다. 또 뼈에 있으면 원래 정상적인 뼈가 있어야 할 위치에 종양이 있기 때문에 뼈가 약해져서 쉽게 부러지기도 합니다. 일반적으로 양성종양은 그대로 양성으로 남아 있으나 간혹 악성으로 변하는 것도 있어서 주의 깊게 관찰해야 하는 것도 있고, 어떤 종양은 악성과 양성으로 구분하기에 애매한 것도 있습니다.

무릎에서도 악성 종양이 많이 발생하나요?

원래 사지에서 생기는 악성종양은 다른 다른 장기에서 발생하는 종양보다 훨씬 적습니다. 그러나 무릎은 매우 활동적이기 때문에 팔다리 중에서는 종양이 가장 많이 발생하는 곳입니다. 악성 종양 중에서 골육종이나 악성에 가까운 거대세포종은 무릎에서 제일 많이 발생합니다. 연골 육종도 무릎이 제일 호발하는 부위는 아니지만 많이 발생합니다.

뼈에 발생하는 종양의 특징은 무엇입니까?

무릎 뿐만 아니라 팔다리의 뼈에 발생하는 종양은 몇 가지 특성이 있는데, 첫째는 나이 및 발생 부위에 따라서 나타나는 종양에 뚜렷한 빈도의 차이가 있다는 것입니다. 예를 들면 사춘기에 골 간단부에 악성종양이 생기면 골육종을 제일 먼저 의심하게 되고, 이 나이에 실제로 연골암 같은 것은 거의 없습니다. 반면에 나이가 들어서 뼈에 암이 발생하면 다른 부위에 있는 암이퍼져서 발생하는 전이암이 많습니다.

둘째는 진단이 매우 어려운데 뼈에 생기는 종양은 서로 다른 종양이면서 X-ray상 비슷하게 나타나는 경우도 많고, 현미경으로 본 조직학적 소견도 비슷하게 보일 수 있습니다. 따라서 근육 골격계 종양은 환자의 병력에서부터 X-ray 및 조직학 소견을 다 참고하여 진단을 내려야 합니다.

셋째, 사지의 악성종양은 대부분 그 자체가 매우 빠르게 자랄 뿐 아니라 비교적 빨리 폐에 퍼져서 어떤 경우는 진단을 내릴 때 이미 폐에 전이된 경우도 있습니다. 최근 치료성적이 좋아지기는 하였지만 아직도 예후는 그리 좋은 편은 아닙니다.

2) 증상

종양이 있으면 어떤 증상이 나타나나요?

증상은 종양에 따라서 매우 다양합니다. 대개는 통증이 있지만 통증이 없어서 초기 진단을 놓치는 경우도 많습니다. 다른 곳이 아파서 사진을 찍거나 동위원소 검사를 했더니 종양이 발견되기도 하고, 뼈가 부러지고 나서 사진을 찍으니 종양으로 뼈가 약해진 상태에서 부러진 것으로 판명되기도 합니다. 어떤 환자는 살짝 다친 후 무릎이 아팠는데 그것 때문에 그러려니 하고 그냥 지내다가 계속 통증이 있어 사진을 찍어보니 암이라는 진단을 받기도 합니다.

그러나 진행이 되면 통증이 심하여 진통제 주사를 맞지 않고는 못 견딜 정도에 이릅니다.

피부와 가까이 있는 종양은 눈으로 보이거나 만져질 수 있고 뼈에 있는 종양도 크거나 진행되면 부풀어올라 만져질 수 있습니다. 종양이 신경이나 혈관과 가까이 있거나 커지면 이들을 눌러 신경 및 혈관 증상이 나타나고, 다른 장기(臟器)에 퍼지면 그 장기의 기능에 이상 소견이 나타납니다.

3) 진단

병력 및 진찰

진단은 환자의 병력과 진찰소견이 매우 중요합니다. 무릎 주위에서 무엇이 만져지면 이것을 자세히 진찰하여야 합니다. 혹이 부드러우며 경계가 분명하고 움직이면서 만져도 별로 아프지 않으면 양성일 가능성이 많습니다.

하지만 경계가 분명하지 않고 단단하며 잘 움직이지 않으면서 아프고 커지는 경향이 있으면 악성이 의심됩니다. 악성종양은 자꾸 만지면 퍼지는 경향이 있으므로 이상하다고 생각되면 빨리 진찰을 받는 것이 매우 중요합니다.

X-ray

방사선 소견은 일차 진단을 내리는 데 기본이며 경험이 많은 정형외과 의사는 비록 정확한 병명은 모른다 하더라도 이 종양이 악성인지 양성인지 X-ray로 어느 정도는 구분을 할 수 있습니다. X-ray상 경계가 분명하고 뼈의 맨 바깥 딱딱한 뼈(피질골)의 형태가 그대로 보존되어 있으면 양성일 가능성이 많지만 경계가 분명하지 않고 자꾸 파먹어 들어가는 양상이거나 피질골이 망가져 있고 피질골이 여러 겹으로 나타나면 악성종양, 즉 암일 확률이 높습니다(그림 4-44).

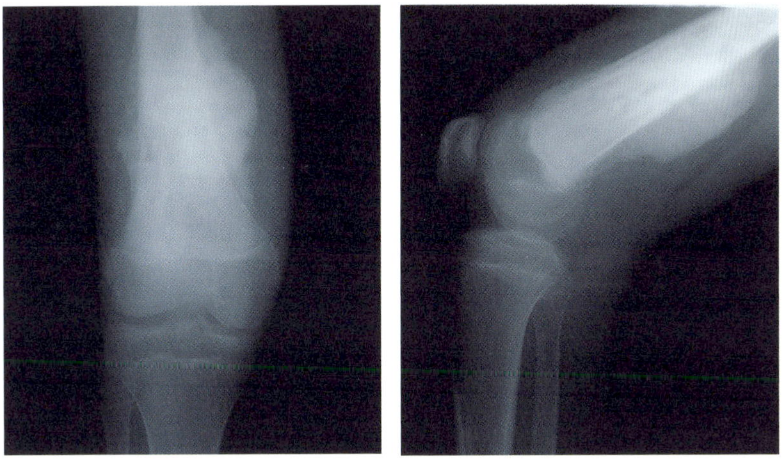

그림 4-44. 악성 종양인 골육종의 X-ray 소견

혈액 검사

혈액검사를 하여 칼슘(Ca), 인산(Phoshorous), 알칼리성 인산 효소(Alkaline phosphatase)가 증가되어 있으면 악성일 가능성이 많고, 양성이라고 하더라도 활동성인 종양을 의미합니다.

동위 원소 검사

방사선 동위원소 검사는 종양이 X-ray에 나타나기 전에 진단 및 종양이 활동적인지, 종양이 퍼져 있는 정도가 어느 정도인지, 또 다른 뼈에도 종양 이 있는지를 아는 데에도 필요합니다.

혈관 촬영

활동적이고 악성인 종양의 경우 종양이 커지기 위하여 혈관이 종양 쪽으로 많이 생겨나므로 혈관 촬영을 하면 혈관 분포를 보고 종양의 크기도 알 수있으며 또 중요한 혈관이 얼마나 눌리고 막혔는지를 판별하여 치료의 방법을 결정하는 데 도움을 줍니다. 최근에는 색전술이라고 하여 혈관 촬영과 동시에 암으로 가는 혈관에 선택적으로 항암제를 주입하기도 합니다.

CT와 MRI중 어떤 것이 나은가요?

그러나 무엇보다도 MRI나 CT를 찍어야 합니다. 전산화 단층촬영(CT)은 종양의 위치 및 크기를 아는 데 효과적입니다. CT는 연부 조직 보다는 주로 뼈를 보기 때문에 뼈 성분으로 된 종양의 진단에는 MRI보다 낫지만, 뼈에 생기는 암이라도 뼈 뿐만 아니라 뼈 성분이 아닌 것도 많아서 한계가 있습니다. 악성종양에서 가슴 사진이나 가슴의 CT 촬영은 종양이 폐에 전이가 있는가를 판별하여 치료의 방침을 결정하기 위해서 반드시 시행하야 합니다.

MRI는 물체의 성질을 영상으로 나타낸 것이기 때문에 X-ray에 잘 나타나지 않는 초기에도 어떤 성질의 종양이 어느 부위에 어떤 크기로 있는지를 알 수 있어서 진단, 치료 및 예후 판정을 하는 데 필수적입니다.

조직검사는 반드시 필요한가요?

조직검사는 정확한 병명을 알고, 악성과 양성을 구분하기 위하여 치료전 또는 치료 과정 중에서 시행합니다. 조직검사가 가장 확실한 진단법이지만 판단이 어려울 때도 많습니다.

조직검사(생검술)는 조직의 일부 또는 전부를 떼내어 검사하며 조직 검사의 결과에 따라서 수술의 범위, 수술의 종류, 항암제의 사용여부 및 시기를 결정하게 됩니다. 따라서 골 종양을 치료하는데 필수적이라고 할 수 있습니다.

4) 치료

종양의 일반적인 치료원칙은?

치료는 양성이냐 악성이냐 또 어디에 있으며 어떤 종양이냐에 따라 다릅니다. 그래서 종양의 조기 진단은 매우 중요한 의미를 가집니다.

가장 중요한 것은 양성과 악성을 구분해서 치료의 방침을 결정해야 하는 것입니다. 양성 종양일 경우 뼈에 생기는 것과 연부 조직에 생기는 것으로 나누어, 연부 조직의 양성 종양이 통증이 있거나 너무 커지면 떼어 내는 적출술(摘出術)을 하면 되고 뼈의 양성 종양으로 뼈가 약해져 있거나 악성으로 변할소지가 있는 경우는 떼어 내고 뼈 이식(골이식 : 骨移植)을 해주게 됩니다.

악성종양은 어떤 종양인가, 폐 등의 다른 부위에 펴져 있느냐(전이 : 轉移)에 따라 치료의 방침이 다르며 물론 조기에 발견할수록 전위가 적고 종양의 크기가 작기 때문에 예후가 좋다고 할 수 있습니다.

연부조직에 발생한 악성종양에서 사용하는 수술법은 종양만 떼어내는 것과 종양 및 그 주위 조직을 떼어내는 방법 및 절단술이 있습니다. 종양만 떼어내는 수술은 종양이 너무 커서 치료는 불가능하다고 생각되지만 통증을 경감시킬 목적으로 시행합니다. 치료가 가능하다고 생각되면 종양뿐만 아니라 주위 조직도 같이 떼어내야 되는데 이는 주위 조직이 육안으로 보기에 괜찮게 보여도 이미 암세포가 퍼져 있을 경우가 많기 때문입니다.

이러한 수술을 할 때는 수술 시 잘라낸 조직을 응급 조직검사하여 부위에 암세포가 있는가 없는가를 확인하면서 떼어내게 됩니다.

뼈에 발생한 악성종양은 골 종양이라 하더라도 진행이 되면 뼈 밖으로 확산됩니다. 원인이 되는 부위를 제거하기 위해 뼈를 잘라내야 하고 뼈 뿐만 아니라 의심이 되는 부분도 같이 제거해야 하기 때문에 주위의 연부 조직을 같이 제거해 줍니다.

이런 목적이라면 뼈를 잘라내기 때문에 다리를 절단하는 방법이 가장 확실성이 높으나 절단술은 환자뿐만 아니라 가족 및 의사도 상당히 꺼리는 수술입니다. 암이 초기에 발견되면 다리를 절단하지 않는 사지 구제술(四肢救濟術)을 시행할 수 있습니다.

악성 종양(암)의 경우 수술 후에는 항암요법을 해야 하나요?

항암요법은 수술 전이나 수술 후에 할 수 있습니다. 수술 전 항암요법의 목적은 폐에 전이를 막아주고 종양의 크기를 작게 하여 수술을 용이하게 하고 절단술이 필요한 환자에서 사지 구제술이 가능하게 해주는데 있습니다. 수술 후에 하는 항암요법은 재발을 줄이는 목적으로 합니다. 항암요법을 할 것 인지의 여부, 또 어떻게 하는가는 암의 종류와 크기 및 수술이 어느 정도까지 가능했는지, 또 폐에 전이하였는지 여부에 따라 달라집니다.

뼈에 생기는 골육종은 매우 악성이기 때문에 수술 전 및 수술 후 모두 시행하는 것이 좋습니다. 경우에 따라서 방사선 요법을 병행할 수도 있습니다.

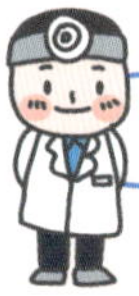

조직검사 : 생검술(生檢術)

조직검사를 하기 위하여 조직을 떼어 내는 수술을 말 합니다. 병명 및 악성(암)인지 양성인지를 구별하기 위하여 시행합니다. 이상이 있는 부위의 일부 또는 전부를 떼어 내기도 하는데 조직을 어느 부위에서 얻느냐가 중요합니다. 방법은 피부를 절개하고 조직을 직접 보면서 하기도 하고, 가느다란 조직 채취용 바늘을 이용 하기도 하며, 관절 내에 있는 조직은 관절경을 이용하여 채취를 합니다.

조직 채취용 바늘을 이용하면 쉽고 상처도 작다는 장점이 있으나 너무 적은 양을 얻어서 자칫하면 진단을 내리지 못하는 경우도 발생하여 뼈의 조직 검사는 바늘을 이용한 생검은 큰 도움이 되지 않기도 합니다.

떼어냄으로써 치료가 완결되는 양성 종양의 경우에는 전부 떼어내는 경향이고 그렇지 못한 악성 종양의 경우에는 진단목적으로 일부를 떼어낸 다음 그 결과에 따라 이차적인 수술을 필요로 합니다. 전부를 떼어내는 경우 진단 측면에서 볼 때에는 생검술이라고 할 수 있고 치료의 관 점에서는 적출술(摘出術)이라고 할 수 있습니다.

적출술(摘出術) 또는 제거술(除去術)

종양이 있을 경우 이것을 모두 떼어내는 수술을 말합니다. 양성 종양의 경우 적출술은 떼어냄으로써 치료가 종결되지만 악성인 경우는 종양만 떼어내면 주위 조직에 암세포가 퍼져 있어 재발하는 경우가 많습니다. 재발을 줄이기 위해 육안으로 보이는 암세포 뿐만 아니라 주위 조직도 같이 제거하는데, 제거하는 범위에 따라 변연 절제술, 광범위 절제술, 근치적 절제술 등으로 나누기도 합니다. 뼈에 양성 종양이 있을 때 이것을 떼어내면 뼈가 비어 있게 되어 뼈가 약해지므로 종양을 적출한 다음 이 부위에 뼈를 이식해 주는 수술(골 이식술)을 같이 병행합니다.

이식에 사용되는 뼈는 자기 뼈, 다른 사람(죽은 사람)의 뼈 및 인조뼈(뼈 대용물)가 있습니다. 이식의 목적으로 보면 자기 뼈를 이식하는 것이 제일 좋고 이때는 골반뼈를 주로 이용합니다.

사지 구제술(四肢救濟術)

사지를 없애지 않는(구제 : 救濟) 수술을 말합니다. 무릎 주위 뼈에 암이 발생하였을 때 과거에는 다리를 절단하였으나 최근에는 암이 초기에 발견되어 뼈에만 국한되었을 경우 이 부위의 뼈 및 관절을 제거하고 인공관절을 만들어 주거나 다른 사람의 뼈를 이용하여 관절을 유합시킴으로써 다리를 절단하지 않고 살려주는 수술을 말합니다. 보통의 인공관절술이 뼈와 연골의 일부만 제거하는데 반하여 사지 구제술에서의 인공관절술은 관절까지 없애고 바꾸어 주어야 하기 때문에(그림 4-45) 예후는 일상의 인공 관절보다는 떨어진다고 할 수 있습니다.

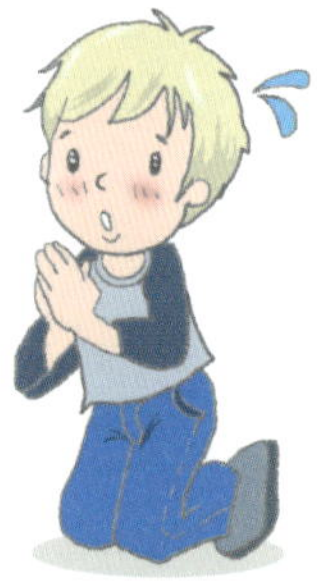

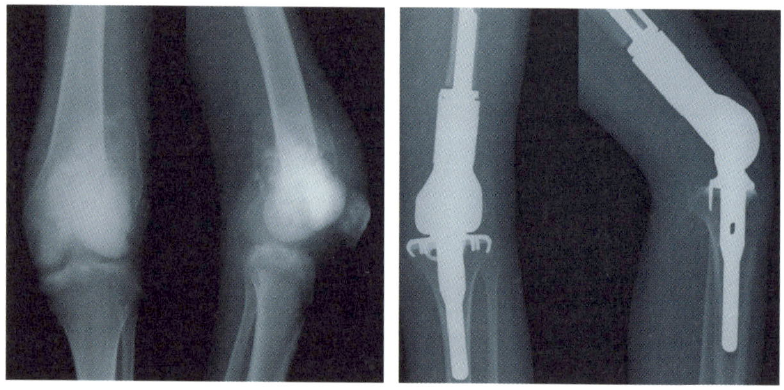

그림 4-45. 골육종 환자에서의 사지 구제술

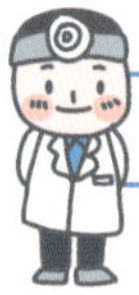

관절유합술(癒合術)

적응

인공 관절술이 관절을 움직일 수 있는 장점이 있으나 무릎의 힘이 약해지고 감염의 위험이 있으며 영구적이지 못한 반면, 관절 유합술은 무릎을 움직일 수 없어 불편하지만 튼튼하고 영구적이라는 장점이 있습니다.

움직이는 관절을 굳혀서(유합 : 癒合) 관절을 없애 주는, 즉 뻗정다리를 만드는 수술을 말합니다. 일반적으로 관절이 망가져서 매우 아프고 관절로서의 기능을 제대로 하지 못할 때 병이 있는 부위를 제거하고 통증을 없애기 위하여 시행합니다. 결핵성 관절염, 화농성관절염, 류마티스 관절염, 골수염 등으로 관절이 심하게 망가져 다른 방법으로 기능의 회복이 어려울 때 적응이 됩니다. 뼈에 암이 있을 때에도 사지 구제술의 일환으로 관절 유합을 시행하기도 합니다.

그러나 무릎을 구부리지 못하므로 생활이 불편하여 무릎을 구부릴 수 있는 인공관절술에 밀려서 최근에는 시행하는 빈도가 줄어들었습니다. 따라서 인공관절술이 불가능하거나, 인공관절술을 하면 염증이 발생할 우려가 높거나, 젊은 사람, 노동을 필요로 하는 사람에게 제한적으로 시행합니다.

방법

수술의 방법은 대퇴골 및 경골이 만나는 부분을 평편하게 잘라낸 다음 두 뼈를 밀착시키고 금속판과 금속 나사를 이용하여 고정하거나, 골수를 통하여 길게 박는 금속정(金屬釘) 또는 외 고정기(外固定器)라는 것을 이용하여 시행합니다(그림 4-46). 이때에 병이 있는 조직을 모두 제거해야만 하고 뼈가 잘 붙게 하기 위하여 뼈를 이식하는 수술을 동시에 할 수도 있습니다. 암에서는 그 부위의 뼈를 전부 제거하고 다른 사람의 뼈를 이용하여 관절유합을 시키기도 합니다.

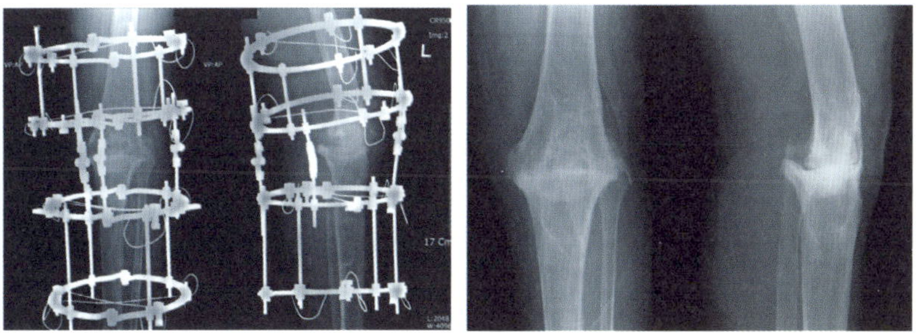

술후(좌) 및 유합된 후(우)

그림 4-46. 일리자로프 외고정 장치를 이용한 관절 유합술.

관절 유합술을 할 때에는 무릎 앞쪽에 있는 슬개골을 가능한 남겨 놓는 것이 좋은데 이는 나중에 유합된 관절을 움직일 수 있는 인공관절술로 바꾸어 줄 때 슬개골이 없으면 인공관절술을 시행하기가 힘들기 때문입니다.

술후 경과

유합술의 장점은 병이 있는 부분이 다른 수술보다 빨리 낫고 통증도 없어지며 튼튼하다는 것이며, 단점은 생활의 불편이 심하다는 것입니다. 합병증으로 뼈가 붙지 않을수도 있고 즉 유합이 안 될 수도 있고, 비틀어지게 붙을 수도 있으며 병변이 남아 있을 수도 있습니다.

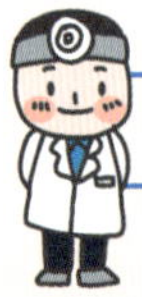

절단술(切斷術)

악성 종양이 있을 때 암세포가 너무 크고 광범위하게 퍼져 사지 구제술이 불가능하거나, 사지 구제술을 하면 신경, 혈관 및 근육의 장애를 초래하여 기능 장애가 현저할 것으로 예상되는 경우에 부득이 절단을 해야 합니다. 암세포의 재발에는 가장 효과적이라고 할 수 있습니다. 재발을 막기 위해 MRI상 암세포가 있는 부위에서 최소 5cm 이상에서 절단해야 하며, 무릎의 악성 종양은 대부분 대퇴부에서 절단하게 됩니다.

5) 종류

(1) 연부 조직에 생기는 종양

① 양성종양(良性腫瘍)

지방종(脂肪腫)

지방종은 지방이 뭉쳐진 종양으로 가장 흔히 발생하는 양성종양이며 지방축적이 많은 20~50대 여자에게서 많이 나타납니다. 피부 밑에 말랑말랑한 혹이 만져지고 별로 아프지 않으며 크기는 콩알 크기의 작은 것부터 달걀보다 큰 것에 이르기까지 다양합니다. 너무 크면 외관상 좋지 않다고 병원에오기도 하고 혹시 암이 아닌가 의심되어 의사를 찾는 경우도 있습니다. 특별히 치료하지 않아도 되고 떼이내면 큰 문제는 없습니다. 그러나 이 혹이 갑자기 커진다든지 아프다든지 또는 말랑말랑한 것이 딱딱해지든지 하면 악성으로 변하는 지방 육종을 의심해야 합니다.

신경종(神經腫)

신경종은 신경 또는 신경을 싸고 있는 막에서 혹이 발생하는 것을 말합니다. 통증이 없는 것도 있으나 아주 심한 것도 있고 종양 부위를 두드리면 짜릿짜릿한 신경 자극 증상이 나타납니다.

일반 신경종은 주로 큰 신경에 나타나며 무릎에는 별로 없습니다. 수술을 한 부위에서는 작은 감각신경이 잘리면서 이 부위에 신경종이 생겨 짜릿짜릿한 느낌이 들기도 합니다. 신경을 싸고 있는 막에서 발생하는 것은 막만 떼어내기 때문에 떼어 내어도 큰 지장이 없으나 신경 자체에 생기는 것은 종양을 떼어내면 감각 및 운동 신경의 마비를 일으킬 수 있습니다. 수술은 조직을 확대해서 볼 수 있는 미세수술 방법으로 떼어내는 것이 좋습니다.

섬유종(纖維腫) 또는 섬유종증(纖維腫症)

피하에 작고 단단한 섬유성 혹 같은 것이 만져지는 것을 말합니다. 이런 것이 왜 나타나는지는 잘 알려져 있지 않으며 엄격한 의미로 종양이라고는 할 수 없습니다. 근육주사를 맞고 엉덩이에 둥글둥글한 것이 만져지거나, 다치고 나서 피부 밑에 딱딱한 혹 같은 것이 만져지는 것도 일종의 섬유종이라고 할 수 있습니다. 류마티스 관절염에서도 피하에 섬유종 같은 것이 만져지기도 합니다. 그러나 섬유종이 여러곳이 다발성으로 나타나는 경우는 대개 신경증상을 동반하는 다른 질환의 일부로 나타나기도 합니다.

치료는 꼭 필요하지는 않지만 섬유종이 매우 딱딱하고 크게 퍼져 관절운동의 제한을 유발하는 섬유종증은 기능의 저하를 초래하므로 제거해 주는 것이 좋습니다.

혈관종(血管腫)

혈관이 이상하게 증식되어 혹 같은 것을 만드는 것을 말합니다. 무릎 주위에 발생하는 혈관종은 대개 무릎 위 허벅지에 많이 발생하며 허벅지가 부풀어 올라서 알게 되고 통증을 유발하기도 합니다. 딱딱한 혹처럼 만져지기보다는 말랑말랑하게 만져지며 간혹 맥박이 뛰는 것과 함께 통증을 느끼기도 합니다.

X-ray상 혈관종이 있는 부위에 석회가 침착하여 팥알 만한 크기의 구슬같은 것이 보이기도 합니다. 혈관 조영술이나 MRI를 찍으면 진단에 도움을 줍니다. 치료는 통증이 있거나 커지면 수술을 하는 것이 좋습니다. 혈관종도 여러 가지 형태가 있으나 무릎 주위에 생기는 것은 실핏줄 형태가 많아서 일일이 다 제거하기는 힘드므로 제거하고 난 다음에 방사선 치료를 함으로써 재발을 줄일 수 있습니다.

② 악성종양(惡性腫瘍)

지방종, 혈관종, 신경종 및 섬유종 등이 악성변화를 일으켜 지방 육종, 혈관 육종,

신경섬유 육종 및 섬유 육종을 일으키기도 하고, 이런 양성종양을 거치지 않고 바로 암이 발생하기도 합니다. 사지에 발생하는 암은 예후가 좋지 못한 것으로 되어 있으며 조기에 광범위한 절제술을 필요로 합니다. 이외에 근육에서 생기는 근육육종이 있으며 이는 악성종양이지만 무릎 주위에 흔하지는 않습니다. 관절의 활막이나 힘줄의 활막에서 발생하는 활막 육종은 청 · 장년기에 발생하여 서서히 진행하며 관절뿐만 아니라 관절 밖에서도 나타납니다. 매우 드문 질환이며 폐에 일찍 전이되기 때문에 일단 진단이 내려지면 관절부를 절단하고 항암제를 투여하게 됩니다.

(2) 뼈에 발생하는 종양

① 양성종양(良性腫瘍)

골연골종(骨軟骨腫) 또는 외골종(外骨腫)

이 종양은 가장 흔한 양성 골 종양 중의 하나로 뼈와 연골(골 연골 : 骨軟滑)이 정상뼈에서 자라나는 종양이며 외골종이라고 부르기 도 합니다.

관절 주위에서 주로 나타나며 성장이 끝나면 더 이상 자라지 않는 것으로 되어 있습니다(그림 4-47).

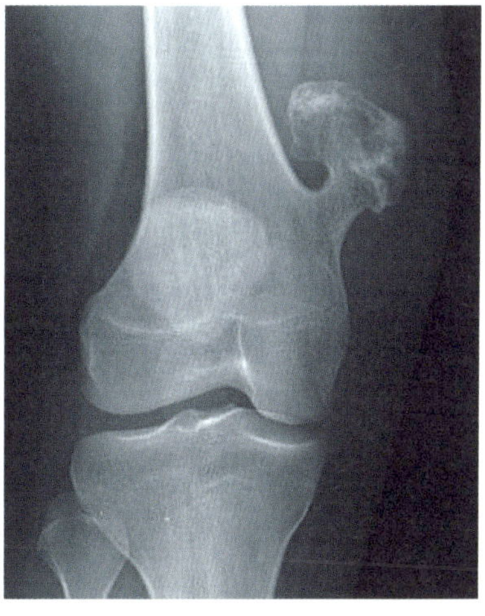

그림 4-47. 골연골종의 방사선 소견

10~25세 사이에 발견되며 한번 자라 나온 뼈는 없어지지 않습니다. 골연골종이 여러 군데 나타나는 것을 다발성골연골종이라고 하며 다발성골연골종은 유전적이면서 악성으로의 변화도 약 10~20%에서 보이고 있습니다.

증상을 별로 느끼지 못하여 모르고 지내다가 무릎이 아파서 X-ray를 찍고 나서 우연히 발견되기도 하고 약간 불편하여 만져보다가 혹 같은 것이 만져져서 병원을 찾기도 합니다. 종양이 크면 힘줄이 움직일 때 자극을 주어 아프기도 하고 다치면 종양이 부러지기도 합니다.

진단은 만져서 알 수 있고, 방사선 사진을 찍으면 원래의 뼈에 혹이 달린 것처럼 튀어 나온 것을 볼 수 있는데 막대기처럼 가는 것도 있고 두툼하게 뼈가 부풀어 오른 것처럼 보이는 것도 있습니다.

치료는 큰 문제를 일으키지 않으면 그대로 놓아두지만 아프거나 운동의 제한을 초래하거나 주위 혈관이나 신경을 누를 때 또는 악성으로 변하는 것이 의심될 때는 떼어내는 수술을 합니다. 이 종양의 끝은 X-ray 상으로는 보이지 않지만 연골로 덮여 있는데 수술을 할 때는 이 연골도 같이 제거해 주어야지만 재발이 적습니다. 골연골종은 어렸을 때는 성장판과 매우 가깝게 붙어 있기 때문에 성장이 끝나기 전에 제거수술을 할 때는 성장판이나 성장판으로 가는 혈관을 다치지 않도록 주의하여야만 성장 후 뼈의 모양을 제대로 유지할 수 있습니다. 이 종양도 아주 드물게는 악성으로 변하기 때문에 갑자기 커진다든지 통증이 심해지면 정밀검사를 받아야 합니다.

연골종(軟骨腫) 또는 내 연골종(内軟骨腫)

이 종양은 뼈 속에 뼈 대신에 연골로 된 덩어리가 생기는 종양입니다. 대개 20~60세 사이에 주로 손가락뼈에 많이 생기나 허벅지 뼈의 무릎 관절 부분에도 발생합니다. 증상은 경미한 통증이 있으며 느린 속도로 자라고 드물게는 악성으로 변할 수 있습니다. 뼈가 약해져 있어서 부러지기 쉬우며 부러지고 나서야 진단이 내려지기도 합니다.

방사선 소견상 뼈가 있는 부위에 연골이 있으므로 종양이 있는 부위는 비교적 경계가 뚜렷하게 뼈가 없는 것처럼 보이며 이 종양 속에는 석회가 침착하기 때문에 드문드문 석회화된 영상을 보입니다. 치료는 큰 문제를 일으키지 않으면 경과 관찰을 요하지만 종양의 크기가 크면 뼈가 부러질 수 있고 드물게는 악성으로 변할 수 있으므로 이때는 연골종을 제거하고 뼈 이식을 해줍니다.

연골 모세포종(軟骨母細胞腫)

이 종양은 뼈 속에 연골을 만들어 내는 연골세포의 어머니 세포(모세포 : 母細胞)로 차있는 종양입니다. 대개 10~25세의 남자에게서 관절을 이루는 뼈의 끝부분(골단부)에 발생합니다.

방사선 소견은 골단부에 뼈가 연골모 세포로 채워져 있기 때문에 비어 있는 것으로 보이고 여기에도 드문드문 석회화 영상을 볼 수가 있습니다.

이 종양도 악성으로 변할 소지가 있으므로 종양을 제거하고 뼈 이식을 해주는 것이 좋으며 수술 후 재발율도 25%나 됩니다.

비골원성 섬유종(非骨原性纖維腫)

이 종양은 뼈의 일부가 뼈가 아닌(비골원성 : 非骨原性) 섬유성 조직으로 차있는 종양입니다. 20세 이전의 남자에서 잘 나타나며 통증이 별로 없어 우연한 기회에 방사선 사진을 찍어 알게 되는 경우가 많습니다. 방사선 소견은 뼈가 있어야할 부위에 뼈가 없는 것처럼 보입니다. 이 종양은 25~30세가 되면 섬유성 조직이 정상적인 뼈로 될 가능성이 많으므로 확진이 되면 주기적으로 X-ray를 찍으면서 관찰만 하고 뼈가 약해져 있으면 종양을 제거하고 뼈 이식을 해줍니다.

거대 세포종(巨大細胞腫)

이 종양은 뼈의 일부가 현미경학적으로 거대세포를 많이 함유하고 있는 조직으로 차 있는 종양입니다(그림 4-48). 그러나 거대세포는 꼭 이 종양에만 있는 것이 아니기 때문에 진단에 어려움이 따릅니다. 대개 20~30대에 관절을 이루는 뼈의 끝부분에 많이 발생합니다. 이 종양은 수술 후에도 약 50%의 재발율을 보이고 자라는 속도가 비교적 빠르며 폐에 전이를 일으키기도 하기 때문에 악성종양으로 분류하는 사람이 많습니다.

증상은 대부분 통증을 느끼고 이 부위를 누르면 아픕니다. 종양이 커지면 뼈가 약

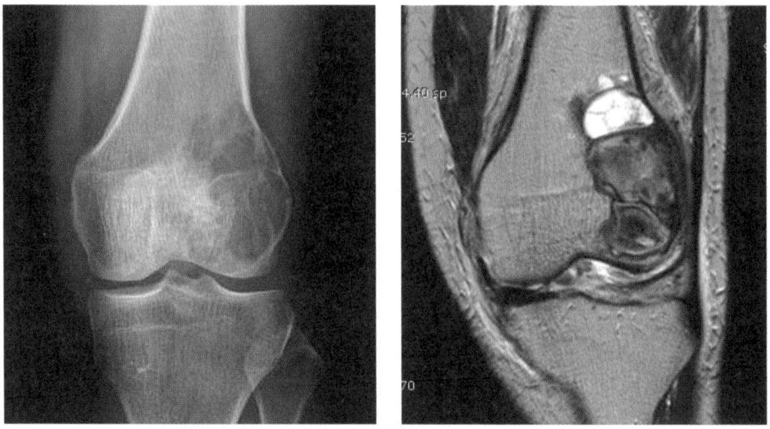

그림 4-48. 거대 세포종

해져서 부러지기도 하고 운동제한을 초래하기도 합니다. 방사선 소견은 골단부에 뼈가 없는 것처럼 보이고 뼈 속의 중간 중간에 막을 형성하기도 하고 딱딱한 바깥 뼈(피질골)가 파괴되기도 합니다.

치료는 종양을 제거하고 뼈 이식수술을 해야 하며 대개 종양이 크기 때문에 자기 뼈만으로는 부족하여 다른 사람의 뼈를 같이 사용하기도 합니다. 재발을 줄이기 위해 주변의 조직도 철저히 제거하고, 종양을 제거 하면서 혹시 남아 있는 세포를 죽이기 위하여 냉동처리나 페놀 같은 약물로 처리하기도 합니다. 그래도 재발이 되기도 하는데 이 때는 그 부위의 뼈 전체를 제거하고 인공 관절술이나 관절 유합술 등의 사지 구제술을 하기도 합니다. 이 종양은 방사선 치료를 하면 골수암이 될 가능성이 있어 방사선 치료는 금하는 경향입니다.

② 악성(惡性) 골종양

악성 골종양은 일반적으로 골수암으로 불리고 여기에는 여러 가지 종양이 있으며 사춘기 전후에는 골육종이 제일 많고 장년기 이후는 연골 육종이나 다발성 골수종 및 전이암이 발생할 수 있습니다. 뼈에 발생하는 암이 다른 부위에 퍼지기도 하고 또 다른 부위의 암이 뼈에 퍼지기도 하는데 뼈로 퍼지는 암은 무릎이나 팔꿈치 밑으로는 별로 나타나지 않기 때문에 무릎에는 전이암(轉移癌)이 흔하지 않습니다.

다발성골수종도 무릎 주위에 단독으로 발생하는 경우는 극히 드뭅니다.

골육종(骨肉腫)

골육종은 뼈에 생기는 대표적인 골수암 중의 하나로 골세포가 악성으로 변하는 것입니다. 원발성 골육종과 속발성 골육종으로 나누는데 원발성 골육종은 다른 원인 없이 골육종이 발생하는 것이고 속발성 골육종은 뼈의 양성종양, 즉 골연골종, 연골모세포종, 연골 세포종, 거대세포종들이 골육종으로 변한 것을 말합니다.

원발성 골육종은 15세 전후의 사춘기에 무릎부위의 뼈에 제일 많이 발생합니다. 매우 악성인 종양으로 일찍 폐에 전이를 일으키며 악성종양의 예후를 표시하는 5년 생존율이 과거에는 20%였으나 최근 조기진단 및 항암요법의 발날로 60%까지 올라왔습니다.

증상은 아프고 종양부위가 부어오르고 관절운동 제한이 있으며 뼈가 약해져서 잘 부러지기도 합니다. 폐에 전이를 일으키면 체중감소나 식욕부진 등이 일어나고 열이 나기도 합니다.

진단은 환자의 병력 및 진찰소견이 중요하고 방사선 소견만으로도 어느 정도 짐작을 할 수 있습니다. 방사선 소견은 악성 골종양에서 나타나는 여러 가지 소견을 보여 뼈가 흡수 파괴되고 새로운 뼈가 생기는 양상이 섞여 있으며 종양의 경계가 불분명 합니다. 딱딱한 피질골이 파괴되어 있고 피질골이 여러겹으로 보이기도 하며 햇살 모양의 골막 반응도 보입니다(그림 4-49).

혈액검사는 칼슘(Ca), 인산(Phosphate) 및 알칼리성 인산효소(alkaline phosphatase)가 증가되어 진단에 도움을 줍니다. 방사선 동위원소 검사는 초기의 진단 및 침범 부위가 어디까지인가를 아는 데 도움을 주고 혈관 촬영은 종양의 크기 및 주위 신경이나 혈관을 얼마나 누르고 있는가를 알 수 있습니다.

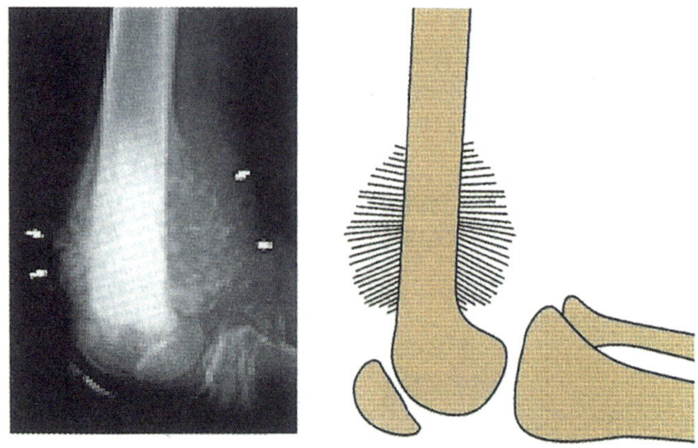

그림 4-49. 골육종의 소견

폐의 컴퓨터 단층 촬영은 폐의 전위를 알기 위해서, MRI는 종양의 조기진단 및 부위나 크기, 연부 조직의 포함 정도를 알아서 치료의 방침을 정하는데 꼭 필요합니다. 조직검사는 이 종양의 확진 및 치료방침을 결정하기 위하여 필수적입니다.

암이 퍼져 있으면 치료는 어렵겠지요?

치료는 종양이 뼈에만 국한되어 있는지, 골막을 뚫고 나와 연부 조직에 퍼져 있는지, 폐에 퍼져 있는지(전이 : 轉移) 여부에 따라서 달라집니다. 일단 폐에 전이가 있으면 어떠한 수술적 방법으로도 근치는 어렵다고 할 수 있습니다.

물론 종양을 제거하는 수술을 받으면 통증이 줄어들고 암세포의 성장을 늦추는 효과는 있습니다.

폐에 전이가 없고 종양이 뼈에만 국한되어 있을 때는 사지 구제술이 권장됩니다.

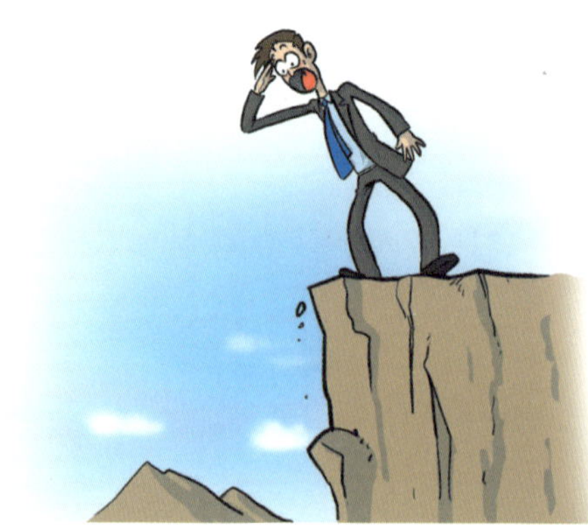

뼈의 바깥 부분까지 퍼져 있으면 암세포가 혈관이나 신경조직까지 퍼져 있을 경우가 많아서 절단술이 더 바람직합니다. 왜냐하면 신경조직을 떼어내지 않으면 재발

의 위험이 높고, 신경을 제거하면 기능장애가 현저하여 의지를 착용함만 못할 수도 있기 때문입니다. 혈관에 침범했을 때에도 혈관을 제거하고 혈관 이식을 하면서 사지 구제술을 할 수도 있지만 절단술을 하는 것도 한 방법입니다.

속발성 골육종은 대개 40대 이후에 발생합니다. 예후는 원발성 골육종보다는 좋은 편이라고 생각되지만 치료의 원칙은 원발성 골육종과 대동소이합니다.

연골육종(軟骨肉種)

연골세포가 악성으로 변하여 발생하며, 비교적 서서히 자라고 늦게 전이하는 육종으로 대개 4~50대 이후에서 호발합니다. 선행 병변없이 발생하는 원발성과 내연골종이나 골연골종 등의 악성변화에 의해서 발생하는 속발성이 있습니다. 골반골에 주로 발생하지만 허벅지뼈의 원위부인 무릎 부위에서도 드물게 나타납니다.

증상은 비교적 경미한 동통과 함께 혹을 만질 수도 있으며, 성장의 느려 발견시 이미 많이 진행되는 경우가 흔합니다. 진단은 X-ray, CT 및 MRI로 할수 있으며, 치료는 광범위 절제술 후 사지 구제술을 할 수 있으며 항암요법을 병행하기도 합니다.

제 5장

골절(骨折) 및 탈구(脫臼)

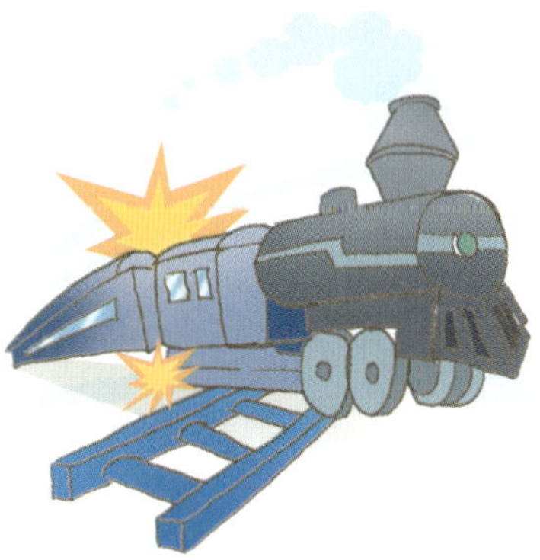

무릎을 심하게 다치면 인대 손상이 있거나 뼈가 부러지게 됩니다. 무릎 부위의 골절은 다른 어느 부위의 골절보다 복잡하여 치료가 어려워서 적절히 치료를 받지 않으면 합병증이 많아지고 치료 결과도 좋지 않습니다.

1. 골절(骨折)

1) 개요

뼈에 금만 간 것도 골절이라고 하나요?

골절이란 뼈가 부러진 것을 말하며 이는 뼈의 연속성이 없어진 것으로 정의하기 때문에 금만 간 것도 골절로 간주합니다. 무릎 관절은 세 개의 뼈가 만나서 이루어지므로 이 부위의 골절은 허벅지뼈(대퇴골), 정강이뼈(경골) 및 슬개골의 골절이 있습니다. 골절은 위치나 부러진 모양, 어떤 힘에 의하여 부러졌는가 등 여러 가지 방법으로 분류할 수 있으며, 부러진 정도 및 부러진 부위가 상처를 통해 피부 바깥과 통해 있는가 없는가가 치료와 예후에 매우 중요합니다.

부러진 부위에 상처가 나면 문제가 복잡합니까?

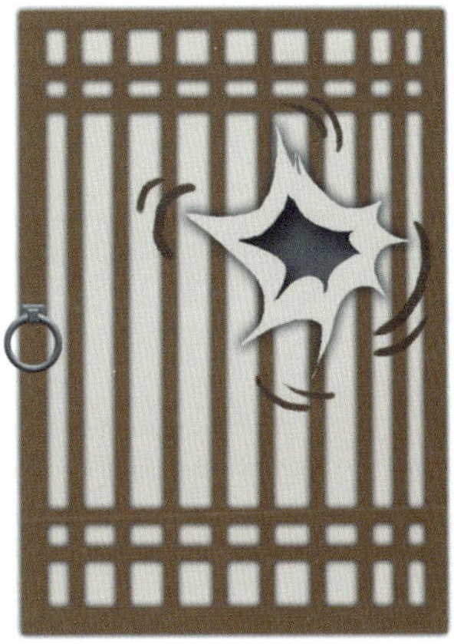

골절은 부러진 모양에 따라 단순골절과 복잡골절로 나눕니다. 단순골절이란 금만 가 있거나 뼈가 두 토막으로 부러진 것을 의미하고 복잡골절이란 뼈가 여러 조각으로 부러진 것을 말합니다. 골절 부위가 상처를 통하여 피부 바깥과 통해 있는 경우를 개방성(開放性) 골절이라고 부르고, 통해 있지 않는 경우를 폐쇄성(閉鎖性) 골절이라고 하는데 폐쇄성 골절이 대부분이어서 그냥 골절이라고 표현하면 폐쇄성 골절을 의미합니다.

개방성 골절은 반드시 피부에 상처가 있으며, 골절 부위에 상처가 있으면 일단 개방성 골절을 의심해야 합니다. 이렇게 개방성 골절을 강조하는 이유는 개방성 골절은 뼈가 외부의 공기나 더러운 물질에 접촉 되었다고 생각해야 하며 균이 침범하여 골수염이 생길 위험성이 높아서 치료의 방법이 다르며 뼈가 붙지 않는 불유합의 빈도도 높습니다.

X-ray를 찍으면 쉽게 알 수 있는데 CT나 MRI를 꼭 찍어야 하나요?

진단은 완전히 부러진 경우 눈으로 보거나 직접 환자의 다리를 움직여 보면 쉽게 알 수 있습니다. 금이 살짝 간 경우는 부러진 부위를 누르면 통증을 호소합니다.

X-ray는 골절을 진단하는데 가장 기본적이고 좋은 방법입니다. 그러나 관절부위의 일반 Xray는 뼈끼리 중첩되어 보여서 정확히 어떤 부분이 어떻게 부러졌는지 알 수 없을 수 있습니다. 진단을 위해서나 수술의 계획을 세우기 위해서 CT를 찍으면 도움이 됩니다.

뼈가 부러질 때 무릎에 있는 연골판이나 인대가 같이 찢어지기도 하는데 이런 경우는 MRI를 촬영하면 인대 및 연골판의 손상 여부를 같이 확인하여 치료의 계획을 세우는데 도움이 됩니다. 그러나 한 부위를 다쳤는데 CT나 MRI를 같이 찍는 것은 과잉검사의 소지가 있습니다. 골절 치료의 계획을 세우려면 CT가 낫고 인대나 연골판파열 여부를 진단하려면 MRI가 나은데 대개 무릎 주위의 골절이 있으면 연부 조직의 손상이 같이 있는 경우가 많아 MRI를 더 선호하는 편입니다.

어떤 때 깁스를 하나요?

치료는 크게 수술을 하지 않는 방법과 수술을 하는 방법으로 나눕니다. 수술을 하느냐 안 하느냐는 어떤 부위가 어떻게 부러졌는가, 골절 이외에 인대 손상이 있는가, 무릎 관절 이외의 뼈도 같이 부러졌는가, 개방성 골절이냐 패쇄성 골절이냐에 따라 달라집니다. 이외에도 환자의 나이와 전신상태, 사회활동 및 경제적인 여건도 함께 고려되어야 합니다.

관절 부위가 아니면 뼈가 조금 어긋나서 붙어도 기능장애가 별로 없으므로 금만 살짝 가거나 조금만 어긋난 경우 그리고 수술을 하지 않고도 골절부가 잘 맞으면 수술을 하지 않을 수 있습니다. 환자의 나이가 많아 전신상태가 불량하면 물론 수술이 불가능합니다.

수술을 하지 않는 경우는 도수 정복(손으로 뼈를 맞춤)을 한 후 석고고정(깁스)을 하게 됩니다.

수술은 어떤 때 하죠?

깁스를 하게 되면 뼈가 다시 어긋날 수 있고 오랫동안 고정을 해야 하므로 생활이 불편하여 최근 무릎 주위의 골절은 수술적 방법을 많이 선호합니다.

젊은 환자에서 수술을 하지 않고 치료가 가능하다고 하여 4~5개월 동안 석고고정(깁스)을 시행해 움직이지 못하게 하는 것도 문제가 있다 할 것입니다.

노령의 환자에서도 석고 고정은 욕창등의 문제가 발생하고 관절운동 제한등의 합병증이 많기 때문에 수술을 하는 것이 권장됩니다.

관절은 아주 매끄러워야 하기 때문에 움직이는 데 약간의 이상이 있을 정도로 어긋난 관절면의 골절도 수술적 치료를 해야 합니다. 개방성 골절의 경우는 수술 시 상처뿐만 아니라 뼈도 유심히 살펴 빨리 그리고 깨끗이 씻어 주어야 감염, 즉 골수염이 생기는 빈도를 줄일 수 있습니다.

결론적으로 무릎주위의 골절은 대부분 수술적 치료가 필요하다고 할 것입니다. 수술은 뼈를 직접 보고 맞춘 다음(관혈적 정복 : 觀血的整服) 인체에 사용하는 금속으로 된 판과 나사못 등 여러 가지 형태의 삽입물을 이용하여 고정합니다(그림 5-1).

수술에 사용하는 금속판은 나중에 꼭 빼야 되나요?

금속판의 재질은 스테인리스(stainless steel)나 티타늄(titanium) 소재가 주종을 이루고 있습니다. 이 금속판은 인체에 해가 없기 때문에 뼈가 붙은 후에 굳이 뺄 필요가 없으나 많은 환자들이 느낌이 다르다고 하여 제거하기를 원합니다. 금속판을 제거할 때는 뼈가 완전히 붙었다고 판단될 때에 시행하고, 제거하고 나서는 뼈가 약해져 있기 때문에 약 한달 또는 한달 보름 정도는 조심해서 사용하는 것이 좋습니다.

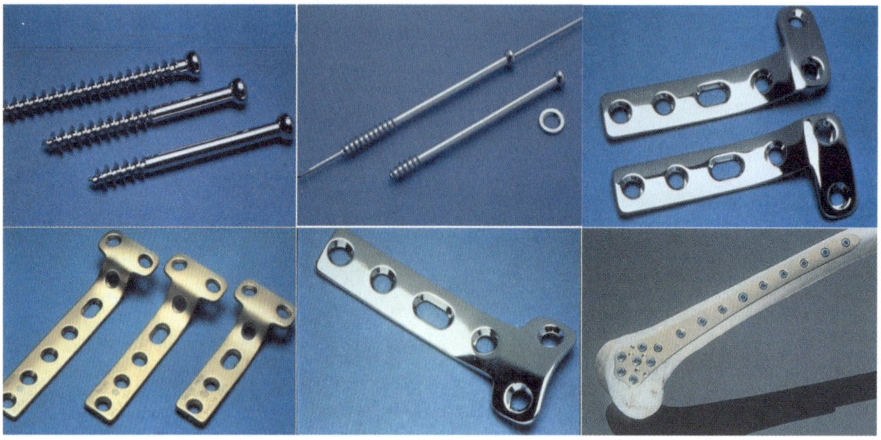

그림 5-1. 무릎 주위 골절에 많이 사용하는 고정물

뼈가 부러져 생명이 위험한 경우도 있나요?

뼈가 부러진 후의 합병증은 전신적인 합병증과 부러진 부위의 합병증으로 나눌 수 있습니다.

전신적인 합병증은 피를 많이 흘려 쇼크로 사망할 수 있으며, 뼈 속에 있는 지방 성분이 혈관으로 흘러 들어가 심장이나 뇌로 가는 혈관을 막는 지방 색전증(脂方塞栓症)이 생기면 혼수상태가 되거나 사망 할 수도 있습니다.

부러진 부위의 합병증으로는 뼈가 부러지면서 그 주위에 있는 신경이나 혈관을 다치게 하면 신경마비가 오거나 다리를 절단해야 될 경우도 있습니다.

무릎 부위의 골절은 다른 부위의 골절보다 치료가 매우 어렵고 여러 가지 합병증이 있는데 가장 흔한 것이 관절이 굳어지는 즉 운동제한이 오는 것입니다. 따라서 고정의 기간 및 재활요법에 각별한 주의를 요합니다. 그 외에 관절이 불안정하여 흔들리기도 하고, 제대로 붙지 않아 관절염이 오기도 하고, 다른 뼈의 골절과 마찬가지로 붙지 않거나 염증이 생길 수도 있습니다.

도수 정복술(徒手整服術)

손으로(도수 : 徒手) 뼈를 맞추는(정복 : 整服) 방법을 말합니다. 즉 수술을 하지 않고 뼈를 맞추는 것을 말하며 뼈가 부러지고 나면 도수 정복술을 시행하고 부기가 빠질때까지 석고부목(반 깁스)을 한 다음 이후 석고고정(깁스)을 하게 됩니다. 도수 정복은 가능한 주위의 조직이나 혈관 및 신경이 다치지 않도록 해야 하며 방사선 투시를 통해 부러진 부위가 잘 맞는지 보아가면서 하기도 합니다. 뼈가 잘 맞추어져 있다고 해도 어느 한쪽의 골막이 받쳐 주지 않으면 맞춰진 뼈가 자꾸 어긋나게 됩니다(그림 5-2). 관절면의 골절은 관절 바깥에서 어떻게 할 수가 없기 때문에 근본적으로 도수 정복이 불가능할 때가 많습니다.

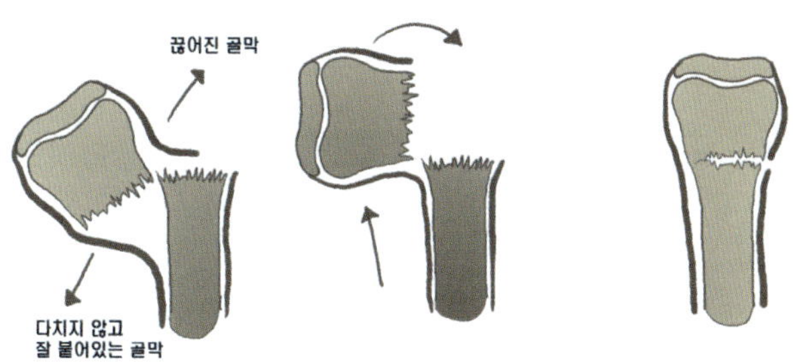

골막이 붙어 있어야 함

그림 5-2. 도수 정복의 원리

뼈를 맞추는 것이 잘 안될 때 자꾸 시도하는 것은 혈관과 주위 조직에 손상을 가져오고 뼈가 부러진 부분이 닳아서 수술을 할 때 어려움이 있으므로 좋지 않습니다. 수술을 하지 않을 경우에는 한두 번 시도를 해 볼 수는 있지만 만약 수술을 할계획이라면 도수 정복을 아예 하지 않는 것이 좋습니다.

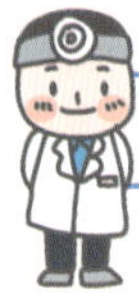

관혈 정복술(觀血整服術)

피를 보고(관혈 : 觀血) 뼈를 맞추는(정복 : 整服) 방법, 즉 수술을 해서 뼈를 맞추는 것을 말합니다. 관절면의 골절은 근본적으로 수술을 하지 않으면 뼈가 정확히 정복되지 않으며, 맞추어도 자꾸 비틀어질 경우가 많습니다. 수술의 방법은 골절의 부위, 부러진 정도, 개방성 여부 및 동반된 인대손상이 있는지의 여부에 따라 달라집니다(그림 5-3).

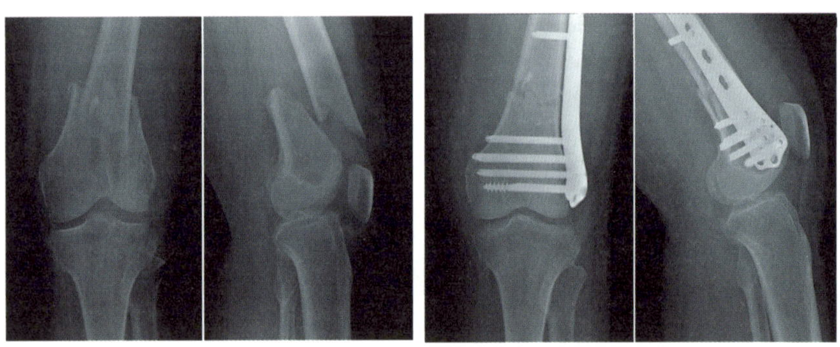

그림 5-3. 골절의 관혈적 정복과 금속판 고정을 이용한 수술적 치료

수술을 하면 비교적 정확하게 뼈를 맞추고 고정기간이 짧아 빨리 관절운동을 시킬 수 있으며 환자가 편하기 때문에 최근 골절치료의 근간을 이루고 있습니다. 수술을 하면 일반인들이 보기에는 뼈가 쉽게 맞춰질 것 같으나 실제로는 중요한 혈관이나 신경, 인대 및 근육들의 손상이 없게 해야 하고 또 부러진 뼈 조각에는 골막이나 근육이 붙어 있어 정확히 맞추기가 힘듭니다. 그렇다고 골막이나 근육을 떼어내면 뼈에 피가 통하지 않아 뼈를 맞추어도 붙지 않을 수 있어 수술은 많은 경험을 필요로 합니다.

언제 수술을 하는가에 대하여 과거에는 논란이 많았으나 요즘은 가능한 빨리 다친 부위가 많이 붓기 이전에 수술을 해 주는 것으로 되어 있으며, 특히 개방성 골절에 있어서는 균이 증식하여 염증이 생기기 전에 상처에 대한 변연 절제술(오염되거나 죽은 조직을 제거해 줌)을 응급으로 해 주어야 합니다. 그러나 다친 뒤 시간이 경과하여 한참 부어 있을 때는 오히려 일주일 정도 지나 부기가 빠지고 나서 수술을 해주는 것이 좋을 경우도 있습니다.

2) 부위별 특성

대퇴골 원위부 골절(大腿骨遠位部骨折)

이 부위 골절은 치료가 잘 되어도 후유증이 많습니까?

이 부위의 골절은 그 부위에 따라 내과 골절, 외과 골절, 과상부 골절(내과골과 외과골 바로 위, 즉 대퇴골 원위 간단부), 과간 골절(내과와 외과 사이)등으로 나뉩니다(그림 5-4).

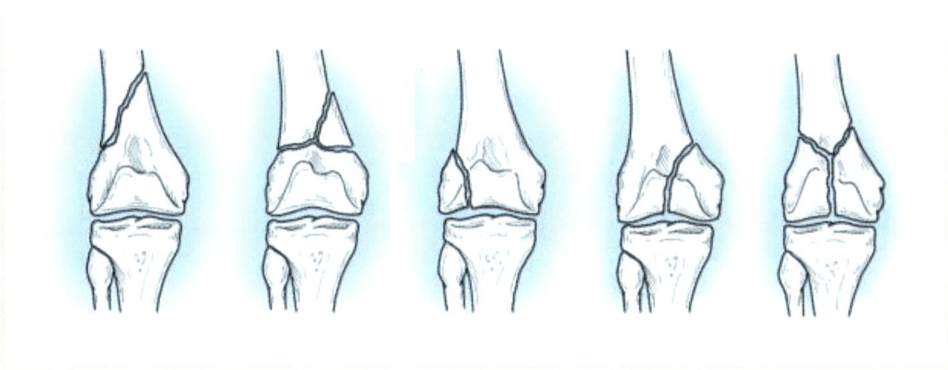

그림 5-4. 대퇴 원위부 골절 요약도

이 부위의 골절은 대개 고속 손상이 많습니다. 즉 교통사고 등 심한 손상에 의하여 일어난다는 뜻입니다. 무릎 부위에서는 신경이나 혈관이 뼈에 바짝 달라붙어 있어서 골절이 발생하면 신경 및 혈관 손상이 발생할 가능성이 높습니다. 따라서 이 부위의 골절이 있으면 먼저 신경 및 혈관 손상 여부를 검사해야 합니다.

진단은 살짝 금이 간 경우 외에는 일반 X-ray로 쉽게 알 수 있으며 어떻게 치료를 할 것인가를 좀더 정확히 알기 위해 컴퓨터 단층촬영(CT)을 시행할 수 있습니다. 이 부위의 골절은 수술 후에도 여러 가지의 합병증이 나타나기 쉽습니다. 그 이유는 해부학적으로 매우 복잡하여 수술하기가 어렵고, 수술시 뼈에 고정하는 금속판이 마땅하지 않을 때가 많고, 인대 등이 같이 찢어지는 경우가 있으며, 재활 치료를 소홀이 하면 관절이 쉽게 굳어 버려 운동제한이 올 가능성이 많기 때문입니다.

합병증으로는 뼈가 생각보다 늦게 붙는 지연 유합, 붙지 않는 불유합, 염증으로 인한 골수염, 관절 운동이 잘 되지 않는 관절 강직, 뼈의 길이가 짧아지는 단축, 원래대로 붙지 않아서 발생하는 변형, 뼈가 제대로 맞지 않아 이차적으로 발생하는 외상성 관절염 및 동반된 인대 손상으로 인하여 무릎 관절이 흔들거리는 불안정 관절 등 여러 가지가 있습니다.

경골 근위부 골절(硬骨近位部骨折)

이 부위의 골절도 문제가 많습니까?

이 부위의 골절은 내과골절(內顆骨折), 외과골절(外顆骨折), 과하골절(顆下骨折), 양과골절(兩顆骨折) 등으로 나뉘며(그림 5-5) 치료의 원칙은 골절의 총론에서 이야기한 것과 같습니다.

경골 근위부 골절은 대퇴 원위부 골절보다 치료가 더 어려운 경우가 많습니다. 그 이유 중의 하나는 뼈를 맞추기가 힘들다는 것입니다. 경골 근위부에는 인대 및 연골판이 붙어 있어 이런 조직들의 손상을 주지 않고 수술을 하려면 여간 힘든 것이 아닙니

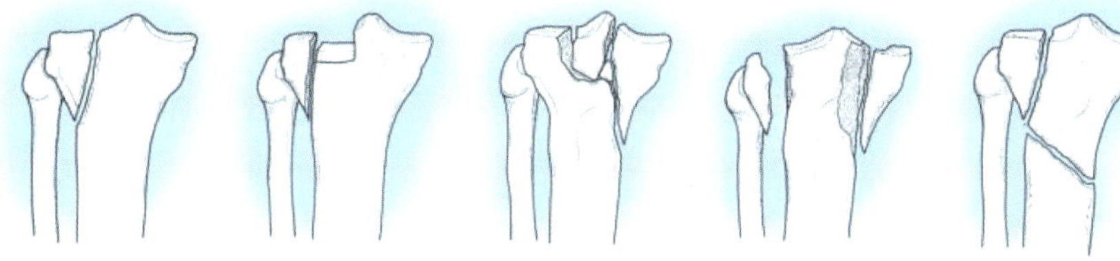

그림 5-5. 경골 근위부 골절의 여러 형태

다. 거기다가 대부분 고속 손상으로 심하게 다쳐 뼈가 여러 조각으로 부러지고, 이 부위는 신경 및 혈관 손상의 위험이 더 큽니다. 피부 바로 밑에 뼈가 있어 개방성 골절의 빈도가 높고 그만큼 불유합이나 골수염이 될 소지가 많습니다.

견열 골절이라는 것은 무엇입니까?

견열 골절이란 인대 조직이 뼈를 물고 부러진 것을 말하며 적출(摘出) 골절이라고도 부릅니다. 십자인대 손상에서 이런 경우가 종종 있는데 보통의 경우 십자 인대가 파열이 일어나지만 인대는 상하지 않고 인대가 붙어 있는 뼈가 떨어지게 됩니다(그림 5-6). 소아에서는 인대가 뼈보다 강하기 때문에 견열 골절이 흔히 나타납니다.

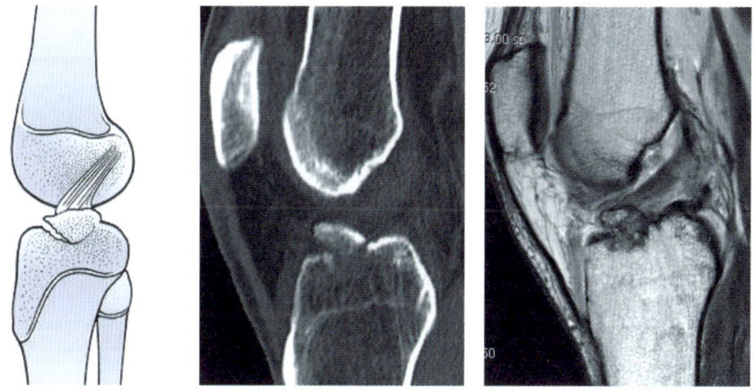

그림 5-6. 견열 골절의 모형도, CT 및 MRI 소견

견열골절은 인대 파열보다 훨씬 예후가 좋습니다. 골절은 뼈가 붙으면 거의 후유증이 없기 때문입니다.

제 5장

슬개골 골절(膝蓋骨骨折)

슬개골이 부러지는 경우는 무릎을 꿇고 넘어지거나 갑자기 힘을 주고 무릎을 구부렸을 때 발생합니다. 무릎을 꿇고 넘어지면 조각이 많이 나고, 힘을 주고 구부렸을 때의 골절은 뼈가 가로(횡 : 橫)로 부러지며, 이럴 경우 무릎을 스스로 펴기가 힘들어 집니다. 무릎이 상당히 부어오르고 아프며 주사기로 뽑으면 피가 나오고 뼛속에 있는 지방이 흘러나와 핏속에서 기름 방울 같은 것을 볼 수 있습니다. 관절면이 별로 어긋나지 않았거나 무릎을 스스로 펼 수 있을 때는 수술을 하지 않고, 관절면이 많이 어긋났거나 횡으로 된 골절에서 무릎을 펴는 힘이 없을 때는 수술로서 뼈를 맞추어 주어야 합니다.

뼈가 너무 조각이 나서 도저히 맞출 수가 없을 때에는 슬개골의 일부 또는 전부를 떼어내는 수술을 하기도 합니다.

3) 소아에서의 골절

어린 아이에서의 골절은 성인과 몇 가지 차이점이 있습니다. 첫째는 소아에서는 골단(관절부분)과 골 간단부(관절 부위 뼈와 가운데 뼈 부분 사이) 사이에 성장판이 있는데 이 부분은 뼈가 아니기 때문에 뼈에 간격이 있는 것 처럼 보여 골절이 없는데도 골절로 오인되기 쉽습니다(그림 5-7).

따라서 소아에서는 반드시 양쪽 X-ray를 동시에 찍어 비교하여 확인하여야 합니다. 둘째는 성장판 부위의 뼈는 인대보다 약하여 인대 손상보다 성장판 손상이 많습니다. 셋째는 성장판 손상이 있으면 성장이 멈추어서 뼈가 자라지 않거나 일부는 자라고 일부는 자라지 않아 변형이 오므로 뼈가 붙고 난후에도 지속적인 관찰이 필요합니다. 성장판의 손상은 다쳤을 때 이미 결정나는 수가 많아 수술을 아무리 잘한다 하더라도 영구적인 장애를 일으킬 수 있지만 이를 잘 맞추어 주면 변형이나 다리가 짧아지는 것을 최소화 할 수 있습니다. 마지막으로 어린 아이의 뼈는 어른보다 훨씬 빨리 붙고 또 약간 비틀어져서 붙어도 자라면서 교정이 되기 때문에 관절면이 어긋나거나 성장판이 손상되었을 때 또는 혈관이 다쳤을 경우를 제외하고는 일반적으로 수술이 필요하지 않습니다.

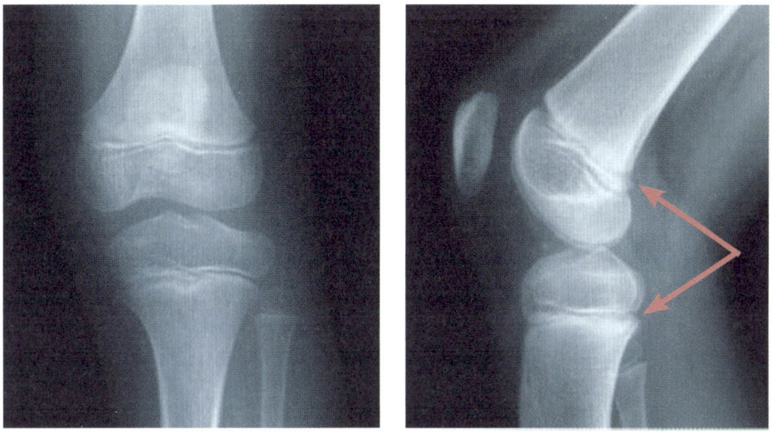

골절과 구분해야 한다.

그림 5-7. 소아의 성장판

2. 탈구(脫臼)

탈구는 관절을 이루는 뼈와 뼈가 제자리에서 어긋나는 것을 말하며 무릎에서는 슬개골 탈구와 슬관절 탈구로 나눕니다. 슬개골 탈구는 슬개골이 대퇴골에서 빠지는 것이고 슬관절 탈구는 대퇴골과 경골이 어긋나는 것입니다. 슬개골 탈구는 다시 다쳐서 처음으로 빠지는 급성탈구와 이를 방치하거나 치료가 적절치 못하여 슬개골이 반복하여 빠지는 슬개골 재발성 탈구로 나뉩니다.

1) 슬개골 탈구

한번 빠지면 다시 빠질 소지가 많나요?

슬개골 탈구는 거의 모두 슬개골이 바깥쪽으로 빠지며 처음 탈구시에는 상당히 아프고 관절이 부으며 무릎이 빠진 것처럼 무릎 모양이 이상해지고 맥이 없어 주저 앉고 관절을 움직이지 못하게 됩니다. 처음 빠지는 경우는 다쳐서 빠지는 것이지만 뼈의 모양이나 인대의 구조가 선천적으로 잘 빠지게 되어 있는 경우가 많습니다. 처음 탈구는 슬개골의 관절면이나 대퇴 외과골의 관절면 골절을 동반하기도 하지만 워낙 조각이 작아서 X-ray에 잘 안 나타날 수 있습니다(그림 5-8).

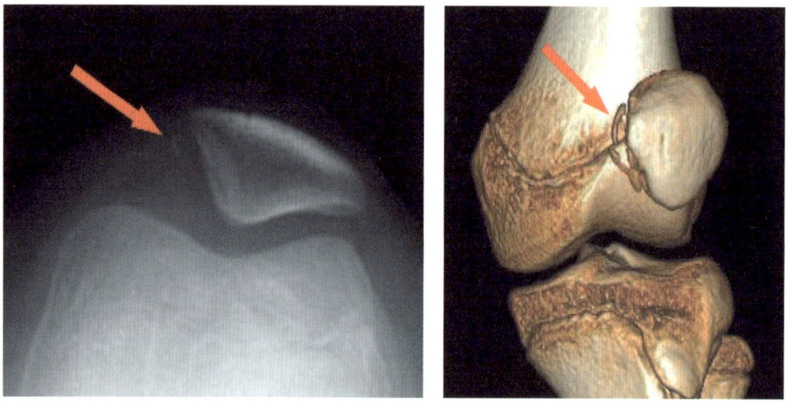

그림 5-8. 슬개골 탈구시 떨어진 골편의 X-ray 및 CT 소견

진단은 무릎을 육안으로 보아서도 알 수 있고 X-ray를 찍으면 슬개골이 제 위치에서 벗어나 있는 것을 볼 수 있습니다.

MRI를 찍으면 인대의 손상여부, 골절의 유무 및 관절 연골의 손상까지도 알 수 있어서 치료의 방침을 결정하는데 많은 도움을 받을 수 있습니다.

치료는 무릎을 펴고 슬개골을 안쪽으로 밀어 넣으면 들어갑니다. 슬개골이 빠지면 슬개골을 붙들어 주는 인대도 찢어졌거나 늘어났다는 것을 의미하므로 이를 수술로써 꿰매주거나 석고고정(깁스) 또는 보조기를 착용 해주어야 인대가 제자리에서 붙어 슬개골이 자주 빠지는 재발성 탈구를 예방할 수 있습니다.

만약 부러진 뼈 조각이 관절 내에 있으면 작은 것은 제거해 주고 큰 것은 붙여주는 수술을 하기도 합니다.

2) 슬개골 재발성 탈구(膝蓋骨再發性脫臼)

왜 슬개골이 자주 빠지나요?

이 질환은 무릎 앞쪽에 있는 슬개골이 반복하여(재발성 : 再發成) 빠지는(탈구 : 脫臼) 것을 말합니다. 급성 슬개골 탈구를 제대로 치료하지 않으면 슬개골 재발성 탈구가 되지만, 자꾸 빠지는 원인이 있는 경우가 많습니다. 원래 슬개골은 허벅지뼈(대퇴골)의 앞쪽에 놓이게 되는데 무릎에서 허벅지뼈는 슬개골이 안정된 상태에서 위 아래로 잘 미끄러지도록 허벅지뼈에 홈이 파여 있습니다(그림 5-9).

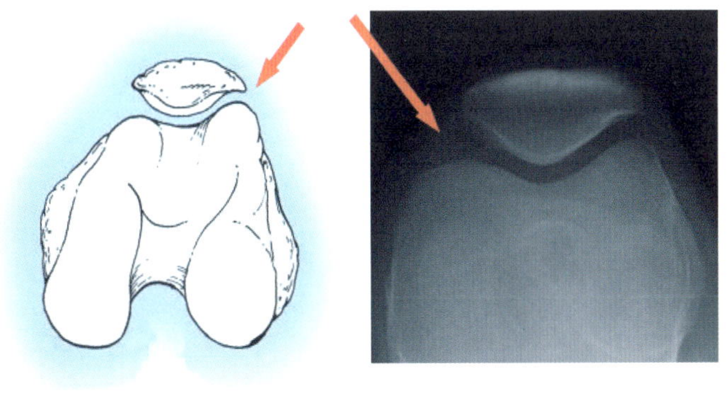

그림 5-9. 정상 슬개-대퇴 관절

그리고 슬개골은 위에서는 사두고건이, 아래에서는 슬개건이 붙어 있고, 양 옆에는 내측 및 외측 슬개지대인대라는 것이 있어 제 위치에 있도록 잘 붙들어 주고 있습니다(그림 5-10).

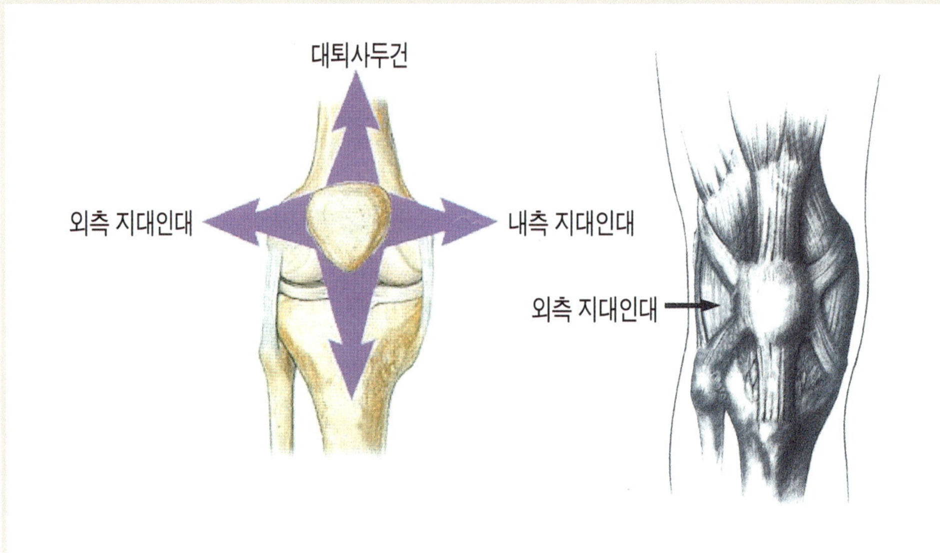

그림 5-10. 슬개골의 안정성에 기여하고 연부조직

그러나 발육 부전 등으로 대퇴골의 턱이 낮아 홈이 낮아진다든가 슬개골의 모양 및 위치가 이상하여 슬개골을 잡아당기는 방향이 달라지면 자꾸 빠지게 됩니다.또 처음 빠졌을 때 치료를 제대로 받지 못하여 슬개 지대인대의 내측이 약해지면 슬개골이 제자리에서 이탈하여 재발성 탈구가 됩니다.

재발성 탈구는 여자에게 많으며 첫 탈구는 5~6세에서 20대에서까지 발생하지만 사춘기에 주로 나타나고 한쪽 또는 양쪽이 모두 빠지기도 합니다.

빠질 때마다 심하게 아픈가요?

증상은 슬개골이 빠진 것이 아니라 무릎이 빠진 것처럼 느껴지고 무릎에 무력감이 옵니다. 탈구의 빈도가 많아질수록 통증의 강도는 줄어들며, 빠지는 횟수가 증가할수록 층계를 내려오거나, 다리가 뒤틀거리나 무릎의 위치가 조금 이상하여도 쉽게 빠지게 됩니다. 환자는 일상생활을 할 때에도 혹 다시 빠지면 어떻게 하나 하는 불안감 때문에 적극적인 활동을 못하게 됩니다.

진단은 환자의 이야기를 들으면 쉽게 알 수 있으며, 빠져 있으면 눈으로 보아도 진단을 붙일 수 있고, 빠져 있지 않은 경우에는 슬개골을 탈구시키려고 하면 아프고 두려운 모습을 보이는 불안검사(不安檢査)에서 알 수 있습니다(그림 5-11). 방사선 소견상 무릎을 구부린 상태에서 촬영을 하면 슬개골이 제 위치에 있지 않는 모습을 보이고, 대퇴골과 슬개골의 발육부전 및 이상 위치 등을 보아 재발성 탈구의 소인을 찾아내기도 합니다.

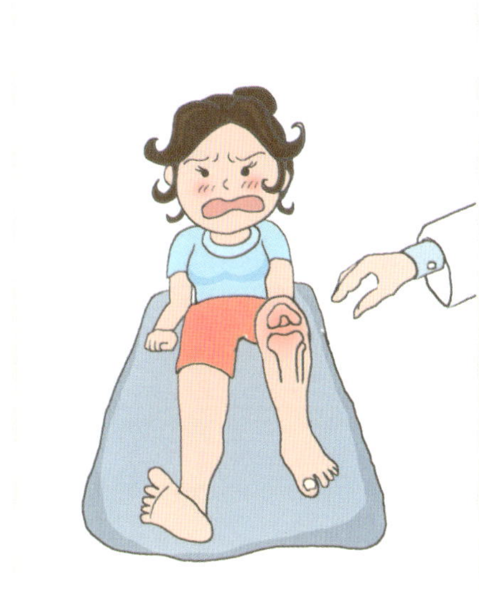

그림 5-11. 불안 검사

이 질환이 오래 지속되면 뼈의 모양이 더욱더 빠지기 쉬운 모양으로 변형이 되고 슬개-대퇴관절의 관절염이 발생 할 가능성이 매우 높습니다.

수술이 필요한가요?

치료는 언제 증상이 나타나는가와 얼마나 자주 빠지느냐에 따라 달라집니다. 일단 빠져 있으면 무릎을 펴고 고관절(엉덩이)을 구부리면서 슬개골을 안쪽으로 밀어넣으면(대부분 바깥쪽으로 빠지니까) 쉽게 들어가고, 자주 빠진 경험이 있는 사람은 스스로 넣는 방법을 알고 있습니다.

자주 빠지게 되면 수술적 요법이 필요한데 이것은 빠지는 원인을 없애 주는 수술을 해주어야 하나 슬개골 재발성 탈구의 원인이 복잡하게 엉켜 있으므로 수술 자체는 어렵지 않아도 어떤 수술을 할 것이냐의 결정이 쉽지 않고 때로는 한두 가지를 동시에 시행하기도 합니다. 가장 기본적인 수술은 재발성 탈구가 심하지 않을 때는 약해진 내측지대 인대를 겹쳐 봉합하여 보강시켜 주고 강한 외측지대 인대를 세로로 잘라서 약하게 해주는 외측 지대인대 유리술(外側靭帶遊離術)을 시행합니다. 심할 경우에 는 낮아진 대퇴골 외과부의 턱을 높여 주어 홈을 깊게 해주거나 슬개건이 붙어 있는 뼈를 떼어서 안쪽으로 옮겨 놓아 힘의 방향을 안쪽으로 오게 하는 슬개건 이전술(膝蓋腱移轉術)을 하기도 합니다.

예방하는 방법은 없습니까?

예방은 처음 빠졌을 때 석고고정(깁스)을 하거나 수술을 해 주는 것이 재발성 탈구를 줄일 수 있는 방법입니다. 어렸을 때는 안쪽이 높은 신발을 신기거나 발을 안쪽으로 모으고 걷게 하는 것이 도움이 됩니다. 이것은 슬개골이 거의 모두 바깥쪽으로 빠지는데 이렇게 함으로써 무릎의 안쪽 근육을 강화시키거나 발을 안쪽으로 돌리게 함으로써 바깥쪽으로 빠지는 것을 예방 해주기 때문입니다.

슬개건 이전술(膝蓋腱移轉術)

슬개골의 재발성 탈구에서 슬개건이 붙는 부위가 정상보다 바깥에 치우쳐 있으면 잘 빠지게 되므로 슬개건을 안쪽으로 이동시키는 수술입니다(그림 5-12). 이 수술을 할 때 슬개건과 함께 뼈 조각을 함께 이동시켜야 고정하기 쉬우며 어떻게 하느냐에 따라 여러 가지 방법이 있습니다. 이 수술시 외측 지대 인대는 강하고 내측 지대는 약하기 때문에 외측 지대인대를 잘라 주고 내측 지대인대를 보강해 주는 수술을 같이 합니다. 옮겨 주려는 뼈에는 성장판이 있기 때문에 성장이 끝나고 나서 수술을 하는 것이 좋습니다.

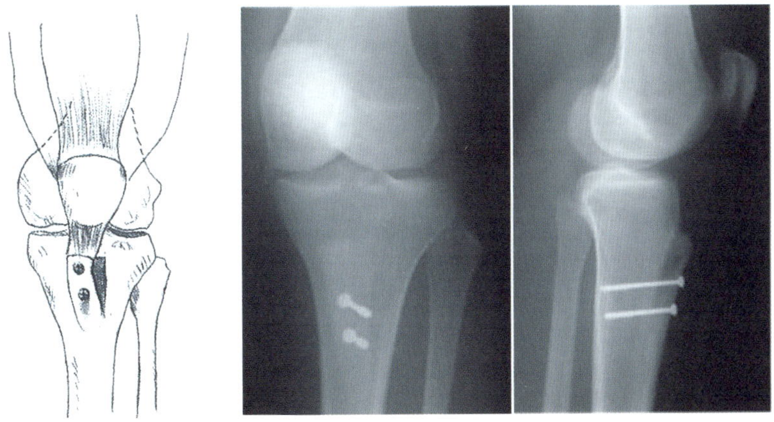

그림 5-12. 슬개건 이전술

습관성 탈구라는 병도 있던대요?

슬개골 탈구는 거의 대부분 바깥쪽(외측)으로 빠지게 되며 그 중간 단계로 빠지지 않았지만 제 자리에 있지 않는 경우를 아탈구(亞脫臼)라고 하는데 재발성 탈구의 환자는 평상시에는 아탈구의 형태를 취하는 경우가 많습니다(그림 5-13). 슬개골이 가끔씩 반복해서 빠지는 경우를 재발성 탈구라고 하고, 무릎을 구부릴 때마다 매번 빠지는 심한 경우를 습관성(習慣性) 탈구라고 합니다. 습관성 탈구는 인대 및 골격의 구조가 정상과 많이 다른 선천적 또 발달성 장애를 동반하고 있습니다.

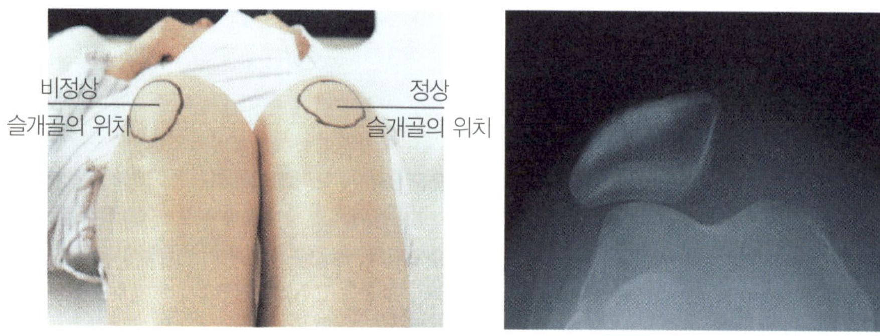

그림 5-13. 슬개골 아탈구의 무릎 및 방사선 소견

3) 슬관절 탈구

뼈가 어긋나면 인대도 같이 찢어지나요?

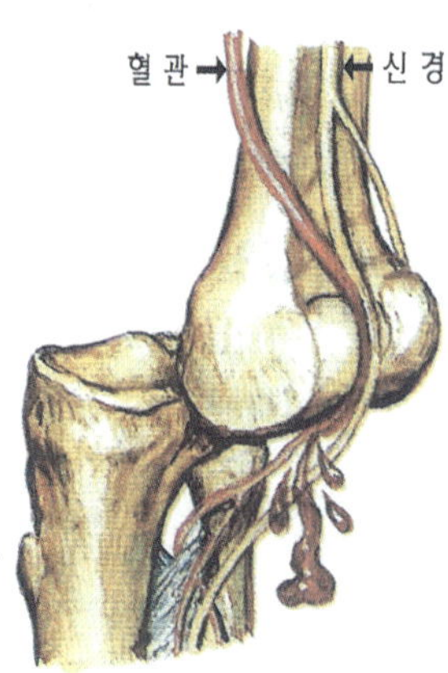

그림 5-14. 슬관절 탈구 및 신경혈관 손상의 모식도

슬관절 탈구는 대퇴골 원위부와 경골 근위부가 어긋나는 경우이며 앞, 뒤, 옆 어느 방향으로 빠질 수 있으나 정강이가 앞으로 빠지는 전방 탈구가 제일 많습니다. 슬관절 탈구는 고속 손상으로 다리로 가는 혈관과 신경이 손상될 가능성이 매우 높습니다(그림 5-14).

무릎 관절이 빠지려면 무릎을 지탱해주는 내 · 외측부 인대 및 전 · 후방 십자인대 중 적어도 두개 내지 세개 이상의 손상이 있어야만 가능하기 때문에 뼈가 제 위치에 들어갔다고 해서 치료가 끝난 것이 아닙니다.

무릎이 빠지면 가장 중요한 것이 무엇입니까?

증상은 무릎의 모양이 심하게 어긋나 있으며 상당히 아프고 혈관 및 신경손상이 있으면 다리에 피가 통하지 않아 다리가 파랗게 색깔이 변하고 차가우며 감각이 이상해지고 발가락을 움직이기 힘들어집니다.

진단은 육안으로 보아서 쉽게 알 수 있고 X-ray를 찍으면 관절이 어긋나 있는 것을 볼 수 있습니다(그림 5-15).

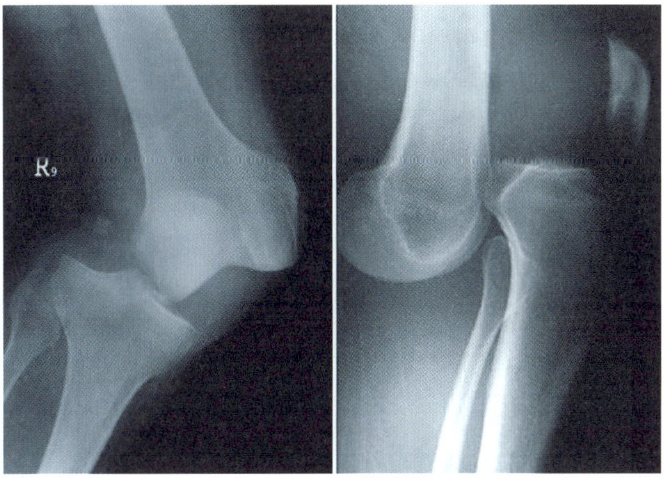

그림 5-15. 슬관절 탈구의 X-ray

혈관 및 신경 손상 유무가 무엇보다 중요하며 이를 알기 위하여 다리의 맥박을 꼭 짚어 보아야 합니다. 만약 의심이 가면 도플러란 기계를 이용하여 맥박을 검사하거나 혈관 조영술을 시행해서 혈관의 손상 유무를 확인하여야 합니다.

치료가 제 때 이루어지지 않으면 다리를 절단할 수도 있나요?

치료는 빨리 관절을 맞추어 원래의 위치로 돌려놓는 것이 중요하고 그 이후 반드시 혈관과 신경의 손상이 있는가를 확인하여야 하며, 혈관 손상이 있으면 어떠한 방식으로라도 6시간 이내에 혈관을 복원해야지만 다리의 절단을 피할 수 있습니다. 또 혈관 손상은 처음에는 피가 통해서 맥박도 뛰지만 서서히 막히는 수도 있으므로 최소한 1주일간은 계속 주의하여 관찰을 요합니다.

빠진 무릎을 바로 맞춰도 또 다른 치료가 필요합니까?

빠진 무릎을 맞춰 놓은 후 손상 받은 인대를 치료하는 것이 중요합니다. 인대 손상에 대한 치료를 하지 않으면 무릎의 불안정성을 피할 수 없고 다시 빠지게 됩니다.

손상된 인대를 바로 이어 주는 인대 봉합술을 시행하는 의사도 있고 나중에 시간이 경과한 후 관절의 흔들리는 방향 및 정도에 따라 인대를 재건해 주는 (인대 재건술) 의사도 있습니다. 바로 수술을 하는 경우 무릎은 튼튼해질 수 있으나 관절의 운동제한 및 강직이 올 가능성이 많으며 나중에 인대를 만들어 주는 재건술을 시행하면 무릎이 조금 흔들거릴 가능성이 있지만 관절운동은 봉합술보다 좋은 편입니다.

저자는 외측부 인대나 후외측의 관절막이 찢어진 경우를 제외하고는 나중에 인대를 만들어 주는 재건술을 선호합니다.

제 6장

변형(變形) 및 운동제한

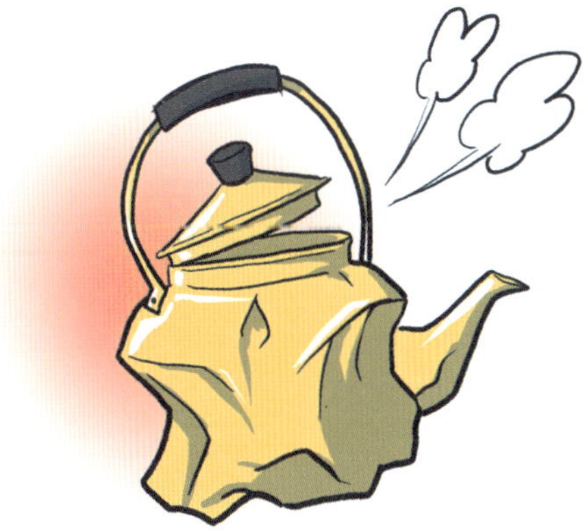

무릎의 모양이 달라지면(변형 : 變形) 그 정도에 따라 보행 장애를 일으키고 장기적으로는 무릎에 가해지는 힘이 균등하지 않기 때문에 퇴행성 관절염이 빨리 온다고 할 수 있습니다. 반대로 여러 가지 무릎의 병이 오래 계속되면 무릎의 모양이 바뀌기도 합니다.
또 무릎의 운동이 제한이 있으면 그 정도에 따라 운동은 물론이고 층계 오르내리기등 일상 생활에도 불편한 경우가 많습니다. 운동제한이 심하면 강직이라고도 부르는데 강직도 변형의 한 형태라고 보아도 무방합니다.

1. 변형(變形)

1) 원인

변형의 원인은 선천적인 질환이나, 자라나면서 생기는 발육성 또는 대사성 질환으로 발생하기도 합니다. 비타민D 결핍으로 인한 구루병, 부갑상선 비대증이 대표적인 예라고 할 수 있습니다. 또 성장기에 뼈나 관절에 염증이 생겨서 관절이 망가졌을 때, 교통사고 등으로 골절 후 치료가 제대로 되지 않았거나 성장기에 성장판의 손상이 있을 때에도 변형이 발생합니다. 그 외에 류마티스 관절염이나 퇴행성 관절염이 오래 지속되었을 때에도 비교적 흔하게 변형이 생깁니다. 변형이 오는 부위는 허벅지뼈나 정강이뼈 또는 두 뼈에 동시에 오기도 합니다.

2) 종류

변형의 종류는 무릎이 안쪽으로 휘어져 소위 안짱다리가 되어 양다리가 'O'자 형으로 되는 내반 변형(內反變形), 반대로 바깥쪽으로 벌어지는 외반변형(外反變形), 무릎이 뒤로 휘어진 전반 변형(前反變形) 또는 만곡슬 및 무릎이 다 펴지지 않아 구부러진 상태로 있는 굴곡 구축(屈曲拘縮)이 있습니다. 내반 변형이나 외반 변형은 대퇴골이나 경골이 안쪽 또는 바깥쪽으로 돌아 있는 회전 변형(回轉變形)을 다소나마 동반하는 경우가 많습니다.

내반 변형(內反變形)

어린애가 안짱다리인 것은 정상입니까?

내반(內反) 변형은 다리가 안쪽으로 휜 안짱다리의 형태이며(그림 6-1) 대개 다리가 안쪽으로 돌아있는 내회전 변형을 동반하기 때문에 발가락이 안쪽으로 향하게 됩니다. 무릎은 태어나서 생후 2년까지 안짱다리가 되는 것은 정상이며 그 이후 2~3세 까지는 점차 다리가 바깥으로 휘어지다가(외반), 6~7세가 되면 정상 성인과 같게 됩니다. 따라서 태어난 지 2년이 지나도 계속 안짱다리로 남아 있으면 비정상이며 다른 원인들이 있는가를 알아보아야 합니다. 어린이들은 앉는 자세에 따라 안짱다리가 심해질 수 있고 비만인 아이에게도 안짱다리가 있을 수 있으므로 정도가 심하지 않으면 꼭 병적인 상태라고 말할 수는 없습니다. 변형의 정도는 양쪽 발을 붙여놓은 상태에서 양쪽 무릎간의 거리를 재는 방법이 쓰이고 있으며 2.5cm 이하이면 정상이나 7.5cm 이상이면 심한 것으로 간주합니다.

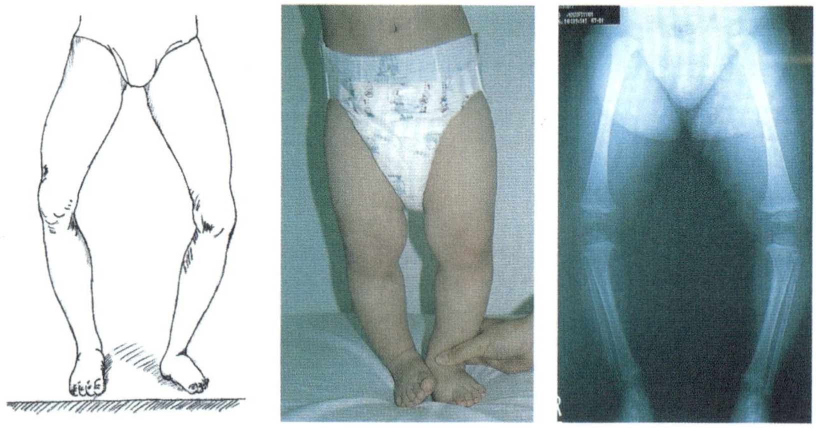

그림 6-1. 내반변형

무릎 교정치료를 받으면 좋아지지 않습니까?

생리적 내반슬, 다시 말해서 2세 이전에 다리가 안쪽으로 휜 것은 물론 치료를 할 필요가 없습니다. 비만인 아이는 살을 빼는 것이 좋고 앉을 때 양반다리로 앉는 것을 피하고 그 반대로 다리를 바깥으로 하고 앉는 것을 권합니다. 정도가 조금 심하면 다리를 바깥쪽으로 하게 하는 보조기를 채울 수 있으며 구루병이 원인이라면 비타민 D 등을 주어 치료를 합니다.

간혹 다리를 교정한다고 하여 휜 다리를 무리하게 반대로 펴는 것을 반복하면 변형은 고쳐지지 않은 채 인대만 늘어나게 되어 무릎의 손상만 초래하게 됩니다.

수술은 4~5세 이후에 심한 경우에 모양을 바로잡아 주는 절골술(折骨術)을 시행할 수 있습니다.

성인에서는 퇴행성 관절염이 내측에 심하게 되면 내반 변형이 오게 됩니다. 내측만 심하면 절골술을 시행하여 교정할 수 있고 외측의 관절염이 동시에 심할 경우 인공 관절 전치환술을 시행하면 내반변형이 교정됩니다.

외반 변형(外反變形)

모양만 이상하나요, 아니면 기능의 장애도 있나요?

외반변형은 발이 바깥쪽으로 벌어져서 하지가 전체적으로 X자 형태를 가지는 것입니다(그림 6-2).

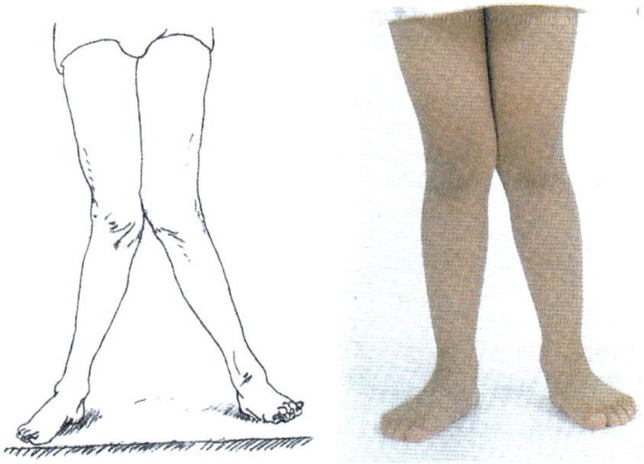

그림 6-1. 내반변형

3~7세의 소아에서는 정상적으로 무릎이 약간 외반되어 있습니다. 증상은 정도에 따라 다르며 걸을 때 무릎이 서로 닿기 때문에 이상하게 걷고 정도가 심하면 통증을 수반하며 오래 지속되면 퇴행성 관절염으로 진행됩니다. 외반슬이 되면 슬개골이 자꾸 빠지려는 슬개골 재발성 탈구(膝蓋骨再發性脫臼)의 빈도가 높아집니다.

성인에서는 류마티스 관절염을 오래 앓았거나 외상성 관절염으로 외반변형을 동반하는 경우가 많습니다.

치료가 필요 한가요?

진단은 눈으로 보아서 알 수 있고 X-ray를 촬영하면 외반의 정도 및 그 원인을 아는데 도움이 됩니다. 3~7세 소아에서 생리적 외반은 치료를 필요로 하지 않으며 어렸을 때 그리 심하지 않으면 신발의 안쪽을 올려 주거나 보조기를 착용시키는 것이 도움을 줍니다. 외반변형이 심하면 보행시 무릎끼리 닿아서 상당히 불편하고 다리의 모양도 좋지 않을 뿐더러 퇴행성 관절염을 유발할 가능성이 높기 때문에 많은 경우에서 교정 절골 수술을 권장합니다.

전반 변형(前反變形)

무릎이 과신전(過伸展), 즉 너무 펴져서 뒤로 휘어져 있는 것을 말하며 만곡슬이라고도 합니다(그림 6-3). 원래 무릎은 옆에서 보았을 때 쭉 펴져서 직선이 되나 사람에 따라 차이가 있어서 5°~10°정도 더 펴질 수 있는 것도 정상에 해당되지만 이보다 심하면 병적이라고 할 수 있습니다. 증상은 무릎이 너무 휘어지고 무릎이 불안정한 경우가 많아 걷는데 지장을 초래하고, 슬개골이 자주 빠질 수 있습니다. 대개는 소아마비 후유증으로 무릎 앞쪽의 사두고근 근력이 약해 졌을때 나타나고, 이외에도 후

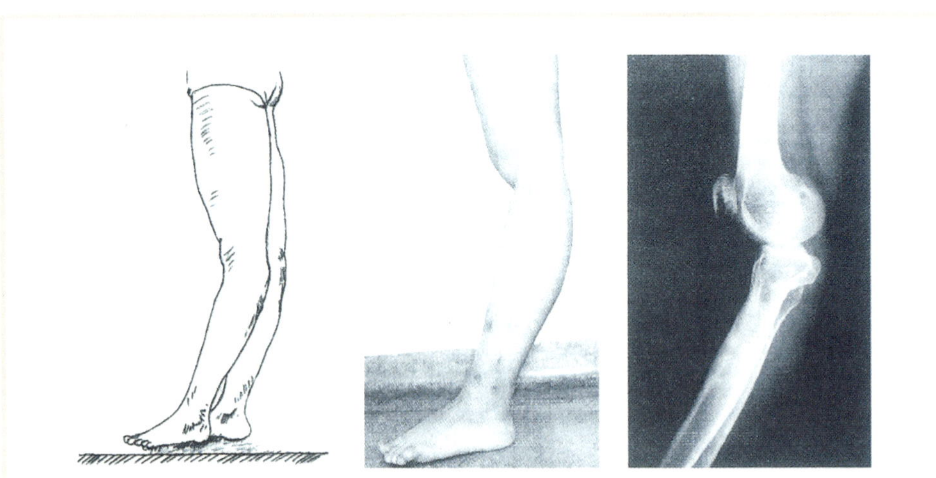

그림 6-3. 전반 변형 또는 만곡슬

방십자나 후 관절막이 파열 되었을때, 경골부의 골절, 또는 절골술의 후유증으로 나타납니다. 진단은 보아서 알 수 있고 X-ray를 찍으면 전반슬의 원인을 유추할 수 있습니다. 치료는 일차적으로 보조기 착용을 할 수 있고 심하면 뼈의 모양을 바르게 해주는 절골술을 해주나 주위 인대 조직의 문제점을 동반하고 있기 때문에 결과가 썩 좋지는 않다고 할 수 있습니다 퇴행성 관절염과 동반되어 있으면 인공관절술로 만곡슬이 어느 정도 교정될 수 있습니다.

2. 운동제한 및 강직

운동제한은 무릎이 완전히 구부러지지 않는 굴곡 제한과 다 펴지지 않는 굴곡 구축이 있습니다.

1) 굴곡제한 (屈曲制限)

무릎의 굴곡 제한은 대부분 골절이나 인대가 심하게 다쳤을 때 어쩔수 없이 일어나기도 하고 수술이 잘못되었거나 수술후 재활치료를 소홀히 했을 때에도 발생합니다. 정상 무릎에서는 약 140°~150°까지 구부러질수 있으며 최소 95°이상은 되어야 층계 보행이 가능하기 때문에 이각도 이상으로 무릎을 구부릴 수 없으면 어떤 수단으로 든지 무릎을 더 구부릴 수 있게 하여야 합니다.

2) 굴곡 구축(屈曲拘縮)

무릎이 다 펴지지 않아요!

무릎이 구부려 진 상태(굴곡 : 屈曲)에서 다 펴지지 않는(구축 : 拘縮) 경우를 말합니다. 구부러져서 펴지지 않으면 보행 및 일상생활에 구부려지지 않는 것보다 더 심각한 장애를 초래합니다. 어떤 질환이든 관절염을 오래 앓았을 때에 흔히 발생하고, 다치거나 무릎관절 수술 후 운동제한의 형태로서 나타나기도 합니다.

굴곡 구축과 비슷한 의미로 신전 결함(神展缺陷)이라는 말이 있는데 굴곡구축은 강제로 무릎을 펴려고 해도 펴지지 않는 반면에 신전 결함은 스스로는 펴지지 않지만 수동적으로는 펴지는 것을 말합니다. 이런 경우는 무릎을 펴는데 작용하는 사두고근의 힘이 없거나 늘어나 있을 때 나타납니다.

증상은 무릎이 다 펴지지 않아 보행에 많은 지장이 있으며 진단은 관절운동을 시켜 보면 쉽게 알 수 있습니다.

강제로 무릎을 구부리는 운동이 좋습니까?

치료는 운동제한이 어느 정도이고 기간이 얼마나 되었는가, 원인이 무엇인가에 따라 달라집니다. 어쨌든 일상 생활의 불편함을 없애기 위해서는 관절 운동이 최소한 90°는 되게 만들어야 합니다.

운동제한이 발생한 기간이 오래 되지 않았으면 물리치료를 하여 관절운동을 촉진함으로써 나아질 수 있고 때로는 마취를 하고 관절을 꺾어주기도 합니다.

그러나 이렇게 무리한 방법은 처음에는 효과가 있으나 관절 주위에서 피가나 굳어지므로 결국은 관절운동이 더 나빠진다고 주장하는 사람도 있습니다. 이렇게 해도 관절운동이 나아지지 않는다면 부득이 수술적 요법을 필요로 하게 됩니다.

운동제한은 대부분 연부조직들이 서로 엉켜 붙어(유착 : 癒着)있기 때문에 물리치료로 효과가 없으면 이것을 풀어 주는 수술이 필요합니다. 수술은 관절 내 조직의 유착과 관절 밖 조직의 유착으로 나누어서 관절 내의 유착은 관절을 열거나 관절경을 이용하여 유착된 부분을 풀어 주는 유착 해리술(癒着解離術)을 시행하고 관절 밖에서 유착이 된 경우는 주로 근육이 뼈에 달라 붙어서 발생하기 때문에 뼈에 달라붙은 근육 과 인대의 유착을 풀어주어야 합니다. 관절 밖의 유착이라도 대부분 관절 내의 유착을 다소나마 동반하고 있기 때문에 관절 내의 유착 해리술을 동시에 해줍니다. 그러나 오래된 유착은 서로 엉켜 조직들 간의 구별이 되지 않기 때문에 어려운 점이 많습니다.

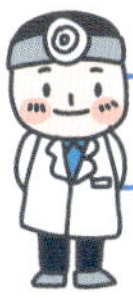

유착해리술

이 수술은 관절 주위 조직이 들어붙은 것(유착 : 癒着)을 떼어주는(해리 : 解離) 수술을 말합니다. 무릎에서 관절운동이 정상으로 안 되는 것은 관절막이나 인대, 근육 및 힘줄이 서로 엉켜 붙어서 안 되는 경우가 제일 많습니다.

따라서 유착 해리술은 관절운동이 제대로 안 될 때 유착된 부위를 찾아서 이 부위를 분리해 주는 수술입니다.

유착 해리술을 하기 전에 마취를 한 후 무릎을 꺾어 보는데 그래도 관절 운동이 회복되지 않을 때 해리술을 시행합니다.

유착 해리술은 관절경을 이용하여 할 수도 있고, 관절을 열고 시행할 수도 있습니다.

3) 강직(剛直)

강직이란 뻗정다리를 의미합니까?

강직이란 굳어 있다는 뜻으로 무릎의 강직은 뻗정다리를 의미합니다. 이러한 것을 완전 강직이라고 하고 무릎은 구부릴 수 있으나 충분히 구부리지 못하여 기능의 장애를 동반할 때 즉 무릎을 90°이상 구부리지 못할 때는 부분 강직이란 표현을 쓰는데 운동 제한이 심한 상태라고 보면 됩니다. 따라서 강직은 정도에 따라 전혀 움직일 수 없는 완전 강직과 조금은 움직일 수 있는 부분 강직으로 나눕니다. 강직이 있으면 층계를 오르내리거나 차를 탈 때에 매우 불편하며, 우리 나라의 문화와 생활 습관상 바닥에 앉았다 일어나거나 용변을 볼 때에 특히 어려움이 많습니다.

강직의 원인에는 어떤 것들이 있나요?

강직의 원인은 여러 가지가 있으며 무릎에 이상이 없어도 석고 고정(깁스)을 오래 하면 일시적으로 강직이 올 수 있습니다. 다쳐서 뼈가 부러졌거나, 수술을 잘못한 경우, 수술을 하고 나서 재활치료를 소홀히 하였을 때 관절운동의 제한 또는 강직이 자주 옵니다. 뼈나 관절이 염증으로 인하여 파괴되었을 때도 물론 관절 강직이 오며 류마티스 관절염이나 퇴행성 관절염 경우와 같이 오랫동안 병을 앓으면 관절이 굳거나 운동제한이 발생합니다. 물론 무릎에 병이 있어서 치료 목적으로 관절 유합술을 시행한 경우에는 완전 강직이 됩니다.

진단 및 치료?

진단은 진찰을 하면 쉽게 알 수 있고 방사선 소견은 완전 강직이냐 부분 강직이냐, 원인이 어디에 있으며 얼마나 오래 됐느냐에 따라 다릅니다. X-ray상 관절은 정상 모습을 하는 것도 있고 관절 간격이 좁아진 경우도 있으며 관절의 흔적만 보이거나 흔적조차 없이 허벅지뼈와 정강이뼈가 하나로 연결된 모습으로 보이는 경우도 있습니다(그림 6-4). X-ray상 관절이 유지되어 있으면 부분 강직일 경우가 많습니다.

생활의 불편 정도는 강직이 심할수록 크며 어느 각도에서 강직되었느냐에 따라서도 다릅니다. 부분 강직의 경우는 같은 정도라면 무릎이 안 펴지는 것이 덜 구부러지는 것보다 더 불편합니다. 완전 강직의 경우 관절이 전혀 움직여지지 않기 때문에 통증이 없는 반면에 부분 강직은 조금씩 움직이기 때문에 통증을 느끼게 됩니다.

치료는 운동제한의 심한 상태이기 때문에 일차적으로는 운동제한과 대동소이하다고 할 수 있습니다. 그러나 강직이 심하고 고착되어 있으면 단순히 관절운동이나 유착해리술 만으로 해결이 도지 않고 사두고건성형술 을 포함한 광범위한 유착 해리 술을 시행하여야 합니다.

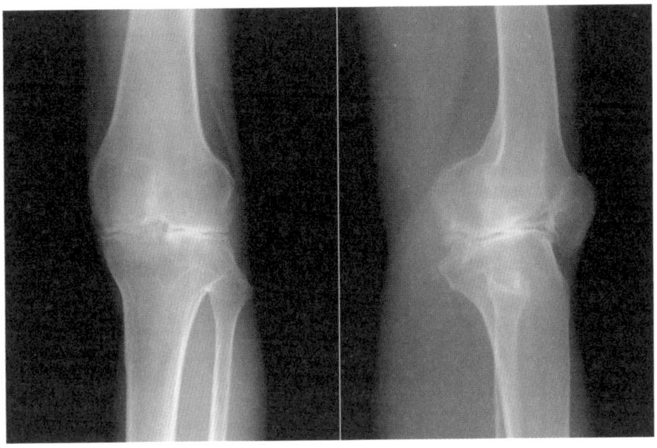

그림 6-4. 완전 강직의 X-ray

사두고근 성형술(四頭股筋成形術)

관절운동제한이 심하거나 또는 강직이 있을 경우는 허벅지의 앞쪽에 무릎을 펴는 힘을 제공하는 사두고근의 유착을 동반합니다. 이 근육이 허벅지뼈(대퇴골)에 들러 붙으면 무릎이 잘 구부러지지 않으므로 이 사두고근을 떼어주는(해리 : 解離)수술을 사두고근 성형술이라고 합니다(그림 6-5).

사두고근 성형술 시 사두고근을 대퇴골로부터 분리시킨 다음 무릎을 강제로 구부리기 시작하면 아직 해리가 안된 미세한 부분이 찢어지면서 무릎이 구부려지게 됩니다. 대부분의 강직은 관절내의 조직들이 다소나마 같이 유착되어 있기 때문에 관절내 조직들의 유착 해리술을 먼저 시행해야 합니다.

술후경과

그러나 사두고근 성형술을 해준다고 해서 관절을 어느 정도까지 구부릴 수 있는가를 수술 전에 예측하는 것은 불가능하며 때로는 이런 수술을 했음에도 불구하고 관절운동이 회복되지 않을 수 있습니다. 목표는 최소한 90˚ 이상 구부릴 수 있게 해 주어

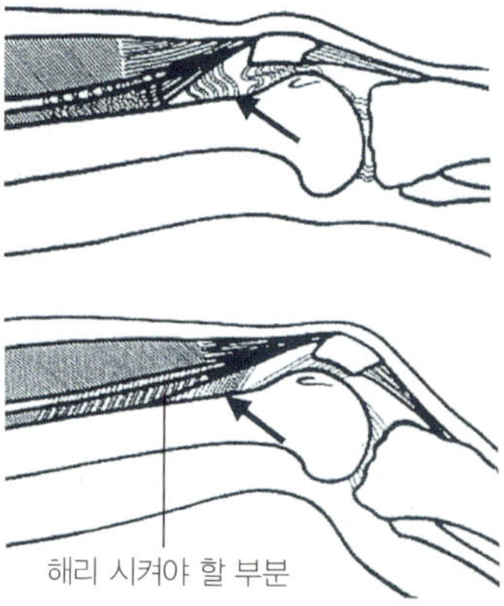

A. 무릎을 다 폈을때는 유착된 부분이 느슨해져 있다(화살표).

B. 무릎을 구부릴때 유착된 부분이 긴장되어 더이상 무릎이 구부러지지않도록 방해하게 된다(이 부분을 해리).

그림 6-5. 사두고근 성형술

서 층계 보행이 가능하게 해 주는 것입니다.이 수술을 함에 있어서 주의점은 강직된 무릎의 주위 피부들은 탄력성이 줄어 들어서 비록 사두고근 성형술로 관절의 강직은 풀어 주었지만, 피부가 늘어나지 않아 피부 봉합을 하려고 할 때 수술 상처가 닫히지 않아 수술이 실패할 수도 있다는 점입니다. 따라서 수술 전에 성형외과 의사와 상의하여 수술 전에 미리 피부를 늘려 주는 수술을 필요로 하기도 하고, 수술이 끝나고 피부이식술을 해 줄 수도 있습니다.

합병증

합병증으로는 수술 도중 뼈가 부러지거나 근육이 파열되는 수가 있습니다.

원래 강직이 된 이유가 관절이나 뼈에 이상이 있는데다가 오랫동안 제대로 못 썼기 때문에 뼈가 약해져 있게 마련입니다. 사두고근의 유착을 분리하고 강제로 구부리는 과정에서 이런 합병증이 종종 발생하며 이렇게 되면 이러한 문제를 우선 해결해야 하기 때문에 수술은 거의 실패로 돌아가게 됩니다. 또 수술 시 피부 봉합을 하고 나면 피부가 너무 긴장되어 벌어지려는 경향이 있어서 상처가 잘 낫지 않고 염증이 생길수도 있습니다. 강직이 오래되면 사두고건이 짧아지는데 단축이 심하면 아무리 유착해리술을 잘 해 준다 하더라도 이 힘줄을 늘려주지 않으면 관절운동이 회복되지 않습니다. 그러나 사두고건을 연장시켜 주는 수술을 하면 근육이 힘이 약해지기도 합니다.

무엇보다도 가장 중요한 합병증 내지 후유증은 관절운동이 다시 줄어들 수 있다는 것입니다. 대개는 수술실에서 얻은 각도만큼 운동범위가 돌아오지 않는데 이는 마취가 풀리고나면 주위의 근육이 긴장되어 각도가 줄어들 뿐만 아니라 수술 후 물리치료 과정 중에 통증이 심하여 환자가 꺾기를 포기하기 때문입니다. 따라서 수술 후 재활요법이매우 중요하며, 처음 물리치료 기간 중에 관절운동을 확보하기 위하여 수술 후에도 무릎의 통증을 완화시키는 무통마취를 하기도 합니다.

제 7장

운동 요법

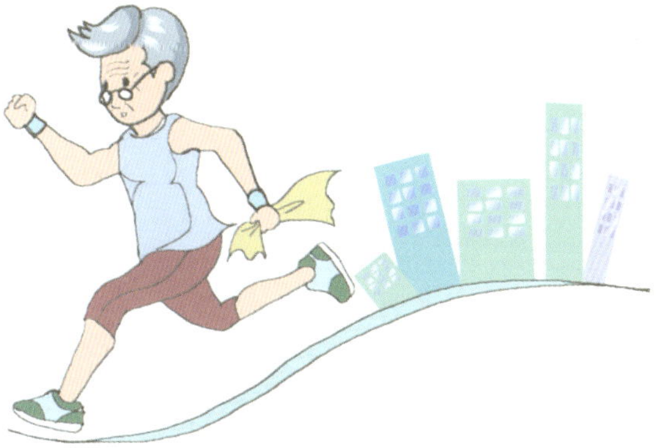

관절이 유연하고 주위 근육의 힘이 좋으면 외상을 당해도 쉽게 다치지 않고 관절에 가해지는 충격을 줄여 줄 수 있으므로 무릎 건강에 도움이 됩니다. 이러한 유연성과 근력의 힘은 꾸준하고 계획적인 운동에 의해 얻을 수 있습니다.

1. 운동의 원칙

운동 요법을 함에 있어서 원칙을 지키는 것이 매우 중요합니다.

자기 몸의 상태에 맞는 양의 운동을 할 것

전신적인 건강상태를 고려하여 사지의 관절 및 근육의 상태에 맞는 운동을 해야 합니다. 자신의 건강 상태에 맞지 않을 정도의 심한 운동은 심폐 혈관의 무리를 초래하여 예기치 못한 사고를 일으킬 수 있습니다. 관절에서도 마찬 가지로 평소에 운동을 별로 하지 않아 근력이 약해진 사람이 어느 날 갑자기 심한 운동을 한다면 오히려 관절 및 근육의 손상을 가져올 수 있습니다. 일반 사람이 운동선수와 똑같은 양의 운동을 해서는 안 됩니다. 즉 운동의 양은 개개인에 맞게 조절되어야 합니다.

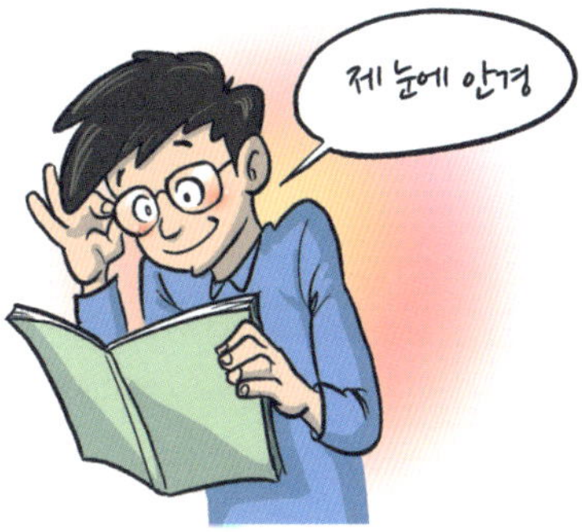

운동의 양을 서서히 늘려갈 것

운동을 하기로 마음 먹으면 처음에는 욕심이 지나쳐 무리를 하게 됩니다.

그렇게 되면 몸이 만들어 지지 않은 상태에서 근육과 관절이 견디지 못하여 손상을 받을 위험성이 많고 쉽게 피로감을 느껴 중도에 포기하게 됩니다. 특히 통증을 느낄 정도를 하는 것은 오히려 해롭습니다. 난이도가 낮은 운동부터 매일 조금씩 늘려가야 하고, 하루의 운동도 준비체조부터 시작하여 관절의 유연성을 높여준 다음 점차 강도를 높여 갑니다.

지속적으로 할 것

운동을 며칠 하다가 이 핑계 저 핑계 대면서 중도에 그만 두는 경우도 많습니다. 며칠 하다가 그만 두면 아무런 도움이 되지 않습니다.

재미있게 할 것

운동을 의무감만으로 하면 정신 건강에도 좋지 않습니다. 재미있게 운동을 하는 것이 꾸준히 운동을 할 수 있는 원동력이 됩니다.

2. 운동의 종류

운동은 크게 관절의 유연성을 높이는 운동과 주위 근육의 힘을 강하게 해주는 기본 운동 및 이를 응용하는 스포츠가 있습니다.

1) 유연성을 높이는 운동

운동 각도를 늘려 주는 운동

운동이 제한되어 있는 관절의 운동 범위를 높여 주는 운동입니다. 무릎을 다쳤거나 수술을 하고 난 후 운동 제한이 나타나게 됩니다. 운동 제한은 정도에 따라 일상생활까지도 지장을 받을 수 있으므로 정상 관절의 기능을 유지하려면 관절운동이 회복에 무엇보다 중요합니다.

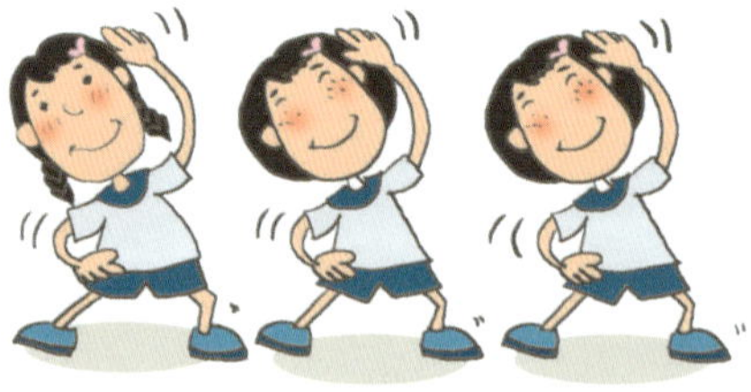

관절 운동은 남의 도움 없이 스스로 운동의 각도를 늘려가는 능동 운동 방법이 제일 좋습니다. 수동 운동 방법은 남의 도움을 받는 것으로 대부분 물리적인 꺾기에 해당됩니다. 수동 운동 방법은 통증이 심할 뿐 아니라 꺾을 때는 운동 각도가 증가하는 것 같다가 다시 원상태로 돌아오는 경우가 많습니다.

이외에 CPM(Continious passive motion)이라는 기계를 이용하여 관절운동을 도모하기도 합니다.

스트레칭

인대는 강한 섬유 조직으로 되어 있어 관절을 안정되게 붙들어 주지만 어느 정도의 유연성이 있어야지만 관절 운동이 원활해지고 외부 충격이 가해졌을 때 이 충격을 완화해 줄 수 있습니다. 근육 및 힘줄도 수축이 될 준비가 되어 있지 않은 상태에서 갑작스런 힘을 가하면 손상을 받기 쉽습니다.

스트레칭은 본격적인 운동을 시작하기 전에 근육 및 인대의 유연성을 높여 관절의 손상을 줄일 수 있습니다. 부드러운 스트레칭부터 시작하여 점차 그 강도를 높이게 됩니다. 웜업(warm-up)이 여기에 포함되는데 인대와 건에 반복적인 힘을 가하면 좀 더 쉽게 늘어나는 경향이 있습니다. 반면에 운동이 끝나고 나서 몸을 다듬어 주는 웜 다운(warm-down)도 매우 중요합니다. 스트레칭은 어느 한 관절만 하는 것보다 모든 관절에 다 해 주는 것이 효과적입니다. 우리가 하는 맨손체조는 대표적인 스트레칭 운동 요법입니다.

2) 근력 강화 운동

근력의 힘이 강화되면 관절로 가는 힘을 근육에 분산시켜 관절을 보호하는 역할을 해 줍니다. 그러나 근육의 힘이 균형을 이루지 못하면 오히려 힘이 한 쪽에 쏠리게 되어 관절의 손상이 더 많이 올 수 있으므로 근력과 함께 힘 의 균형을 맞추는 것도 중요합니다.

근력 운동은 등척성 운동과 등장성 운동이 있습니다.

등척성 운동은 무엇인가요?

등척성 운동은 관절을 움직이지 않고 근육을 수축시키면서 근력을 강화 시키는 운동입니다. 근육의 길이가 일정한 상태로 유지한다고 해서 등척성 운동이라고 합니다. 따라서 이 방법은 근육의 힘을 많이 강화시키기 보다는 근육의 힘을 유지하는 효과가 있어서 대개 수술 후에 시행하는 방법입니다. 무릎에서의 대표적인 등척성 운동은 사두고근 수축 운동과 누워서 다리를 들어 올리는 운동이 있습니다. 사두고근 수축 운동은 누운 상태에서 무릎을 반듯이 하고 허벅지 앞쪽에 있는 근육에 힘을 주는 것입니다. 그렇게 하면 자연히 무릎이 펴지는 형태가 되는데 마치 무릎 밑에 계란을 놓고 깨는 것 같다고 해서 계란 깨기 운동이라고도 부릅니다(그림 7-1).

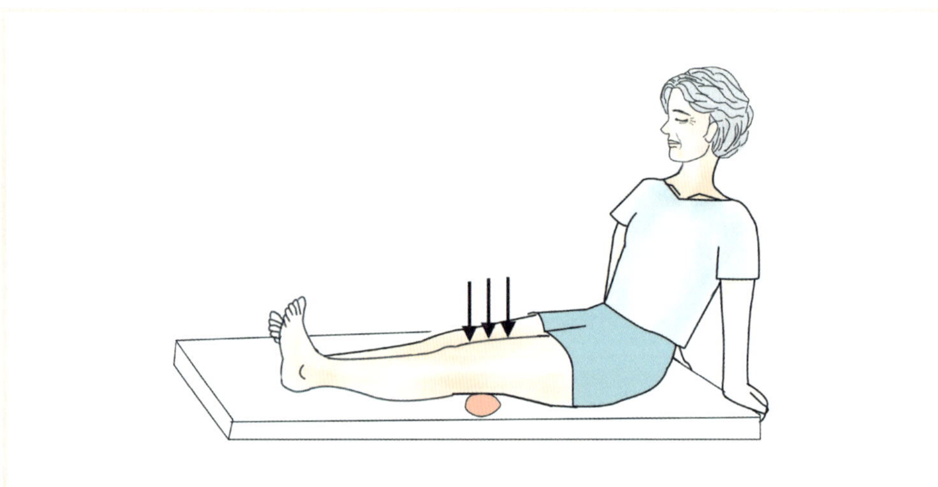

그림 7-1. 사두고근 수축운동

양쪽을 동시에 시행하는 것이 좋으며 5초간 힘을 주고 1초간 쉬는 것을 반복 합니다.

다리를 들어 올리는 운동은 엉덩이(고관절)에서 보면 등척성 운동이라고 할 수 없지만 무릎에서 볼 때는 관절이 움직이지 않기 때문에 등척성 운동이라고 할 수 있습니다. 누워서 무릎을 편 상태에서 다리를 들어 올리면 주로 허벅지 근육의 힘이 강화됩니다. 하지만 허리가 아픈 환자에서는 이 운동으로 허리의 통증이 증가될 수 있으므로 주의해야 합니다(그림 7-2).

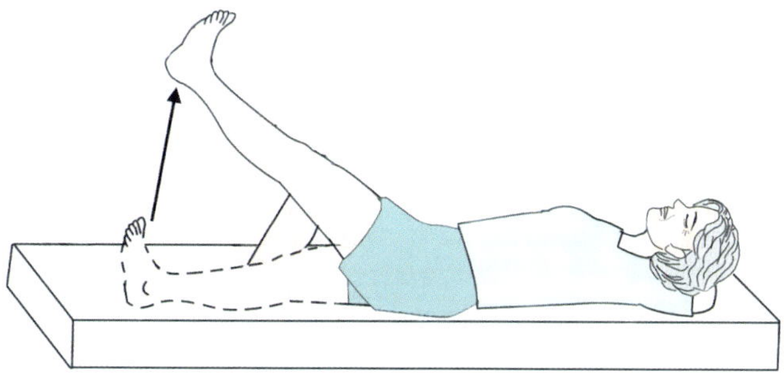

그림 7-2. 다리들어 올리는 운동

등장성 운동은 무엇인가요?

어느 정도의 힘을 주거나 힘에 저항하면서 관절을 움직이는 운동을 말합니다. 이론적으로 관절이 움직이는 범위 내에서 근육의 힘 또는 긴장성을 일정하게 유지시킨다고 해서 등장성 운동이라고 하지만 실제적으로는 관절 운동각도에 따라 근육의 긴장은 조금씩 달라진다고 합니다. 등장성 운동은 처음은 약한 힘을 가하여 시작하여 점차 증가시키게 되는데 무릎의 대표적인 등장성 운동은 발목에 추를 달고 무릎 운동을 하거나 발목 앞쪽이나 뒤쪽에 저항을 주고 무릎을 폈다 구부렸다 하는 운동입니다(그림 7-3). 처음은 1 kg의 무게나 저항으로 하다가 점차 증가시키되 1주일 간격으로 0.5 kg씩 증가시키는 것이 바람직합니다. 우리나라의 일부 운동 지도자들은 교과서대로 너무 무리하게 운동을 시키는 경향이 있습니다. 그런데 그 교과서가 외국에서 번역한 것이어서 우리나라 사람의 체력이나 체격에 맞지 않는 경우가 많습니다. 이 운동도 처음부터 10 kg부터 시작하는 사람들도 있는데 건장한 운동 선수라면 몰라도 일반인에게는 무리입니다.

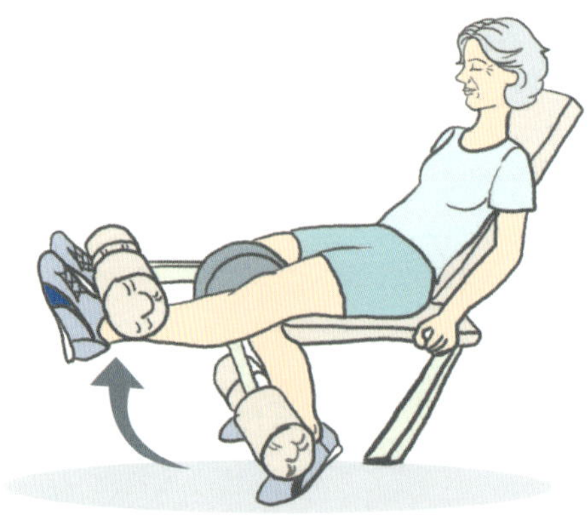

그림 7-3. 무릎에서의 등장성 운동

등심성 운동과 편심성 운동이란 말도 있던데요?

가령 등장성 운동을 할 때 무게를 근육의 힘보다 작게 할 경우 근육을 수축하면 근육의 길이는 줄어들게 되는데 이를 등심성 운동이라고 합니다. 반면에 근육의 힘 보다 크게 하면 근육이 늘어나게 되는데 이를 편심성 운동이라 합니다. 편심성 운동은 근육의 힘을 늘이는 가장 빠른 방법이지만 자칫하면 근육의 손상을 초래하게 됩니다.

폐쇄 사슬 운동과 개방 사슬 운동이란 무엇인가요?

폐쇄 사슬 운동은 발목을 고정시킨 상태에서 무릎 운동을 하는 것이고 개방 사슬 운동은 발목을 자유롭게 해 놓고 하는 무릎 운동입니다. 폐쇄 사슬운동은 쭈구려 앉기와 자전거 타기가 있고 개방 사슬 운동은 발목을 자유롭게 해 놓고 다리를 돌리는 운동 등이 있습니다. 폐쇄 사슬 운동은 여러 근육을 동시에 수축시켜 관절의 안정성을 증가시키고 편심성 운동을 유발하는 경우가 많습니다. 개방 사슬 운동은 발목을 자유롭게 움직이기 때문에 대개 등심성 운동이 일어나게 됩니다.

유산소 운동이란 무엇인가요?

근육이 운동을 하려면 산소가 필요한데 산소를 충분히 공급해 주면서 하는 운동으로 심혈관 운동이라고도 합니다. 주로 신체의 큰 근육을 사용하게 되며 산책, 조깅, 달리기, 스포츠 댄스, 스케이팅, 에어로빅 댄스, 자전거 타기 및 수영이 있습니다. 그러나 유산소 운동이라도 너무 과격하게 하면 한계점 이후부터는 근육에 충분한 산소를 공급할 수 없기 때문에 무산소 운동이 될 수가 있습니다.

어떤 운동이 무릎에 좋은가요?

어떤 운동이든 그 양 및 방법에 따라 무릎에 좋은 운동이 될 수도 있고 해로울 수도 있습니다. 자신의 신체 조건에 맞을 정도의 운동은 유연성을 높이고 근력을 강화시키기 때문에 좋지만 아무리 좋은 운동이라도 너무 무리를 하면 근력이 강화되기보다는 피로에 빠져 오히려 무릎에 나쁜 영향을 미칩니다. 일반적으로 무릎에 충격을 적게 주는 걷기, 수영 및 평지에서 자전거타기 등의 운동은 무릎에 좋은 운동이라고 할 수 있습니다.

어떤 운동이 무릎에 나쁜가요?

무릎에 좋지 못한 운동이라도 무릎의 상태가 허락하는 한도 내에서는 크게 나쁘게 작용하지 않고 오히려 지구력이나 순발력을 높여 줄 수 있습니다. 그러나 무릎에 충격을 주거나 압력을 가하는 운동 및 회전력을 많이 주는 조깅이나 달리기, 쭈그려 앉기, 높은 산 오르기, 가파른 길을 자전거 타기 등은 연골판의 퇴행성 변화가 있거나 퇴행성 파열이 있을 때, 인대의 손상 및 관절염이 있을 때는 가능한 삼가는 것이 좋습니다.

운동은 얼마나 하면 되나요?

운동의 양은 사람마다 달라서 일률적으로 말할 수 없습니다. 일반적인 원칙은 운동을 하고나서 통증이 나타났을 때 한 시간 정도 쉬어도 통증이 가라앉지 않는다면 그 운동량은 그 사람에게 과한 것이라 할 수 있습니다.

예를 들어 어떤 사람이 한 1 km를 걸었는데 아파서 한 시간 정도 쉬었는데도 통증이 남아 있다면 그 사람에게 1 km를 걷는 것도 과한 것입니다. 반면에 네 시간 등반을 하였는데도 통증이 나타나지 않았다면 그 사람에게는 그정도 또는 그 이상의 운동을 해도 큰 무리가 없다는 뜻입니다.

관절염이라고 걷지도 말라고 하던데요?

관절이 아프면 첫 번째 치료법 중에 하나는 쉬는 것입니다. 하지만 관절도 사용하지 않으면 더 퇴화하기 마련입니다. 그래서 꼼짝도 않고 집에 있는 것 보다 적당한 운동을 하는 것이 바람직합니다. 평생을 걷지 않으려면 몰라도 마냥 쉬다가 근력이 약해져서 이다음에 걸으려고 하면 아파서 걸을 수가 없습니다. 따라서 무리하지 않는 범위내에서 적당히 운동을 해 주어야 합니다.

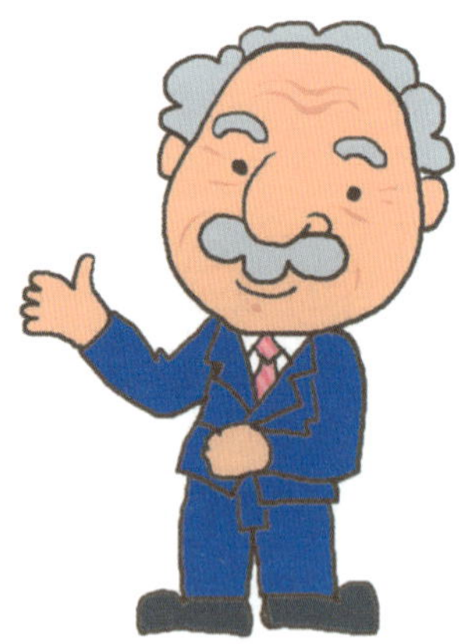

제 8장

장해 규정

무릎에 문제가 생기면 활동에 지장을 초래하기 때문에 다소나마 장애가 있는 것은 사실입니다. 그러나 그러한 장애가 있다고 해서 모두 장해판정을 받을 수는 없습니다.

직업 활동을 하는데 제한이 있으면 개인 스스로 다치거나 질병이 발행해도 장해 판정이 필요할 때가 있지만 대부분은 타인에 의해서 수상을 당했을 경우 경제적 보상을 목적으로 장해 판정이 필요한 경우가 많습니다. 일반적으로 장해 판정은 피해자가 억울하다고 생각되는 점이 많지만 가해자 및 그 대리인의 입장도 고려한 사회적 합의점이라고 할 수 있겠습니다.

여기 기술한 내용은 원칙적인 사항으로 정확한 판정은 의무기록 및 자료를 토대로 판정을 내리는 의사에 따라 견해를 조금씩 달리 할 수도 있습니다.

1. 정의

장애와 장해는 다른 건가요?

이 두 용어가 뚜렷한 구분없이 혼용되고 있는 실정입니다. 그러나 굳이 구분을 한다면 장애는 질병이나 손상으로 어떤 장기나 조직에 기능 이상이 초래된 상태를 말하며 호흡장애, 소화장애 등이 그 예입니다. 장해는 치료를 하였으나 더 이상 회복되지 않거나 회복을 기대할 수 없을 때 이에 대한 신체의 기능 이상이 어느 정도인지를 말하며 배상이나 보상에 주로 쓰이는 용어입니다.

아파서 움직이지도 못하는데 장해가 없대요.

어떤 질환이 있어서 장해판정을 받으려면 몇 가지 요건을 갖추어야 합니다.

첫째는 어느 정도 이상의 장해가 있어야 합니다. 조금만 이상이 있어도 장해 판정을 받으면 너도나도 장해자가 되어 장해판정의 의미가 없어집니다.

둘째는 객관적으로 증명할 수가 있어야 합니다. 따라서 통증만 있는 경우 장해 판정의 대상이 되지 않습니다. 무릎에서는 변형, 운동각도, 불안정성 및 수술여부에 따라서 이를 증명할 수 있는 증빙자료가 있어야 합니다.

셋째는 치료가 끝났거나 치료를 계속해도 더 이상의 기능의 향상이 없다고 판정될 때 발급됩니다. 따라서 치료중인 경우에는 원칙적으로 장해 판정을 받을 수 없고, 일단 장해 판정을 받으면 그 이후의 치료비는 환자가 부담하게 됩니다.

넷째는 장해 판정을 요구하는 기관이 정하는 규정에 의하여 판정을 내려야 한다는 것입니다. 그 기관은 보험회사가 대부분이지만 정부나 사회단체 및 본인이 다니는 직장일 수도 있습니다. 장해의 정도는 어떤 목적이냐에 따라 장해율이 다르게 되어 있습니다.

2. 장해 규정

가장 많이 쓰이는 외국 규정은 맥브라이드 법이며 이외에 AMA(American Medical Association)법 및 캘리포니아법이 있습니다. 국내에서는 근로 기준법, 산업재해 보상보험법, 자동차 손해배상 보장법, 국가 배상법, 장애인복지법, 국민연금법 및 대한 정형외과학회에서 규정한 장해규정이 있습니다.

1) 외국 규정

맥브라이드(McBride) 법은 어떤 건가요?

이 법은 미국의 정형외과 의사인 맥브라이드가 1936년에 제정하였으며 1963년에 마지막으로 개정한 후 그대로 사용하고 있습니다. 30세의 나이를 기준으로 해서 나이와 직업에 따라 장해율이 달라지게 되어 있습니다. 이법의 장점은 간편하고 신속하게 장해율을 구할 수 있으며, 나이와 직업에 대한 고려를 하였다는 점입니다. 예를 들면 새끼 손가락이 잘렸을 경우에 일반 노동자에게는 장해율이 거의 없지만 피아니스트에게는 100%에 가깝다고 할 것입니다. 단점은 정형외과 장해를 주로 다루었고, 일부 질환에서는 적합하지 않고, 시행 세칙이 부족하며, 제정된지 오래되어 규정에 없는 직종이 많으며 최근에 시행되고 있는 수술이나 질병에 대한 규정이 아예 없다는 것 입니다. 맥브라이드 법에서의 무릎에 관한 장해는 강직(운동제한), 골절, 신경손상, 연골판 손상, 십자인대 손상 등을 규정하고 있습니다(표 8-1).

기준 장해율을 기초로 나이와 직업에 따라 노동력 상실률(장해율)이 가감됩니다. 이 표는 다만 참고로 할 뿐, 실제 장해 판정 시에는 보다 많은 요소가 고려됩니다.

표 8-1. McBride 법에서 슬관절 장해율(%)

강직				
완전 강직			**부분 강직**	
쭉 펴진 상태	16	운동각도	0°~ 45°굴곡	11
20°구부러진 상태	16		0°~ 90°굴곡	5
90°구부러진 상태	32		0°~ 110°굴곡	2
			20°~ 90°굴곡	13
			20°~ 135°굴곡	11
연골판 파열				
수술을 받지 않은 상태로 잠김 현상이 있을 때				6
절제술을 받았을 때				2
십자인대 파열				
동요관절이 있으나 수술을 안 받았을 때				14
수술을 받았을 경우				강직 항목에 준용
인공관절술(고관절 준용)				12

AMA 법은 어떤 것인가요?

미국 의학 협회가 1971년에 제정하고 여러차례에 걸쳐 개정한 미국 의학협회에서 공인하는 장해 평가 방법입니다. 이 규정의 장점은 미국 의학협회에서 공인하며, 많은 장해의 여러 가지 조합을 다루고 있으며, 가장 최근에 개정되었다는 점입니다. 또한 장해의 분류는 물론 그 평가가 매우 세세하며, 관절 운동의 범위를 운동각으로 측정하고 기능적 비례치를 고려하여 운동범위를 산정함으로써 정밀한 운동 기능의 평가가 가능합니다. 단점으로는 환자의 의학적인 신체 장해율만을 고려하기 때문에 직업이 가미된 노동능력장애가 산출되지 않으며, 나이에 따른 장해율의 가감이 없습니다. 또한, 너무 세밀하고 복잡하여 시간이 많이 걸리고, 적용하는 관점에 따라 장해율이 달라질 수 있다는 점입니다. 즉 판정인의 주관에 따라 같은 환자의 장해율이 달라질 수 있습니다.

2) 우리나라에서 주로 사용하는 규정

근로 기준법

근로 기준법은 근로자의 취업 중 사업장내에서 발생한 부상, 질병 또는 사망한 경우에 보상을 하기 위한 법입니다.

무릎에 해당하는 것은 8급 7항의 '무릎 관절을 제대로 못쓰게 된(이하 폐용) 사람'(평균 임금의 450일 분), 10급 12항의 '관절 기능에 뚜렷한 장해(이하 뚜렷한 장해)가 남은 사람'(평균 임금의 270일 분), 12급 7항의 '관절의 기능에 장해가 남은(이하 경미한 장해) 사람'(평균 임금의 140일 분) 등으로 규정하고 있습니다.

제 8장

여기서 관절을 제대로 못쓰게 된(폐용) 사람이라 함은 관절의 완전강직 또는 정상운동 가능 범위에서 3/4 이상 제한된 사람 및 동요 관절로 노동에 지장이 있어 항상 고정 장구의 장착이 절대 필요한 사람이라고 세부 규정을 하고 있습니다.

기능에 뚜렷한 장해가 남은 사람은 관절 운동 범위가 1/2 이상 제한된 사람 및 노동에 다소의 지장은 있으나 고정 장구의 장착을 항상 필요로 하지 않는 사람입니다.

관절의 기능에 장해가 남은 사람은 관절 운동 범위가 1/4 이상 제한된 사람으로 규정하였습니다.

산업재해 보상법

산업재해 보상 보험법(이하 산재법)은 무릎에 관한 사항은 근로 기준법과 동일합니다. 다만 이 규정에서는 인공관절술을 받았을 경우를 8급에 추가하였습니다.

산업재해 보상법에서는 8급의 장해가 있으면 보상 일시금이 평균임금 495일분, 10급이 297일분 및 12급이 154일분입니다.

자동차 손해 배상 보장법

자동차 손해 배상 보장법(이하 자보법)은 배상한도 금액제도를 도입하고 있는데 상해 병명에 따른 급수와 장해 급수로 나눕니다. 상해 급수는 슬관절 탈구 2급(800만원), 슬개골의 분쇄골절 및 탈구로 적출술을 시행한 경우, 십자인대 손상 또는 내외측 반월상 연골판 파열과 경골극 골절 등이 복합된 슬내장 3급(800만원), 전후방 십자인대, 내외측부 인대, 내외측 연골판 완전 파열 4급(700만원)입니다. 장해급수는 근로 기준법과 거의 동일하며 폐용 8급(한도 2,400만원), 뚜렷한 장해 10급(한도 1,500만원) 및 경미한 장해 12급(한도 1,000만원)입니다.

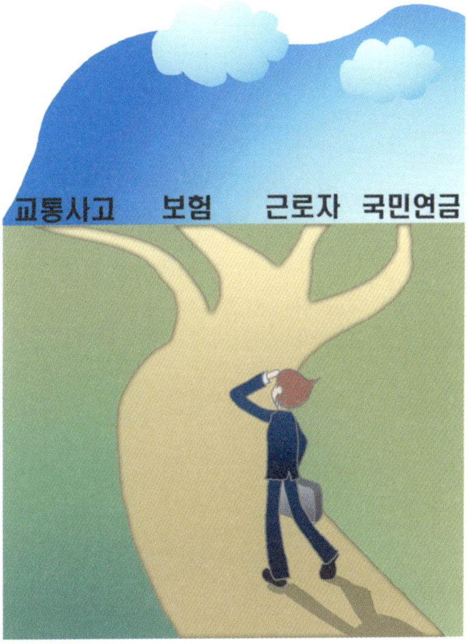

국가 배상법

국가 배상법도 폐용 8급(노동력 상실을 50%), 뚜렷한 장해 10급(노동력 상실률 30%), 경미한 장애 12급(노동력 상실률 15%)으로 규정하고 있습니다.

장애인 복지법

장해인 복지법 중 무릎에 관한 항목은 폐용, 뚜렷한 장해 및 경미한 장해가 각각 4급, 5급, 6급에 해당됩니다.

손해 보험법

보험 감독원의 감독을 받고 있는 손해 보험사의 규정(이하 손보법)은 기능장해를 4단계로 나누어 완전 강직이나 인공관절을 하여 기능을 완전히 잃었을 때를 30%, 심한 장해는 관절운동 범위가 1/4 이하 혹은 15mm 이상의 동 요가 있을 때 20%로 되어 있습니다. 뚜렷한 장해는 관절운동 1/2 이하 및 10mm 이상의 동요(10%) 및 경미한 장해는 운동 범위 3/4 이하 및 5mm 이상의 동요(5%) 입니다.

국민 연금법

최근에 개정된 국민연금에서 규정한 장해 규정은 부위별로 노동력의 상실정도를 1급에서 4급까지 급수로 판정하고 각 급수마다 세부 규정으로 호를 두고 있습니다. 무릎에 있어서는 4급 6호가 관절운동이 정상의 1/4 미만이거나 10mm 이상의 동요가 있는 자이고, 4급 9호가 운동 범위가 정상의 1/2이하로 감소된 자로 규정하고 있습니다. 인공관절술에서는 합병증이 발생하여 재수술이 필요할 경우 4급 6호에 해당됩니다.

정형외과 학회 규정 장해율

이 규정은 2005년도에 정형외과 학회에서 제정(이하 정형외과) 하였습니다. 연령은 45세 기준으로 장해율을 나이에 따라 조정하였으며 직업에 따른 차이를 둔 것도 맥브라이드 법과 비슷합니다.

이 규정에서는 관절염도 명시 하였는데 경도(3%)에서 고도(12%)를 제시하였습니다.

사실 관절염은 나이가 들면서 스스로 발생하는 경우가 많아 굳이 장해율을 산정할 필요가 없고 국민연금법에서나 필요할 것입니다. 또한 관절염의 판정 기준이 모호하기 때문에 자칫 모든 노인들이 장해 판정을 받을 가능성이 있어서 아직은 유명무실하다고 할 것입니다.

정형외과 학회에서 제정한 무릎에 대한 장해율은 표 8-2와 같습니다.

표 8-2. 정형외과에서 제정한 슬관절 장해율

장해항목	노동능력 상실률	배 경(근거)
Ⅰ. 관절염		
1) 경도	3	
2) 중등도	8	
3) 고도	12	
Ⅱ. 관절강직		
A. 완전강직		
1. 신전 위치	27	
2. 20도 굴곡구축	30	
3. 40도 굴곡구축	36	
B. 부분강직		
1. 0도에서 45도 굴곡(운동범위 45도)	14	
2. 0도에서 90도 굴곡(운동범위 90도)	8	
3. 0도에서 110도 굴곡 (운동범위 110도)	4	
4. 20도 굴곡구축에서 90도 굴곡 (운동범위 70도)	18	
5. 20도 굴곡구축에서 110도 굴곡 (운동범위 90도)	15	
Ⅲ. 인공관절 수술		수술 후 강직 동반 시 관절강직 항목의 50%를 병합 합산한다.
A. 부분치환술	8~12	
B. 전치환술	12~17	
C. 재치환술	17~25	
Ⅳ. 반원상 연골 파열		반월상 연골 파열시 단순히 내연만 다듬는 경우는 장해가 아니고 아전절제술은 연골 전체의 반이상을 제거한 경우이다. 동일 부위의 내, 외측 연골판 손상은 하나의 장애이고, 양측 슬관절인 경우는 각각 병합 합산한다. 인대손상과 연골판 손상이 동반된 경우는 주된 항목 100% 부된 항목 50%를 병합 합산한다.

A. 수술받지 않았으나 때때로 잠김	8	
B. 연골 전 절재술 또는 아전 절제술	8	
C. 연골 부분 절제술	4	
D. 연골 봉합		증상이 잔존할 경우 상기 A,B,C,항 준용하여 한시 장해판정 가능
V. 십자인대파열		이완관절의 정도는 교과서적인 내용을 참고로 하여 경도, 중등도, 고도로 한다.
A. 수술 받지 않았으며 경도 이완관절	8	
B. 수술 받지 않았으며 중등도 이완관절	16	
C. 수술받지 않았으며 고도 이완관절	23	
D. 수술받은 경우		강직항목이나 상기 A,B,C준용
VI. 측부인대파열		이완관절의 정도는 교과서적인 내용을 참고로 하여 경도, 중등도, 고도로 한다. 동일 관절에 십자인대 손상과 측부 인대 손상은 주된 장해만 인정한다.
A. 수술 받지 않았으며 경도 이완관절	4	
B. 수술 받지 않았으며 중등도 이완관절	8	
C. 수술받지 않았으며 고도 이완관절	12	
D. 수술받은 경우		강직 항목이나 상기 A,,B,C 준용
VII. 대퇴 사두건 및 슬개건 파열		장해의 정도를 두가지로 분류하고 근력검사상 Fair는 중등도, Trace이하는 고도로 판정한다.
A. 신전력이 고도 약화된 경우	17	
B. 신전력이 중등도 약화된 경우	13	

제 8장

3. 무릎 수술에 따른 장해율

연골판 수술을 받았는데 어떤 장해율이 적용되나요?

연골판 손상만 있을 경우 맥브라이드는 때때로 잠김 현상이 있으면 기준 6%, 정형외과 학회는 8%입니다. 다른 규정에는 장애 사항이 없습니다. 연골판 절제술을 받았을 경우 얼마만큼 절제를 했느냐에 따라 부분 절제술의 경우 맥브라이드에서는 2%, 정형외과에서는 4%, 전 절제술의 경우 맥브라이드는 2%, 정형외과는 8%입니다.

십자 인대 손상을 받았는데 장해가 어느 정도 됩니까?

거의 모든 법에서 십자 인대 손상은 전방 십자인대와 후방 십자인대를 동일하게 취급합니다. 수술을 받지 않았을 경우에 맥브라이드는 동요의 정도와 관계없이 동요가 있으면 기준 14% 입니다. 수술을 받았을 경우에 맥브라이드는 관절 강직을 준용해 동요관절이 있어도 관절 운동이 90° 이상 넘으면 해당 사항이 없습니다. 국내법에서는 수술을 받지 않았을 경우 경도의 이완은 8%(정형외과), 5%(손보법) 입니다. 중등도 이완일 경우 16%(정형외과), 10%(손보법)이며 고도의 이완이 있으면 23%(정형외과) 20%(손보법)입니다. 수술을 받았을 경우 그 결과에 따라 손보법과 정형외과 규정은 강직 및 동요정도 두 가지를 적용하고 있습니다.

관절운동이 제한이 있는데 장해가 얼마나 나오나요?

맥브라이드 법은 표 8-1을 참조하기 바랍니다. 우리나라 법에서는 대부분 완전 강직 또는 정상의 1/4 이하(폐용), 정상의 1/2 이하(뚜렷한 장해) 및 정상의 3/4 이하(경미한 장해)로 나누어 구분하고 있습니다.

관절이 심하게 흔들거리는데 장해의 정도는?

외력검사를 시행하여 정상무릎과 어느정도 차이가 나는가에 따라 등급을 나누고 반드시 증명할 수 있는 방사선 소견이 있어야 합니다.

정형외과 및 손보법은 15mm 이상(폐용 또는 심한 장해), 10mm 이상(뚜렷한 장해) 및 5mm 이상(경미한 장애)로 규정하여 판정합니다.

퇴행성 관절염으로 인공 관절술을 받았는데 장해급수는 얼마나 되나요?

2010년 1월 이전에는 국민 연금법 기준으로 한쪽을 수술 하였을 경우는 5급, 양측을 받았을 경우는 4급을 인정 하였으나 2010년 1월 1일부터 규정이 개정되어 장해판정을 받지 못합니다. 맥브라이드 법에서는 이수술이 기재되어 있지 않으나 인공고관절술에 준하여 12%를 산정하고 있습니다. 정형외과 법에서는 수술을 받으면 단일구획술은 기본 8%, 전치환술은 기본 12%이고 술 후 상태에 따라 단일 구획은 12%, 전치환술은 17%까지 산정할 수 있습니다. (표 8-2 참조)그러나 합병증이 발생하여 뚜렷한 골용해, 삽입물 이완, 중등도 불안정, 염증 등으로 재수술이 필요한 경우는 4급 6호에 해당 됩니다. 맥브라이드에서는 기준 12%, 산재법에서는 8급(495일), 손보법에서는 폐용(30%), 정형외과 규정은 최소 20%입니다. 단일 구획치환술에서 재치환술이 필요한 경우 정형외과에서는 15%를 적용하고 있으나 맥브라이드나 산재법 및 손보법에 대한 규정은 전치환술과 명확한 구분을 하지 않았습니다. 환자의 측면에서 볼 때는 인공관절술에 준용할 수 있으나 공정한 의미에서는 정형외과의 15% 정도가 공평할 것으로 생각됩니다.

4. 병역 규정

무릎이 아프면 군대에 가서 훈련을 받기가 힘들 수가 있습니다. 그렇다고 웬만한 사람을 군대에서 빼버리면 국토방위에 문제점이 생기게 됩니다. 그래서 병역법에서는 군대에 갈 적령기의 젊은이들이 군 생활이 가능한지를 판별하기 위해 신체검사 규정을 두고 있습니다.

의학적으로는 군 생활에 적합하지 않는데 군대에 가야하는 경우가 많습니다. 이는 자원을 확보하기 위하여 어쩔수 없겠지만 병역비리를 없애기 위하여 규정이 강화된 경우도 있습니다. 병역법에 의한 혜택을 받으려면 이에 대한 객관적인 증빙 자료가 필요하며, 병무청에서 요구한 자료에 미흡하거나 불확실한 경우는 정밀 검사를 요구하기도 합니다.

가장 큰 원칙은 문제가 있으면 치료를 받고 오라는 것입니다. 판정은 면제, 공익용원, 조건부현역(보직조정), 현역이 있고 치료의 소지가 남아 있을경우 유보를 할 수도 있습니다.

연골판의 경우 한쪽만 부분 절제술을 받았으면 현역 복무이고 양쪽 부분절제술은 공익요원이며, 한쪽이라도 2/3 이상을 절제하였거나 연골판 이식술을 받았으면 소집 면제입니다.

내측부인대 손상은 현역, 후외측 회전 불안정성은 봉합술을 받았으면 공익 요원, 동요관절이 있거나 재건술을 받았으면 면제입니다.

전 · 후방 십자인대 항에서 십자인대 견열 골절로 인한 손상 및 부분 파열은 공익, 전 · 후방 십자인대가 파열되어서 동요관절이 남아 있거나 수술을 받았으면 면제 대상입니다.

색소 침착성 활막염은 수술로 확진된 경우는 공익요원이며 박리성 골연골염은 체중 부하면의 1/4 미만을 침범하였으면 공익, 1/4 이상을 침범하였으면 면제입니다.

관절염이 심할 경우는 공익, 관절이 심하게 파괴되었을 경우는 면제입니다. 슬개골 재발성 탈구로 수술을 받으면 공익이고, 기타 슬개골 연골 연화증, 오스굿씨 병 및 이분 슬개골은 현역입니다.

국문색인

[가]

[나]

[아]

[자]

영문색인